高等医药院校教材

（供专科中医学专业用）

中医学基础

（修订版）

主　编　张珍玉

副主编　苏玉章　喻自成

编　委　吴宗柏　皮明钧

　　　　党兰玉　赵敬华

协　编　魏凤琴

审　定　杨护生　王景宜

中国中医药出版社

北　京

图书在版编目（CIP）数据

中医学基础/张珍玉主编 .—2 版 .—北京：中国中医药出版社，2002.9（2020.1重印）
高等医药院校专科教材
ISBN 978 – 7 – 80089 – 224 – 0

Ⅰ.中…　Ⅱ.张…　Ⅲ.中医医学基础—医学院校—教材　Ⅳ.R22

中国版本图书馆 CIP 数据核字（2002）第 037799 号

中国中医药出版社出版

发行者：**中国中医药出版社**
　　　　（北京经济技术开发区科创十三街31号院二区8号楼　　电话：64405750　邮编：100176）
　　　　（邮购电话：84042153　64065413）
印刷者：廊坊市祥丰印刷有限公司印刷
经销者：新华书店总店北京发行所
开　本：**787×1092毫米　16开**
字　数：**440 千字**
印　张：17.5
版　次：1993 年 8 月第 1 版
　　　　2002 年 9 月第 2 版
印　次：2020 年 1 月第 32 次印刷
书　号：ISBN 978 – 7 – 80089 – 224 – 0
定　价：46.00 元

如有质量问题，请与出版社发行部调换（010–64405510）。
HTTP://WWW.CPTCM.COM

前　言

　　为发展普通高等中医药专科教育，加强专科教材建设，提高专科人才培养质量，国家中医药管理局组织编写出版了专科中医学专业 16 门教材。

　　本套教材主要是为培养适应县、乡、厂矿等基层医疗卫生机构需要的中医临床人才服务的。计有《中医学基础》《中药学》《方剂学》《正常人体解剖学》《生理学》《西医临床学基础》《西医诊断学基础》《中医内科学》《中医妇科学》《中医儿科学》《中医外科学》《中医骨伤科学》《中医急症学》《针灸推拿学》《西医内科学》《西医外科学概论》等 16 门专科中医学专业主要课程教材。

　　在编写过程中，力求体现中医特色与专科特点，坚持科学性与适应性相统一，既注意吸取适合农村和基层需要的中医药学术新进展和诊疗新技术，又注意在取材的深度和广度上符合专科层次的要求。为了保证编写质量，特别加强了教材的审定工作，各门教材编写出初稿后，均由各部门教材审定人和编审委员会根据教材的要求进行全面认真的审定。

　　编写专科中医学专业教材，属探索性的工作，可供借鉴的经验较少，要使本套教材适应普通高等中医药专科教育的需要，还需进行长期的努力。要通过大量实践，不断总结经验，加以提高，才能逐步完善。因而殷切期望广大师生和读者提出宝贵意见，以便在今后修订时加以改进。

全国专科中医学专业主要课程
教材编审委员会

编 写 说 明

中医学基础是系统研究和阐释中医学对正常人体和疾病的认识，以及诊察疾病、辨识证候和防治原则等方面的基础理论、基本知识及基本技能的一门学科，是学习中医药及其他各门学科的基础，是学习和研究中医学的必修专业基础课。

本教材是根据全国中医专科教材建设第一次、第二次工作会议的精神，按照全国普通高校专科中医学专业主要课程的基本要求、教学大纲和编写方案，并参考了兄弟院校有关教材编写的，是由国家中医药管理局组织课程编委会编写与审定的，供全国普通高等院校专科中医专业使用。在编写过程中力求做到体现中医学特色、突出专科特点、加强实用性、有利于培养专科中医学专业通科人才、基础为临床服务的课程体系。

本教材内容包括十个部分。绪论，由张珍玉（山东中医学院）撰写；阴阳五行和防治原则，由苏玉章（成都中医学院）撰写；藏象，由喻自成（湖北中医学院）撰写；精神气血津液和经络，由党兰玉（张仲景国医大学）撰写；病因和病机，由皮明钧（湖南中医学院）撰写；诊法，由吴宗柏（云南中医学院）撰写；辨证，由赵敬华（恩施医学专科学校）撰写，福建中医学院杨护生教授和广西中医学院王景宜副教授主持了本教材的审定工作。此外，在本教材编写和审定过程中，许多兄弟院校提出了宝贵的意见，对我们的编写工作给予很大的鼓励和支持，对此，谨致以衷心的谢意。

由于编写者水平所限，不当之处在所难免，请各院校在使用过程中，不断地总结经验，提出宝贵的意见，以便修改提高。

编 者
1992 年 10 月

再 版 说 明

　　根据目前中医院校专科教学工作的实际需要，本次《中医学基础》的修订工作是在保持第一版《中医学基础》教材框架和内容的前提下，遵循体现中医学特色、进一步完善概念、理论联系实际、突出实用性和专科特点、注重各章节在内容上的连贯性等原则进行的。

　　具体修订内容如下：绪论部分：修订中医学理论体系形成和发展概况为两部分，明确四大经典内容，突出《黄帝内经》是四大经典之首，突出中医学理论发展的阶段性特点；删除中医学理论体系中的唯物辩证观部分；明确整体观念和辨证论治的概念；增补人与社会环境整体观、人对环境适应能力观的内容。阴阳五行部分：明晰阴阳的概念特点；明确阴阳对立的概念；明确五行的概念及事物属性五行归类方法。藏象部分：明确藏象学说、心藏神的概念；保持各章节中有关"神"的相关内容的一致性。诊法部分：明确便秘的概念。辨证部分：删除表证里证治法内容。防治原则部分：明确治则的概念等。明确各章节中医学专业术语的词句表达等亦在本次修订范围之内。

　　根据出版社对本次修订内容不作大改动的意见要求，加之时间仓促，未请各编写人员参与具体修订；本教材的修订内容，由主编张珍玉教授指导，山东中医药大学中医基础理论教研室魏凤琴同志具体实施完成。特此说明。

　　力求完善是修订再版工作的总旨，但由于理论自身发展的规律性，加之修订者的水平所限，不当之处仍在所难免，敬请各院校在使用过程中继续提出宝贵意见，以便进一步修改提高。

编　者

2002 年 3 月

目　　录

第一章　绪论 ················· 1
　一、中医学理论体系的形成和发展
　　概况 ················· 1
　二、中医学的基本特点 ······· 3
　三、《中医学基础》的主要内容 ······ 6
第二章　阴阳五行 ··········· 8
　第一节　阴阳学说 ········· 8
　一、阴阳的基本概念 ······· 8
　二、阴阳学说的基本内容 ····· 10
　三、阴阳学说在中医学中的应用 ···· 14
　第二节　五行学说 ········· 21
　一、五行的基本概念 ······· 21
　二、五行学说的基本内容 ····· 21
　三、五行学说在中医学中的应用 ···· 26
第三章　藏象 ··············· 34
　第一节　脏腑的生理功能与特性 ···· 35
　一、五脏的生理功能与特性 ····· 35
　二、六腑的生理功能与特性 ····· 49
　三、奇恒之腑的生理功能与特性 ···· 52
　第二节　以五脏为中心的整体联系 ···· 54
　一、脏腑之间的联系 ······· 54
　二、五脏与身形的联系 ······ 60
　三、五脏与自然界的联系 ····· 65
第四章　精神气血津液 ······· 68
　第一节　精 ··············· 68
　一、精的基本概念 ········· 68
　二、精的生成 ············· 68
　三、精的主要生理功能 ······ 69
　第二节　神 ··············· 70
　一、神的基本概念 ········· 70
　二、神的生成 ············· 71
　三、神的内容及其生理作用 ····· 71
　第三节　气 ··············· 73

　一、气的基本概念 ········· 73
　二、气的生成 ············· 73
　三、气的生理功能 ········· 74
　四、气的运动 ············· 75
　五、气的分类与分布 ······· 76
　第四节　血 ··············· 79
　一、血的概念 ············· 79
　二、血的生成 ············· 79
　三、血的功能 ············· 80
　四、血的循行 ············· 80
　第五节　津液 ············· 81
　一、津液的概念 ··········· 81
　二、津液的生成、输布和排泄 ···· 81
　三、津液的功能 ··········· 82
　第六节　精神气血津液之间的关系 ···· 83
　一、神与精、气、血、津液的关系
　　 ···················· 83
　二、气与血的关系 ········· 83
　三、气与津液的关系 ······· 85
　四、血与津液的关系 ······· 86
第五章　经络 ··············· 87
　第一节　经络的概念和经络系统
　　的组成 ··············· 87
　一、经络的概念 ··········· 87
　二、经络系统的组成 ······· 87
　第二节　十二经脉 ········· 89
　一、命名原则和名称 ······· 89
　二、走向、交接、分布、表里关系
　　及流注次序 ············ 89
　三、循行部位 ············· 90
　第三节　奇经八脉 ········· 102
　一、奇经的含义 ··········· 102
　二、奇经的主要作用 ······· 103

三、督脉、任脉、冲脉、带脉的循行
　部位及功能 ………………… 103
第四节　经络的生理功能及经络学说
　的应用 …………………………… 107
一、经络的生理功能 ……………… 107
二、经络学说的应用 ……………… 108

第六章　病因 …………………………… 110
第一节　六淫、疠气 ……………… 110
一、六淫的概念及致病特点 ……… 110
二、疠气的概念及致病特点 ……… 116
第二节　七情、饮食、劳逸损伤 … 117
一、七情内伤 ……………………… 117
二、饮食损伤 ……………………… 120
三、劳逸损伤 ……………………… 121
第三节　痰饮、瘀血 ……………… 122
一、痰饮的概念、形成及致病特点
　………………………………… 122
二、瘀血的概念、形成及致病特点
　………………………………… 124
第四节　寄生虫、外伤 …………… 126
一、寄生虫 ………………………… 126
二、外伤 …………………………… 127

第七章　病机 …………………………… 129
第一节　发病原理 ………………… 129
一、正、邪与发病 ………………… 129
二、内外环境与发病 ……………… 130
三、疾病的复发 …………………… 132
第二节　邪正盛衰 ………………… 133
一、邪正盛衰与虚实变化 ………… 133
二、邪正盛衰与疾病转归 ………… 135
第三节　阴阳失调 ………………… 136
一、阴阳偏盛 ……………………… 136
二、阴阳偏衰 ……………………… 137
三、阴阳互损 ……………………… 138
四、阴阳格拒 ……………………… 139
五、阴阳亡失 ……………………… 140
第四节　气血失常 ………………… 141
一、气的失常 ……………………… 141

二、血的失常 ……………………… 143
三、气血关系失调 ………………… 144
第五节　津液代谢失常 …………… 146
一、津液不足 ……………………… 146
二、津液输布、排泄障碍 ………… 146
三、津液与气血关系失调 ………… 147
第六节　内生"五邪" ……………… 149
一、风气内动 ……………………… 149
二、寒从中生 ……………………… 150
三、湿浊内生 ……………………… 150
四、津伤化燥 ……………………… 151
五、火热内生 ……………………… 151

第八章　诊法 …………………………… 152
第一节　望诊 ……………………… 152
一、望神 …………………………… 152
二、望面色 ………………………… 154
三、望形态 ………………………… 156
四、望头项、五官、二阴和皮肤 … 157
五、望小儿食指络脉 ……………… 165
六、望分泌排泄物 ………………… 166
七、望舌 …………………………… 168
第二节　闻诊 ……………………… 174
一、听声音 ………………………… 175
二、嗅气味 ………………………… 177
第三节　问诊 ……………………… 178
一、问诊的重要意义 ……………… 178
二、问诊方法及注意事项 ………… 179
三、问诊的主要内容 ……………… 180
第四节　切诊 ……………………… 192
一、脉诊 …………………………… 193
二、按诊 …………………………… 203

第九章　辨证 …………………………… 206
第一节　八纲辨证 ………………… 206
一、表里辨证 ……………………… 207
二、寒热辨证 ……………………… 209
三、虚实辨证 ……………………… 211
四、阴阳辨证 ……………………… 214
第二节　脏腑辨证 ………………… 216

一、心与小肠病辨证 …………… 217

二、肺与大肠病辨证 …………… 220

三、脾与胃病辨证 ……………… 224

四、肝与胆病辨证 ……………… 228

五、肾与膀胱病辨证 …………… 232

六、脏腑兼病辨证 ……………… 235

第三节 气血津液辨证 ………… 239

一、气病辨证 …………………… 240

二、血病辨证 …………………… 241

三、气血同病辨证 ……………… 243

四、津液病辨证 ………………… 245

第四节 六经辨证 ……………… 247

一、六经辨证的概念及内容 …… 247

二、六经病的传变规律 ………… 250

第五节 卫气营血辨证 ………… 251

一、卫气营血辨证的概念及内容 … 251

二、卫气营血证候的传变规律 … 253

第六节 三焦辨证 ……………… 253

一、三焦辨证的概念及内容 …… 253

二、三焦证候的传变规律 ……… 255

第十章 防治原则 ……………… 256

第一节 预防 …………………… 256

一、未病先防 …………………… 256

二、既病防变 …………………… 259

第二节 治则 …………………… 260

一、治病求本 …………………… 261

二、扶正与祛邪 ………………… 264

三、调整阴阳 …………………… 265

四、因时、因地、因人制宜 …… 266

第一章 绪 论

中医学有着悠久的历史和完整而独特的理论体系。它是我国劳动人民长期同疾病作斗争的经验总结，是在古代唯物论和辩证法思想的影响与指导下，在长期的医疗实践中逐步发展起来的。千百年来，它一直有效地指导着养生保健和医疗实践，为中华民族的繁衍昌盛作出了巨大的贡献。

一、中医学理论体系的形成和发展概况

．中医学理论体系是远在古代与巫的斗争中逐渐形成和发展起来的。早在战国时期，秦越人扁鹊就批判了"信巫不信医"的观点，秦医医和提出了"六气病原"论证晋侯得病的原因，这说明当时医已独立于巫，并摒弃了巫所谓病由鬼神所使的迷信观点，是中医学发展史上的一大进步。

（一）中医学理论体系的形成

中医学理论体系的初步形成，以《黄帝内经》（简称《内经》）的成书为标志。先秦时期，学术空气空前活跃，为医学理论的总结奠定了基础，特别是阴阳五行学说的盛行，更为中医学理论体系的形成创造了条件。《黄帝内经》就产生于这个时期，它不仅反映了当时的医学成就，同时也初步确立了中医学独特的理论体系，成为中医学进一步发展的基础和源泉。

《黄帝内经》以当时的唯物论和辩证法思想——阴阳五行学说为论理方法，在整体观念的指导下，系统地阐述了人体与环境的整体统一关系，以及生理、病理、经络、诊法、辨证、针灸、防治法则、汤液治疗和预防养生等问题。在建立中医学理论框架和论述医学理论的过程中，吸收和引用了当时的哲学思想和观点。《内经》内容丰富，包括范围很广，其中许多内容代表了当时最高水平。在形态学方面，对人体骨骼、血脉的长度及内脏器官的大小和容量等内容的记载，基本上是符合实际的。如食管与肠的比例是1:35，现代解剖学确定为1:37，两者非常接近。在血液循环方面，认识到血液在脉中是"流行不止，环周不休"的（《素问·举痛论》）。在疾病的发生方面，强调"正气"充实，虽有致病因素，也可免于发病。在病因方面的论述，为后世"三因学说"奠定了基础。在疾病的防治上，特别强调防重于治，提出"治未病"的论点，这一论点在医学上有很高价值，为后世历代医家所推崇。

中医学理论体系的主要内容，在《内经》中已基本形成。《内经》作为中医学"四大经典"之首，不愧为一部伟大的经典著作，是中华民族宝贵的文化遗产。

《难经》是中医学经典著作之一。它总结了汉以前的医学成就，内容涉及脏腑、疾病、经络针灸及脉诊治疗等，特别是有关脉诊和奇经的论述，具有创造性。本书还对命门、三焦

等提出了新的观点，从而补充了《内经》的不足。

东汉·张仲景在继承前人医学理论的基础上，结合自己的医学成就和实践，撰写了《伤寒杂病论》一书。本书包括伤寒和杂病两部分。其贡献在于确立了中医学辨证论治的规范，为辨证论治奠定了基础。《伤寒论》以六经为纲进行辨证论治，六经既是辨证的纲领，又是论治的准则。《金匮要略》以论述杂病为主，它以脏腑分证为纲，论述了40多种病证，提出了许多有关疾病的病因、病证、诊法和预防等方面的辨证论治的规律和原则，并主张脉证合参，强调分析病证的表里虚实、新病痼疾，以把握治疗的先后缓急。《伤寒杂病论》以六经辨伤寒，以脏腑辨杂病，确立了辨证论治的理论根据，对后世医学理论的发展起到了重要作用。

《神农本草经》托名神农所著。书中收载中药365种，根据养生、治病和有毒无毒分为上、中、下三品，并将药物分为寒、凉、温、热四性，酸、苦、甘、辛、咸五味，从而奠定了后世中药理论体系的基础。

《黄帝内经》《难经》《伤寒杂病论》《神农本草经》四大经典的成书问世，标志着中医学在有关人体生理、病因、病机、诊法、辨证、治则治法及方药等各个领域都形成了相对完整的理论体系，为后世中医学理论的发展奠定了基础。

（二）中医学理论体系的发展

《诸病源候论》为隋·巢元方等所撰。本书有论无方，是我国第一部病因、病机和证候学专书，对中医学理论的发展有所贡献。宋·钱乙所撰之《小儿药证直诀》开创了脏腑辨证和脏腑用药的先河。宋·陈无择在其《三因极一病证方论》中提出了著名的"三因学说"，为中医病因学奠定了基础。

金元时期，社会剧烈变革，中医学也出现了学术争鸣的新局面，产生了各具特色的医学流派。其中最著名的是以刘完素、张子和、李东垣和朱丹溪为代表的四大学派，后世称"金元四大家"。刘完素倡"火热论"，认为"六气皆从火化"，"五志过极皆能生火"，用药以寒凉为主，后世称为"寒凉派"。张子和认为疾病的形成皆由邪气所致，主张"邪去则正安"，提出了汗、吐、下攻邪三法，后世称为"攻下派"。李东垣在《内经》"人以胃气为本"的理论指导下，提出"内伤脾胃，百病由生"的理论，主张升发脾之阳气，故后世称为"补土派"。朱丹溪倡"相火论"，认为相火最易妄动而耗阴，提出了"阳常有余，阴常不足"的论点，主张滋阴降火，后世称为"养阴派"。总之，刘、张、李、朱四大家，虽然立论各不相同，但都是在《内经》《难经》的基础上发展了中医学理论，丰富了疾病的辨证治疗。

明清时期，中医学理论体系有了进一步的完善，临床各科的辨证有了进一步的丰富和提高。明代赵献可、张景岳等在《内经》和《难经》命门理论的基础上，阐发了命门学说，为藏象学说增添了新内容。

清代是温病学说蓬勃发展的时期。温病学说的创立，以叶桂、吴瑭二人的贡献最大。叶桂一向被认为是温病学派的创始人，他创立了以卫气营血理论作为温病的辨病纲领；吴瑭则以病名为目创立了三焦辨证方法。三焦辨证与卫气营血辨证一纵一横，使温病的辨证方法更加具体实用，从而形成了一套完整的温热病辨证论治体系。

此外，清代王清任对瘀血理论有所发挥，唐容川在血证的辨证论治上亦有贡献。

新中国成立后，党和政府一贯重视中医学的发展。在党的"中医政策"感召下，全国各地相继成立了中医院校。为了培养中医人才及适应教学的需要，各科教材应运而生。就中医学基础来说，过去并没有独立专科内容的教材，故在编写本教材过程中，把零碎片断的、散在于经典著作中的有关内容及历代医家的有关理论作了完整而系统的论述，这不仅大大方便了对中医学基础理论的学习和掌握，而且对中医学的进一步发展和提高奠定了基础。另外，全国中西医结合研究者，在整理研究历代文献的基础上，运用现代科学技术和手段，研究中医基础理论以提高临床疗效，取得了可喜的成绩。

二、中医学的基本特点

中医理论体系的形成受古代唯物辩证法思想的深刻影响，故对病证的观察分析，是从整体出发，通过对现象的分析，以探求内在机理，从而确定治法。因此，整体观念和辨证论治为其基本特点。

（一）整体观念

整体即是完整性和统一性。中医学非常重视人体自身的完整性、统一性及人与外界生存环境的相互关系。中医学认为人体本身是一个有机整体，脏腑之间，脏腑与体表组织器官之间，在生理上是相互为用、相互协调的，在病理上是相互影响的。同时还认为，人们生活在自然和社会环境中，时刻受到自然环境和社会环境的影响，在适应和改造环境的过程中，维持着正常生命活动。这种人体自身的完整性和内外环境统一性的思想，称为整体观念。整体观念是中医学的一种思维方法，是古代唯物论和辩证法思想在中医学中的体现，它贯穿于中医学生理、病理、诊法、辨证和治疗等各个方面。

1．人与环境的整体观

人类的生存环境包括自然环境和社会环境，人与环境的整体观，体现在人与自然环境的整体观、人与社会环境的整体观两个方面。

（1）人与自然环境的整体观

人禀天地之气而生，人类生活在自然界中，自然界存在着人类赖以生存的必要条件。自然界的运动变化直接或间接地影响着人体，而机体相应地发生生理和病理上的反应，故《灵枢·邪客》说："人与天地相应者也。"人体的生命活动与自然界是息息相关的，中医学称为"天人相应"。

中医学从整体观念出发，认为人虽是自然界的一分子，但与其他生物不同，故《素问·宝命全形论》说："天覆地载，万物悉备，莫贵于人。"自然界气候的变化具有其客观规律，而人类活动和万物生化都要遵循这一规律。春温、夏热、秋凉、冬寒四时气候变化，一切生物必须适应和依赖这种变化才能产生和生存，人类也是如此，所以《素问·宝命全形论》说："人以天地之气生，四时之法成。"

四时气候变化对人体生理影响较为明显。自然界万物在四时气候变化中有春生、夏长、秋收、冬藏等相应的生长变化过程。人也不例外，对正常的气候变化在生理上可产生相应的反应。如天气暑热，阳气趋于体表，腠理开泄，机体汗出以泄热；天气寒冷，阳气趋于里，腠理闭以保温，多余水分变为尿液而排出。所以人们在夏季汗多尿少，冬季汗少尿多，即是机体在不同的气候下自行调节，以适应自然的结果。同样，气血的运行，受不同季节的影响，也出现不同的适应性调节反应，如春夏脉搏较弦大，秋冬则较沉小等，这些在辨证论治时应当注意。

一日之内，昼夜晨昏的变化，对人体生理也有不同的影响。如《素问·生气通天论》说："故阳气者，一日而主外，平旦人气生，日中而阳气隆，日西而阳气已虚，气门乃闭。"这是说人体的阳气白天趋于体表，早晨阳气初出，日中最盛，日西阳气渐入于里，至黄昏后则全入里。一日昼夜的阳气变化与四季相似，故《灵枢·顺气一日分为四时》说："以一日分为四时，朝则为春，日中为夏，日入为秋，夜半为冬。"虽然一昼夜的变化在幅度上不像四时那样明显，但对人体生理也是确有影响的。

此外，地区方域不同，环境生活习惯都有差异，因而对人体生理活动也有一定影响。如南方气候偏于潮湿，人体腠理多疏松；北方气候偏于干燥，人体腠理多致密。人类生活在不同的环境中，一旦异地而居，就会感到不适，习惯称"水土不服"。过一段时间则可自行恢复，也说明地域不同对人体生理活动有影响，同时也说明人体具有适应自然的能力。

从以上情况可以看出，自然环境的变化，时刻都在影响着人体生理活动，中医学所谓"天人相应"不是消极的、被动的，而是积极的、主动的。人类不仅能主动地适应自然，更能主动地改造自然，与自然作斗争，做自然的主人，从而提高健康水平，减少疾病。

四时气候的变化，在正常情况下，是生物生长化收藏的必要条件，但有时也会成为生物生存的不利因素。由于人类适应自然的能力是有限度的，当气候剧变或变化异常时，超过了适应限度，就会发生疾病。在四时气候的异常变化中，有不同季节的多发病和常见病。如夏季多发腹泻病，秋季多发疟疾。此外，在疾病的发展过程中，或某些慢性病，也往往由于气候剧变或季节交替而使旧病复发或病情加剧。如关节痛，往往在寒冷或阴雨天加重。也有一些病，在气候即将变化或季节交替之时，症状加重。这都说明自然环境变化对人体病理过程的影响。

一日之中昼夜的变化，对疾病也有影响。如有的病白天较轻，夜晚则较重。《灵枢·顺气一日分为四时》说："朝则人气始生，病气衰，故旦慧；日中人气长，长则胜邪，故安；夕则人气始衰，邪气始生，故加；夜半人气入藏，邪气独居于身，故甚也。"这说明人体的阳气（正气）依昼夜阴阳盛衰的不同，对疾病确有影响。

人体的生理活动和病理变化，时刻受自然气候与环境的影响而有相应的变化。因此，在辨证论治过程中，必须因时、因地、因人而异。了解气候变化对人体的影响，在治疗上尤为重要。由于地有高下之异，气有温凉之殊，故治疗当因地因时制宜。此外，人体禀赋不同，老幼有别，男女各异，治疗上还当因人而异。由此可见整体观念指导临床的重要性，同时也体现了中医学在诊治上治人治病并重的可贵思想。

（2）人与社会环境的整体观

人不仅具有自然属性，而且具有社会属性。人是社会的组成部分，人能影响社会，社会的变动对人体也发生影响。在竞争日益激烈的当今社会，社会因素的变化对人体的影响日显突出。其中社会的进步，社会的治与乱，以及人社会地位的变动，对人体的影响尤为明显。

随着社会的进步，人类衣食住行的条件日趋丰富，更加有利于健康；人类综合素质的提高，对自身与疾病的知识日益深入，懂得了如何养生和防病，人类的寿命越来越长。但是社会进步也带来了一些不利于人类健康的因素。如机动车辆带来的噪音，工业发展带来的水、土和大气污染，过度紧张的生活节奏给人们带来了精神焦虑、头痛、头晕等等。

社会的治与乱，对人体的影响也很大。社会安定，人的生活有规律，抵抗力强，得病较少，寿命也长。社会大乱，人的生活没有规律，抵抗力差，易于发生各种疾病，死亡率也高。

个人社会地位的变动，势必带来物质和精神生活上的变化，对人类健康也造成了影响。中医诊病，历来就重视这方面的问题。如《素问·疏五过论》说："凡未诊病者，必问尝贵后贱，虽不中邪，病从内生，名曰脱营，尝富后贫，名曰失精，五气留连，病有所并。"所以古人主张不应把贫富、贵贱看得过重而影响健康。如《素问·上古天真论》说："恬淡虚无，真气从之，精神内守，病安从来。"

2．人体自身的整体观

人体由若干脏腑和组织器官所组成，虽然它们各自有不同的生理功能，但都是整体功能的有机组成部分。

从生理而言，人体整体性是以五脏为中心，代表着五个系统，将所有的脏腑、组织等都分属于这五个系统之内，通过经络，把六腑、五官、五体、九窍、四肢百骸等联系成为一个有机整体，并通过精、气、血和津液等的支持，共同完成机体的整体生理活动。

五脏为中心的整体活动，是由五脏间的相互协调实现的，心在整体活动中起着统帅作用，故《素问·灵兰秘典论》说："主明则下安……主不明则十二官危。"这里的"主"是指心而言，心的功能正常，其他脏腑功能才能正常。心的主导作用，取决于五脏系统间的相互协调，故任何一脏功能的发挥都必须依赖其他脏腑功能活动的支持。由此可知，人体生理上的整体性，是通过五脏系统功能上的分工合作来实现的。

中医学理论体系不仅从整体观出发探讨生理活动规律，而且在分析病证时，也是在整体观思想指导下，着眼于局部病变引起的整体反应。对任何一个局部病变，不但要考虑到局部与内脏的直接联系，更要注意到其他脏腑的关系，从整体活动中去分析和研究局部病变的实质。除了脏腑病变相互影响外，脏腑病变也可以反映于体表组织和器官；同样，体表组织和器官的病变亦可累及相关的脏腑，导致内脏发病。

在诊治疾病时，不但要注意人体的内外联系，同时还要考虑到病变的相互影响和传变，有脏病及腑，腑病及脏，表病传里，里病出表，上病及下，下病及上等。在整体观念指导下，从"有诸内必形诸外"的思想出发，在诊断疾病时采用"见外知内"的方法，通过五官、形体、舌脉等外在变化，了解和把握内在病变，然后通过所表现证候，加以分析、归纳，明确其本质。

总之，中医学理论体系阐述人体的生理功能和病理变化，以及疾病的诊断和治疗，都始终贯穿着"人体是一个有机整体"这一基本观点。

（二）辨证论治

辨证论治是中医学在辨识和治疗疾病时所采用的基本法则，是在整体观念指导下对疾病进行研究分析和处理的一种特殊方法，也是中医学基本特点之一。

辨证的目的是为了论治，故辨证是治疗的依据和前提；论治则是治疗的手段和方法，也是辨证正确与否的检验。辨证和论治是疾病诊治过程中不可分割的两个方面。

1．辨证

所谓辨证，是运用四诊（望、闻、问、切四种诊法）所搜集的资料（包括症状和体征）进行分析、综合，以辨识疾病的病因、病位、性质及病机，并探讨邪正之间的关系，概括为某种性质证的过程。由于不同的病在其发展过程中可出现相同的证，同一种病在不同阶段可出现不同的证，因此，辨证要根据不同的病证加以分析、研究，才能得出正确的结论。

辨证是以病人为主体，其体质个性和生活习惯及地域环境等都与疾病有密切联系。因而，辨证不但要辨识病因、病位、病机和病性，还要辨识患者的个体差异、生活环境及发病季节等。中医学认为疾病的发生不外乎外感六淫、内伤七情和不内外因三个方面。如头痛，有因外感者，有因气虚、血虚和痰火者，有因阴虚肝旺及外伤者，若不细辨很难达到辨证的目的。中医学辨识病因是从证候分析中得出的。如风寒感冒，就是通过患者所表现的恶寒、发热、无汗等症状来分析的。由于寒为阴邪，其性收引，寒邪侵入肌表，易阻遏阳气，故发热、恶寒而无汗。病位，是病证所在的部位，有在脏在腑、在表在里、在上在下等的不同。相同的病因其部位不同，证候各异，如寒邪侵表可出现恶寒、发热、无汗等症状，若侵里可出现腹满而痛、大便泄泻等症状。对病机的辨识，是结合病因辨证、脏腑辨证、气血津液辨证、六经辨证、三焦辨证及卫气营血辨证等来分析，从而得出正确的病机。因此，辨证不但要观察分析现证（包括患者自觉症状），同时还要了解过去的发病与表现，更要预测未来的变化。由于病证的类别，不属阴便属阳，病证的深浅，不在表便在里，病证的性质，不属热便属寒，邪正的消长，不属实便属虚，因而，在运用上述辨证方法中，八纲辨证是辨证的总纲。

2．论治

论治是根据辨证的结果确定相应的治疗方法。论治必须遵循一定的原则。就药物治疗而言，在辨证与辨病的基础上确定治法，掌握"治病求本"的原则，进行遣方用药，方据法成，法以证立。在论治时，除针对病证进行正治反治外，更应注意其标本缓急。论治首先是着眼于证的分辨，由于一种病在不同的阶段可出现不同的证，在不同的阶段，针对不同证进行治疗，即所谓"同病异治"；不同的病在其发展过程中可出现相同的证，则可采用相同的治疗，此即所谓"异病同治"。之所以"同病异治"，除一种病在不同阶段所呈现的证不同需按证治疗外，还应考虑发病季节、地域及患者的体质、老幼的不同，其治法亦各异。之所以"异病同治"，是由于不同的病在其发展过程中出现相同的证，或虽然病证不同，但其病机相同，亦可采用同一治法。如脱肛和子宫脱垂，是不同的病证，但其病机都属于中气下陷所致，因而都可用补益中气的方法治疗。由此可知，论治不是着眼于病的异同，而主要是着眼于"证"的区别，即所谓"证同治亦同"，"证异治亦异"，这是因为"证"的概念中实质上已包涵着病因、病位、病机等在内的缘故。

三、《中医学基础》的主要内容

《中医学基础》是主要阐述中医学基本理论、基本知识、基本技能的一门学科，是中医学各科的基础，它包括人体生理、病理、病因、病机以及诊法、辨证及防治原则等知识。本书内容共分绪论、阴阳五行、藏象、精神气血津液、经络、病因、病机、诊法、辨证、防治原则等十章叙述。

第一章绪论，主要介绍中医学理论体系的形成和发展概况；中医学的基本特点，即整体观念和辨证论治的概念及具体应用；《中医学基础》的主要内容。

阴阳五行，属我国古代哲学范畴，具有唯物论和辩证法的观点，古代医学家运用它作为论理方法，以解释人体结构、生理、病理，并指导着诊断、辨证和治疗。第二章阴阳五行重点介绍阴阳五行的基本概念、基本内容及其在中医学中的应用。

藏象学说，是研究人体各脏腑、组织器官的生理功能、病理变化及其相互关系，以及脏腑组织器官与外界环境相互关系的学说。人体以五脏为中心，并与机体外在的五官、五体等组织相联系，也与外界环境相联系，形成五大系统。第三章藏象重点论述脏腑的生理功能及特征，并阐述以五脏为中心的整体联系。

第四章精神气血津液，主要论述精神气血津液的基本概念、生成、功能及其相互关系，从而说明脏腑与精神气血津液的密切关系。精神气血津液既是脏腑功能活动的产物，又是脏腑功能活动的物质基础。

经络学说，是研究人体经络系统生理功能及病理变化，及其与脏腑的相互关系的学说。经络是"内联脏腑，外络肢节"，通行气血的一个完整组织系统。为了避免与针灸学重复，第五章经络重点阐述经络的概念、十二正经的交接规律和大体循行、奇经的概念及八脉中冲任督带四脉的循行概况，最后论述经络的生理功能及经络学说在中医学中的应用。

第六章病因，主要阐述各种致病因素的性质、致病特点及其所致病证的临床表现，以及病理产物所形成的病因。

第七章病机，主要阐述发病的种种情况及病理变化的一般规律，如邪正斗争、阴阳失调、气血津液失常、内生五邪等。

第八章诊法，主要阐述望、闻、问、切四诊的基本方法和内容及其常见症状和体征的临床意义。其中舌诊和脉诊是中医学诊断上的特点，应加强训练，才能掌握。

辨证，是根据四诊所提供的病证资料进行综合分析，以辨识证候，指导治疗，这是认识病证的基本方法。第九章辨证重点介绍八纲辨证、脏腑辨证和气血津液辨证，六经辨证、卫气营血辨证及三焦辨证只作概要性的论述。

防治原则，是防病、治病的基本原则。防病是医学上的最高原则，预防为主，强调"治未病"，在控制疾病的发生和发展上具有重要意义。第十章防治原则主要介绍治未病、治病求本、扶正祛邪、调整阴阳及三因制宜等内容。

以上十章，是中医学理论体系的基本内容，它包括了基本理论、基本知识，是学习各科的基础。因此，必须认真学习，切实掌握，才能运用于临床。

学习《中医学基础》，既要明确学习的目的，又要充分认识基础理论的重要性，它来自实践又反过来指导实践，只有认真掌握基础理论，通过实践才能更深入地理解理论。

中医学理论体系是在古代唯物辩证法思想影响下逐渐形成的，它与西医学是两个不同的理论体系，各有长短。故在学习过程中，要切实掌握中医学理论体系的特点，加深理解，重点掌握，在联系现代医学知识时，既不能生搬硬套，又要分清中西医是两个不同的理论体系，不能简单地不加分析地肯定一方或否定一方，否则都不是科学态度的表现。

第二章 阴阳五行

阴阳五行属于我国古代哲学的范畴。阴阳具有自发的辩证法思想，五行则具有朴素唯物论观点。两者都是古人用以认识自然和解释自然的宇宙观和方法论。

由于阴阳和五行都各自具有其系统的理论，因而分别称为阴阳学说和五行学说。将两者结合起来的哲学理论称为阴阳五行学说。

阴阳五行学说对中医学理论体系的形成和发展起着极为重要的作用。由《内经》《难经》奠定的中医学基础理论，就是运用阴阳五行学说来研究人体及其与自然环境的关系，借以说明人体的生理功能、病理变化，并指导临床诊断和治疗，使其成为中医学独特的论理方法。阴阳五行学说与中医学的理论和实践相结合，熔铸成一体，已成为中医学理论体系的一个重要组成部分。

但是，由于历史条件的限制，阴阳五行学说虽具有辩证唯物论思想，但它毕竟还是朴素自发的古代哲学，不可能有完备的理论，因而不可能完全解释宇宙和人体复杂的生理现象及病理变化。为此，我们应当以一分为二的观点予以批判地继承，取其合理部分，去其不合理部分，使它更好地为医疗实践服务。

第一节 阴 阳 学 说

阴阳学说，是研究自然界事物的运动规律，并用以解释宇宙间事物的发生发展变化的一种古代哲学理论。

阴阳学说，是建立在古代唯物论基础上的朴素的辩证法思想。它认为：世界是物质性的整体，世界本身是阴阳二气对立统一的结果。由于阴阳二气的相互作用，相错相荡，促成了事物的发生，推动着事物的发展。如《素问·阴阳应象大论》说："阴阳者，天地之道也，万物之纲纪，变化之父母，生杀之本始，神明之府也。"阴阳二气的相互作用，是一切事物生成、发展、变化和消亡的根本原因。

阴阳学说渗透到医学领域，与中医学的理论和实践相结合，逐渐与中医学的具体内容融为一体，形成了中医学的阴阳学说。中医学的阴阳学说，是用阴阳的运动规律解释人体的生理活动和病理变化，指导临床实践的一种基本理论。它作为中医学所特有的论理方法，指导着历代医家的认识和实践活动。

一、阴阳的基本概念

阴阳是中国古代哲学的一对范畴。古代思想家看到一切事物与现象都有正反两个方面，就用阴阳这个概念来解释自然界两种对立的物质势力，并认为阴阳的对立和消长变化是事物本身固有的，是宇宙的基本规律。如《易传·系辞上》说："一阴一阳之谓道。"

阴阳，是对自然界相互关联的某些事物和现象对立双方属性的概括。它既可以代表相互关联而性质相反的两种事物或现象，又可用以说明同一事物内部相互对立的两个方面。如《类经·阴阳类》说："阴阳者，一分为二也。"

阴阳是一个抽象的概念，本身并无实物可见。阴阳是从具体事物和现象中撤开个别的、非本质的属性，抽出共同的、本质的属性而形成的具有一般意义的概念，因而它不再特指某一具体事物和现象，其本身亦无实物可见。所以《灵枢·阴阳系日月》说："且夫阴阳者，有名而无形。"由于阴阳是以具体事物和现象为基础而形成的抽象概念，因而讨论阴阳时，一般须借助于具体事物和现象来论说，离开了相互关联而又性质相反的客观事物和现象，也就无法论阴阳。

阴和阳又代表着既相互对立又相互关联的事物或现象的两种截然相反的属性。即性质相反而又处于一个统一体中的两种事物或两种现象，或同一事物内部性质相反的两个方面，都可用阴阳来规定其属性。而它们之间何者属阴，何者属阳，是根据双方的形质、动态、位置、发展状态等不同因素来区分的。一般地说，凡是剧烈运动着的、外向的、上升的、温热的、明亮的一方都属于阳；而相对静止的、内守的、下降的、寒冷的、晦暗的一方，则皆属阴。如以天地而言，则天为阳，地为阴。因天气轻清在上，故属阳；地气重浊在下，故属阴。以动静言，则动者为阳，静者为阴。动，示生机旺盛，故属阳；静，示生机沉寂，故属阴。以物质的运动变化而言，则阳化气，阴成形。因气态时物质运动剧烈，而液态或固态时相对安静，故当某一物质出现蒸腾气化的运动状态时，属阳；而出现凝聚成形的运动状态时，属阴。对生命过程而言，具有推动、温煦、兴奋等作用的物质及功能，统属于阳；具有凝聚、滋润、抑制等作用的物质和功能，统属于阴。如就气血而言，气具有推动、温煦作用而主动，故属阳；血具有滋润、濡养作用而主静，故属阴。

古人通过长期观察，认为水与火这一对事物的矛盾最为突出，最为典型，水具有寒凉、幽暗、趋下等特性，可作为阴性事物或现象的代表；火具有温暖、光亮、向上等特性，可作为阳性事物或现象的代表。用水火的特性来说明阴阳，最具代表性，故《素问·阴阳应象大论》说："水火者，阴阳之征兆也。"阴阳虽不可见，但水火可见，通过观察水火的不同特性来理解阴阳这一抽象概念，无疑起到执简驭繁的作用。

现将常见事物和现象的阴阳属性列表归纳如下（表2－1）：

表2－1　　　　　　　　　常见事物和现象的阴阳属性归纳表

属性	空间	时间	季节	温度	湿度	亮度	重量	运 动 状 态
阳	上、外	昼	春、夏	温热	干燥	明亮	轻	升、动、兴奋亢进、向外、蒸腾气化
阴	下、内	夜	秋、冬	寒凉	湿润	黑暗	重	降、静、抑制衰退、向内、凝聚成形

事物的阴阳属性有其相对性。阴阳的属性是根据事物的不同性质归纳出来的，若一对事物和现象的对立双方或同一事物内部相互对立的两个方面的性质未变，它们的阴阳属性是确

定不变的，既不可指阴为阳，也不可指阳为阴，这就是事物阴阳属性的绝对性方面。但如果双方由于相互斗争而使性质发生了根本变化，则它们的阴阳属性也随之改变，这是事物阴阳属性的相对性。这种相对性主要表现在以下两个方面：

其一，阴阳两方在一定条件下可以各自向相反方面转化，阴可以转化为阳，阳可以转化为阴。本来具有光明、向上、运动、温热等特征的阳性事物，可在一定条件下转为具有晦暗、向下、静止、寒凉等特征的阴性事物，反之亦然。如冬天属阴，寒冷之极，就开始了向温暖的春天（阳）转化；夏天属阳，炎热至极，就开始了向凉爽的秋天（阴）的转化。再如功能上的兴奋与抑制，兴奋属阳，抑制属阴，从兴奋转为抑制，则为由阳转阴，反之则为由阴转阳。可见，事物的性质变了，其阴阳属性亦随之改变。

其二，阴阳之中可再分阴阳。两种相互关联而性质相反的事物可分阴阳，而其中的某一事物又可再分为阴阳两个方面，即所谓阴阳之中复有阴阳。如昼为阳，夜为阴，昼又分上午与下午，上午阳益趋旺而为阳中之阳，下午阳渐衰减而为阳中之阴；夜又分前半夜与后半夜，前半夜阴越趋盛而为阴中之阴，后半夜则阴渐衰而阳渐复而为阴中之阳。阴阳至大无外，至小无内，具有无限可分性。阴阳双方中的任何一方都不是绝对的、纯粹的，而是相互包含着对方，即所谓"阴阳互藏"。

总之，阴阳的相对性，一方面表现为阴阳双方在一定条件下可以相互转化，即阴转化为阳，阳转化为阴，另一方面表现为阴阳的无限可分性，故《素问·阴阳离合论》说："阴阳者，数之可十，推之可百，数之可千，推之可万，万之大，不可胜数，然其要一也。"

二、阴阳学说的基本内容

阴阳学说的基本内容，主要包括阴阳相互间密切联系着的四个方面：阴阳的相互对立，阴阳的互根，阴阳的互为消长，阴阳的相互转化。阴阳之间，既相互对立，又相互依存、促进，这是中医学中阴阳之间最基本的关系。而阴阳的相互消长与相互转化，是阴阳的基本运动形式。在阴阳对立、互根、消长、转化的过程中，不断发生由量的变化到质的变化，从而推动事物向前发展，维持着阴阳之间的相对协调与平衡。

（一）阴阳对立

对立，即相反。阴阳对立，是指自然界相互关联的一切事物或现象都存在着相反的阴阳两个方面，而相反的阴阳之间具有相互斗争、相互抑制与相互排斥的关系。

自然界的一切事物或现象，都存在着相互对立的阴阳两个方面。如上与下，左与右，天与地，动与静，升与降，出与入，昼与夜，明与暗，寒与热，水与火等。

相互对立的阴阳双方，其中的任何一方对另一方均可起到抑制、约束和相互排斥的作用。正是由于阴阳的对立斗争、相互抑制与相互排斥，才使事物取得了统一，即阴阳的相对协调平衡。在自然界则可表现为季节气候的正常变化规律，在人体则体现为正常的生命活动。

如以一年之中四时气候的寒热温凉为例，由春至夏，阳气渐盛，抑制了阴气，使阴气日益消减或潜藏，气候就由温转热；由秋至冬，阴气渐盛，抑制了阳气，使阳气日益消减或潜藏，气候就由凉转寒。阴阳之气的互相斗争、抑制与相互排斥，形成了年复一年的四季气候变化。

如以人体机能的兴奋与抑制过程而言，两者互相对立、互相抑制、互相排斥。兴奋属阳，抑制属阴。白天阳气充盛，机体得时气之助，兴奋占主导地位，因而人在白天工作学习，精神充沛；入夜阴气旺，机体受到日节律阴气偏盛的影响，则抑制占主导地位，人体则进入休息睡眠状态。说明阴阳之间的对立斗争、相互抑制与排斥，使兴奋与抑制取得了协调统一，从而得以维持人体生命活动的正常进行。

阴阳的对立斗争，贯穿于一切事物发展过程的始终，并体现于生物体生长化收藏和生长壮老已的全过程之中。在对立、斗争的基础上才能取得双方的统一，才能维持阴阳的动态平衡，事物才能发展变化，自然界才能生生不息。如果阴阳的对立斗争、抑制与排斥的关系失常，则常导致阴阳失调。例如：相互对立的阴阳双方，若一方过于强盛，则会对另一方过度抑制而致对方的不足；反之，一方过于虚弱，则对另一方抑制不足，从而导致对方的相对偏亢。这些都是阴阳对立斗争、抑制排斥的关系失常所致。

阴阳的对立，表现为它们之间的相互斗争、相互抑制与相互排斥的关系，但阴阳之间还有相互统一、相反相成的另一个方面，具体表现为阴阳的互根互用。

（二）阴阳互根

阴阳互根，系指相互对立的阴阳双方相互依存、互为促进、相互贯通的关系。

阴或阳任何一方都不能脱离对方而单独存在，每一方都以对方的存在作为自己存在的条件和依据。前人所说的"阴根于阳，阳根于阴"，"无阴则阳无以生，无阳则阴无以化"，"孤阴不生，独阳不长"等，均含此义。以自然界的事物或现象而言，上为阳，下为阴，没有上就无所谓下，没有下也就无所谓上；热为阳，寒为阴，无热就无所谓寒，无寒亦无所谓热；动为阳，静为阴，无动就无所谓静，无静亦无所谓动。再如：升与降，快与慢，内与外等等，均可划分阴阳，每一方均以对方的存在作为自己存在的前提和依据。

阴阳之间不仅相互依存，而且是相互促进的。如以人体的质能关系而言，构成人体的生命物质（如脏腑组织器官等）属阴，其机能活动属阳，两者之间既相互依存，且互为促进。若人体消化吸收的功能旺盛，则水谷精微充足，化生的精气血津液等生命物质充盈，机体得其所养，则形体脏腑生长发育健壮，此即"阴根于阳"，阳能促阴；从另一方面看，脏腑身形发育良好，体格健壮，生命物质充沛，则能相应地产生或表现出旺盛的生理机能，此即"阳根于阴"，阴能促阳之义。这就是生理方面体现了阴阳之间相互依存和促进的关系。

阴阳互根还包涵着阴阳之间相互渗透、贯通与相互包涵的关系。如以人体的气血而言，气属阳，血属阴，气是血液的生成来源和循行的动力，血是气的依附根据和物质基础。这种关系，中医学常用气能生血、行血、摄血和血能养气、载气来加以表述。也就是说，气中有血（阳中有阴），血中有气（阴中有阳），气血之间具有相互依存、相互渗透、互为贯通的特性。

如果阴阳互根的关系异常，可出现下述两种情况：一是阴阳互损。若阴或阳的一方虚损，必然导致对方的不足，出现阴损及阳或阳损及阴的异常变化，最终导致阴阳俱损。如人体机能（阳）的衰减，导致生命物质（阴）的匮乏，或营养物质（阴）的不足，而导致生理功能（阳）的衰减，就是阴阳互损的实例。二是阴阳离决。如果阴阳互根关系遭到彻底破坏，有阴无阳，称为"孤阴"，有阳无阴，称为"独阳"，"孤阴不生，独阳不长"。在机体而言，生生不息之机也就遭到严重的损害，以致"阴阳离决，精气乃绝"，人就会死亡。

总之，阴阳对立与阴阳互根是阴阳基本关系的两个方面。阴阳对立，体现了阴阳的不可调和性；阴阳互根，体现了阴阳的不可分离性。它们之间，互为根据与前提，体现了一定意义上矛盾对立统一的思想。

（三）阴阳消长

阴阳的消长，是指事物或现象中对立着的阴阳两个方面，并不是处于静止不变的状态，而始终处于此消彼长或此长彼消的不断运动变化之中。消，即消减、衰弱之义；长，即增长、盛大之义。也就是说事物内部的阴阳双方始终存在着一消一长、一盛一衰、一进一退的运动状态和发展趋向。

阴阳消长是由于同一体中对立双方的相互斗争、相互抑制与排斥所引起。另一方面，这种消长又因阴阳的互根互用而使之保持在统一体中。阴消阳长，阳消阴长，一盛一衰，一进一退，使对立着的阴阳双方始终处于不断运动的状态。消长本身就是不平衡，但从总体上来说，阴阳消长又维持着相对的平衡。所谓的阴阳平衡，是指阴阳双方在一定限度、一定时间内，在相互斗争的基础上，通过彼此间的消长运动而维持着相对的平衡。阴阳的正常消长必须在一定的限度内进行，即以维持统一体的存在为条件，否则，这种阴阳消长的结果就会使原来的事物解体消亡。

古人对阴阳消长的认识，是从对自然界的观察开始的。如一年四季的气候变化，由夏至秋及冬，气候由炎热逐渐转凉变寒，这是"阳消阴长"的变化过程；从冬至春及夏，气候从寒冷逐渐转暖变热，这又是"阴消阳长"的变化过程。由此可见，在四季之中，阴阳都处于消长运动的不平衡状态，但就一年中气候寒热变化的总体而言，阴与阳又是相对平衡的。又如，中午至黄昏及夜半，是阳消阴长的过程；夜半至清晨及中午，是阴消阳长的过程。所以，就一定的具体时刻而言，阴阳始终处于不平衡状态，但就昼夜变化的总体来说，"阴消阳长"与"阳消阴长"两者之间又是大体平衡的。若进一步分析，就一日而言，白天与黑夜的时间尚有一定的差异，并不是每天平均。由冬至到春分及夏至，白昼渐长，黑夜渐短，这是四季中阳长阴消的过程；而夏至到秋分及冬至，白昼渐短，黑夜渐长，这是阴长阳消的过程。这是造成一日之中白天与黑夜的时间不完全相等的原因。然而就一年的总体时间来说，白天与夜间是平均的，即阴阳是平衡的。

阴阳消长与平衡，符合事物运动变化的一般规律，即运动是绝对的，静止是相对的；消长是绝对的，平衡是相对的。也就是说，在绝对的运动之中包含着相对的静止，在相对的静止中又包含着绝对的运动；在绝对的消长之中维持着相对的平衡，在相对的平衡中又存在着绝对的消长。一切事物都是在绝对的运动和相对的静止及绝对的消长和相对的平衡中发展变化的。

以人体的生理功能而言，由于人体与自然界相适应的原理，白天阳盛，故机体生理功能也以兴奋为主；黑夜阴盛，故机体的生理功能也以抑制为主。子夜一阳生，日中阳气隆，机体的生理功能由抑制为主逐渐转向兴奋为主，此即阴消阳长的过程；日中至黄昏及夜半，阳气渐衰，阴气渐盛，机体的生理功能也从兴奋为主逐渐转向抑制为主，此即阳消阴长的过程。所以，无论白天还是黑夜，人体生理活动的兴奋与抑制总处于一消一长、一盛一衰的绝对的不平衡状态之中，但从昼夜的总体时间内来说，人体的兴奋过程与抑制过程又是相对平衡的。以人体的物质与功能而言，机体在进行各种功能活动的时候，必然要消耗一定数量的营养物质，此即阴消阳长的过程；在化生各种营养物质的时候，又必须消耗一定的能量，此即阳消阴长的过程。前者是异化作用（阳），后者为同化作用（阴）。对于正常的人体而言，无论是阴消阳长与阳消阴长，还是异化与同化，总体上维持着相对的平衡。古人称为"阴阳匀平"或"阴平阳秘"。由此可见，阴阳的消长与平衡是维持人体生命和进行正常生理活动的必要条件。

阴阳的消长是阴阳双方在数量上的变化，是事物阴阳运动的量变过程。如果这一消长运动是在一定范围、一定限度内进行，即消而不偏衰，长而不偏亢，那么事物在总体上仍旧呈现出相对稳定状态，即阴阳双方处于相对的平衡状态。如果因某种原因阴阳之间的消长变化超越了一定限度、一定范围，使一方太过，而另一方不及，或只有"阴消阳长"而无"阳消阴长"，或只有"阳消阴长"而无"阴消阳长"，即是破坏了阴阳的相对平衡，形成阴或阳的偏盛偏衰，在自然界则标志着气候的异常变化，在人体即是病理状态。

（四）阴阳转化

阴阳的相互转化，是指相互对立的阴阳双方在一定的条件下可以向其对立的方面转化，即阴可以转化为阳，阳可以转化为阴。

阴阳双方在斗争抑制和互根互用基础上的消长运动发展到一定阶段时所出现的转化，是事物运动变化的又一种基本形式。经过两次转化，即表现为一个周期，从而使自然界一些事物的发展变化具有一定的周期性和节律性特点。例如，四时寒暑的更迭，昼与夜的交替，以及人体的呼吸、心脏跳动等等，无不是阴阳相互转化而表现为周期性和节律性运动变化的特征。

阴阳双方的相互转化，体现了事物从化到变的规律。阴阳之所以转化，是由于对立着的阴阳双方本来就存在着相互包涵、相互依存、相互为用的内在联系的缘故。也就是说，阴阳对立的双方相互倚伏着向对立面转化的因素。《素问·六微旨大论》说："夫物之生，从于化，物之极，由乎变，变化之相薄，成败之所由也……成败倚伏生乎动，动而不已，则变作矣。"说明新事物生成之时，已倚伏着败亡之因；旧事物败亡之际，也孕育着新事物产生的萌芽。所有这些转化，都是在动而不已的消长过程中实现的。因此，阴阳的对立斗争与互根互藏是阴阳可能转化的内在根据，而不停顿的消长变化是转化得以进行的基础。

阴阳转化，一般都出现在事物变化的"物极"阶段，即所谓"物极必反"。《灵枢·论疾诊尺》说："四时之变，寒暑之胜，重阴必阳，重阳必阴，故阴主寒，阳主热，故寒甚则热，热甚则寒。故曰：寒生热，热生寒，此阴阳之变也。"《素问·阴阳应象大论》也说："重阴必阳，重阳必阴"，"寒极生热，热极生寒"。这里的"重"、"极"是促使阴阳转化的条件，即事物的阴阳消长变化达到极点时，就会出现阴阳的相互转化。

阴阳的转化与阴阳的消长是密切相关的。如果说阴阳的消长是一个量变过程的话，那么阴阳转化往往表现为量变基础上的质变。阴阳的转化既可以表现为突变的形式，也可表现为渐变的形式。所谓突变，是指在阴阳的消长过程中，当阴阳消长发展到极点时，阴阳即快速向其反面转化。如夏季炎热之时，突然雷电暴雨，从而转凉，即是突变的例子。所谓渐变，是指阴阳双方在消长过程中，随着阴长阳消的变化而渐变为阴，随着阳长阴消的变化而渐变为阳。如四时寒暑的更迭，昼夜交替等，即是渐变的例子。

就人体生理而言，机体的物质与功能之间的相互关系，亦表现为阴阳的相互转化过程。在此过程中，营养物质（阴）不断地转化为功能活动（阳）；功能活动（阳）又不断地转化为营养物质（阴）。再如气与血、兴奋与抑制、物质的分解与合成、情绪的高涨与低落等，都呈现出相互转化、相互交替的过程，也都是阴阳消长发展到一定限度而出现的相互转化。这种转化一般以渐变为主，故"极"与"重"有时表现得不甚明显。

在疾病的发生发展过程中，由阳转阴或由阴转阳的证候变化过程也很常见。机能亢盛之阳证，可以转化为机能衰竭之阴证。如某些急性热病，由于热毒极重，大量耗伤机体元气，在持续高热与汗出的情况下，可以突然出现体温下降、面色苍白、四肢厥冷、脉微欲绝等阳气暴脱的危候，疾病由阳证急剧转化为阴证。又如寒饮中阻的患者，本为阴证，但由于某些原因，如郁闭日久，寒饮渐次化热，也就是阴证转化为阳证。前者热毒极重，使阳气随津外泄，后者寒饮久郁化热，这便是促成阴证与阳证相互转化的条件。并且，前者转化快速，表现为突变；后者转化较慢，表现为渐变。

综上所述，阴阳学说的基本内容主要有阴阳对立、阴阳互根、阴阳消长与阴阳转化等几个方面。阴阳的对立与互根，阐明事物的对立统一关系；阴阳的消长与转化，是事物运动变化的基本形式。阴阳的对立统一是在阴阳的不断消长、转化过程中实现的；而阴阳的消长与转化是以阴阳对立互根为基础的。阴阳消长是在阴阳对立、互根基础上表现出的量变过程；阴阳转化是在量变基础上的质变。阴阳之间的这些关系既相互区别，又相互联系，不可分割。理解这些基本观点，有助于认识错综复杂的自然现象和掌握中医学的主要学术内容。

兹将阴阳学说的基本内容归纳成简表如下（表2－2）：

表2－2　　　　　　　　　　阴阳学说基本内容表

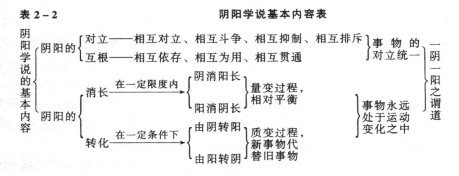

三、阴阳学说在中医学中的应用

古代自然哲学的阴阳学说被引用到医学领域之后，得到了高度灵活的应用，它作为中医学的论理方法，成为古代医家构筑中医学理论体系的基石，并贯穿于中医学理论和临床的各个方面，用以说明人体的组织结构、生理功能、病理变化，并有效地指导疾病的诊断与治疗。

这种应用本身就说明中医学体现了自发的辩证法思想，也使阴阳学说在中医学中专业化，并得到了创造性发展。它使哲学与医学有机地结合，成为中医学理论体系中的一个组成部分。

（一）说明人体的组织结构

古人在长期的生活、生产及与疾病作斗争的过程中，通过长期的观察与实践，其中包括对动物与人体的解剖，积累了相当的解剖学知识和丰富的医疗经验，对人体的宏观结构，如毛发、皮肤、肌肉、血管、血液、肌腱（筋）、关节、骨骼、九窍、五脏、六腑、脑等已有概略的认识。但是，仅靠这些初略的解剖学知识，在当时的条件很难说明机体各部的有机联系和阐明复杂的生理与病理现象。于是在整体思想的指导下，借用阴阳理论来认识人体的组织结构，较之纯解剖学的研究更能有效地为临床服务。

根据阴阳对立统一的观点，中医学认为人体是一个有机整体，人体内部充满着阴阳的对立统一关系，故《素问·宝命全形论》说："人生有形，不离阴阳。"人体的一切组织结构，既是有机联系的，又可以划分为相互对立的阴阳两部分。如《素问·金匮真言论》说："夫言人之阴阳，则外为阳，内为阴。言人身之阴阳，则背为阳，腹为阴。言人身之脏腑中阴阳，则脏者为阴，腑者为阳。肝、心、脾、肺、肾，五脏皆为阴，胆、胃、大肠、小肠、膀胱、三焦，六腑皆为阳。"

人体是一个多层次、多方面的阴阳对立统一的有机体。由于层次不同，人体脏腑经络组织的阴阳所指有所不同。就大体部位而言，上部为阳，下部为阴；体表属阳，体内属阴。就其躯体和四肢内外侧而言，则背部属阳，腹部属阴；四肢外侧为阳，四肢内侧为阴。根据阴阳之中各有阴阳的道理，躯壳为阳，皮肤为阳中之阳，筋骨为阳中之阴；体内脏器属阴，五脏为阴中之阴，六腑为阴中之阳。五脏之中，又可再分阴阳：心肺居上属阳，其中心为阳中之阳，肺为阳中之阴；肝肾居下属阴，肝为阴中之阳，肾为阴中之阴。具体到每一脏，又可进一步再分阴阳，如心有心阴、心阳，肝有肝阴、肝阳等等。

另外，分布于全身的经脉和络脉，亦有阴阳之分。由于脏为阴，腑为阳，故隶属于脏的经脉称为阴经，隶属于腑的经脉称为阳经。由于外为阳，内为阴，上为阳，下为阴，故分布于体表及身体上部的络脉称为阳络，分布于内脏、肢体深层及下部的络脉称为阴络。以此类推，只要人体相对而又相互联系的两个方面，都可用阴阳来概括。

总之，人体组织结构的上下、内外、表里、前后各部分之间，以及内脏、经络之间，无不包含着阴阳的对立与统一。

（二）说明人体的生理功能

中医学成功地运用阴阳学说，从整体、系统方面来深刻阐述人体的生理功能，并达到了较为完善的程度。

阴阳的对立、互根、消长、转化内容，之所以能用来解释说明人体正常的生命活动和生理功能，是由于体内对立着的阴阳两个方面，本来就存在着相互制约、相互依存的关系，并在相互消长和相互转化的运动中，保持协调平衡的结果。

如前面已经讲到的人体物质与功能之间的内在联系，就是一个明显的例证。气、血、精、津液等人体物质，是由脏腑的生理活动所化生；而脏腑的生理活动，又是以气、血、精、津液等物质为基础的。没有物质（阴），就不能产生功能（阳）；没有一定的功能（阳），也就不能化生物质（阴）。人体进行功能活动时，必然要消耗一定的物质，这是阴消阳长的过程；而在化生营养物质时，又必然消耗一定的能量，这是阳消阴长的过程。消长之中，又包含转化的过程，即功能转化为物质，而物质又转化为功能。于是，在一定的限度内，物质与功能，即阴与阳，处于相互对立、依存、消长和转化的统一体中，并从总体上保持相对的动态平衡，从而保证了人体生命活动和生理功能的正常进行。

以人体的呼吸功能而言，呼气属阳，吸气属阴。两者是对立的、相反的，但又是相互依存、相互为用的。没有呼，就没有吸；没有吸，也就没有呼。呼有助于吸，吸有助于呼。两者之间存在着相反相成的关系。就每一次呼吸运动而言，呼气是阳长阴消的过程，吸气是阴长阳消的过程。呼气至极，就开始转化为吸气；吸气至极，又开始转化为呼气。每一次呼气的极点，也就是下一次吸气的起点；每一次吸气的极点，也就是下一次呼气的起点。呼与吸的两次转化，成为一个周期。呼气与吸气运动，就是在阴阳消长与转化中循环往复，并保持着相对的平衡状态。如果以呼吸运动的频率而言，兴奋呼吸功能，促使呼吸加快的方面属阳；抑制呼吸功能，使呼吸减慢的方面属阴。阴阳相互制约，并保持协调平衡，则呼吸不快不慢，维持在一个常度。人在睡眠休息时，处于阴长阳消的过程中，阴相对占主导地位，故呼吸的频率适当减慢；当白昼人在生活活动时，处于阳长阴消的过程中，阳相对占主导地位，故呼吸的频率比夜间睡眠时要快一些。若人在体力劳动时或进行强烈的体育运动时，"动则生阳"，阳气处于亢奋的状态，阴的抑制相对不足，故呼吸运动加快，甚至喘气；但当人体停止体力劳动和激烈的体育活动，休息下来后，"静则生阴"，由于阴的抑制约束作用与阳气的不再亢奋，阴阳之间又重新回到相对的平衡状态，呼吸即平静下来而恢复常态。由此可见，在一定的限度内，正常的人体有使生理功能的阴阳两方面恢复相对平衡的自动调节能力。

至于人体的物质代谢、心脏的跳动与脉搏、大致恒定的体温、四肢的运动、各脏腑组织器官的功能活动等等，无不可以用阴阳的对立统一、消长转化和相对平衡的原理，给以合理的和较为满意的说明。

人体本身是一个统一的整体，人体与自然环境也是一个统一的整体。外界环境的阴阳变化，也影响到人体的阴阳变化。故人体的生理功能与自然界四时、昼夜的阴阳变化相适应。如白天为阳，所以人在白天阳气盛，活动多，物质代谢以异化作用为主；夜间为阴，此时人体的阴气盛，睡眠休息，物质代谢以同化作用为主。同样，春夏气候处于阴消阳长阶段，人体的阳气以升发为主；秋冬气候处于阳消阴长阶段，人体的阳气以潜藏为主。

总之，人体是由多层次、多方面的阴阳对立组成的统一体。其阴阳两方的相互抑制约束、互根互用以及在此基础上的相互消长与转化所维持着的相对平衡，不仅用来说明人体生命活动的正常进行，还可用来说明人与自然界的统一关系。如果人体的阴阳相对平衡协调遭到破坏，则标志着人体处于疾病状态；若人体阴阳双方不能相互维系而分离，则标志着生命活动的终止。故《素问·生气通天论》说："阴平阳秘，精神乃治；阴阳离决，精气乃绝。"

（三）说明人体的病理变化

人体的内外、表里、上下各部分之间，以及机体的物质与物质、物质与功能、功能与功能之间，必须处于平衡协调状态，方能维持人体正常的生命活动。因而机体阴阳双方的协调平衡是健康的标志，而阴阳失去协调平衡，则标志着机体处于疾病状态。

一切疾病的发生及其发展变化的过程，都是机体因正邪斗争而伴随着的阴阳异常消长的过程，实际上是机体功能失常后反映出来的阴阳偏盛偏衰的状态。邪气，泛指一切致病因素，可分为阴邪与阳邪两类。如六淫中的寒、湿为阴邪；暑、火为阳邪。正气，是指人体的机能活动及其抗病康复能力，亦可分为阴阳。阳气与阴液就是相对的两个方面。疾病的发生，就是邪气作用于人体正气，而正气奋起抗邪，引起邪正斗争的结果。若用阴阳学说来解释，实际上就是邪气侵入人体，引起了阳邪与阴液、阴邪与阳气之间的相互作用、相互斗争，邪正斗争则有胜负，因而导致了机体阴阳失去协调平衡，临床上出现阴阳的偏盛、偏衰、互损、转化、格拒等各种病理变化。故中医学常用邪正胜衰、阴阳失调来概括疾病的病理变化，把阴阳失调作为疾病的基本病机。

1．阴阳偏盛

阴阳偏盛是指阴或阳的某一方过于亢盛的病理变化。一般是由感受阴邪或阳邪而致。阴阳中的某一方偏盛，必然抑制或损伤另一方而使之偏衰。《素问·阴阳应象大论》所说的"阴胜则阳病，阳胜则阴病；阳胜则热，阴胜则寒"，就是指这类情况。

（1）阳偏盛：阳偏盛，一般是指阳邪致病，导致体内阳气出现亢盛的病理状态。由于阳邪的性质为热，故说"阳胜则热"。临床上表现为阳亢奋有余的实热证，病人可见发热、面红，甚至高热、烦躁。由于阳邪与阴液之间有着明显的对立抑制关系，阳邪亢盛每易耗伤人体的阴液，导致阴液不足，故说"阳胜则阴病"。病人可见口干舌燥、口渴喜饮、小便短少、大便干燥等津液耗伤的临床表现。

（2）阴偏盛：阴偏盛，一般是指阴邪致病，导致人体内阴气出现亢盛的病理状态。由于阴邪的性质为寒，故说"阴胜则寒"。临床上表现为恶寒、肢冷、腹痛、腹冷等阴有余的实寒证。由于阴邪与阳气之间存在着明显的对立抑制关系，阴邪亢盛必然抑制或耗伤人体内的阳气，导致阳气被困或阳气不足，此即所谓"阴胜则阳病"。病人可出现食欲不振、大便稀溏、小便清长、脉象沉迟等阳气受损、功能减退的临床表现。

2．阴阳偏衰

阴阳偏衰是指阴或阳中的某一方低于正常水平的病理变化。一般是由于正气不足，即阴液或阳气虚损不足而致。阴阳中的某一方偏衰，不能制约另一方，必然导致另一方的相对偏亢。

（1）阳偏衰：即体内的阳气虚损，推动、温煦能力明显下降的病理变化。阳虚不能制阴，则阴相对偏盛而出现寒象，故说"阳虚则寒"。临床上表现为虚寒证，可见畏寒肢冷、神疲蜷卧等症。

（2）阴偏衰：即体内的阴液亏少，滋润濡养作用明显不足的病理变化。阴虚不能制阳，则阳相对偏亢而出现热象，故说"阴虚则热"。临床上表现为虚热证，可出现潮热骨蒸、颧红盗汗、五心烦热、舌红少苔、脉象细数等。

总之，阴阳的偏盛与偏衰是临床常见疾病的病理变化，也是阴阳失调病机中的重要内容，故中医学把"阳胜则热，阴胜则寒，阳虚则寒，阴虚则热"称为病理总纲。阴阳的平衡协调主要是以阴阳的对立制约以及阴阳在一定限度内的相互消长来维持的，故阴阳对立制约关系失调，或一方偏盛，对另一方过度制约，或一方不足，不能制约另一方，以及在此基础上出现的阴阳超过正常限度的消长，则表现为以阴阳的偏盛偏衰为特征的阴阳失调。

3．阴阳互损

阴阳互损是指阴阳双方中任何一方虚损到一定程度而导致另一方也不足的病理变化。阴阳双方不仅是对立制约的，而且也是互根互用的。根据阴阳互根互用的原理，阴阳双方中的一方虚损到一定程度，因不能资助另一方或促进另一方的生化，而导致另一方也不足。如阳虚至一定程度时，因"无阳则阴无以生"，以致阴精化生不足而同时出现阴虚的病理变化，称为"阳损及阴"；阴虚至一定程度时，因"无阴则阳无以化"，以致阳气生化不足而同时出现阳虚的病理变化，称为"阴损及阳"。阳损及阴和阴损及阳，最终导致阴阳两虚。但阴阳两虚并不是阴阳双方处于低水平的平衡状态，而是有偏于阴虚或偏于阳虚的不同。一般说来，阳损及阴导致以阳虚为主的阴阳两虚证；而阴损及阳导致以阴虚为主的阴阳两虚证。

阴阳互损是阴阳偏衰的另一种表现形式。它不同于偏衰初始表现为一方不足而致另一方相对偏亢，而是在偏衰至一定程度时表现为一方虚损而致另一方亦不足。它不能用阴阳的对立制约来解释，只能用阴阳的互根互用关系来论说。若用阴阳消长来说明，那它不是在阴阳对立基础上的此消彼长，而是在阴阳互根基础上的阴阳不对等的消损。

4．阴阳的转化与格拒

阴阳的转化与格拒，都是在阴或阳的一方偏盛至极而出现的病理变化。阴阳转化，是指阳证转化为阴证，或阴证转化为阳证，其疾病的本质发生了变化。阴阳格拒，是指阳热证反见阴寒之象，阴寒证反见阳热之象，即所谓"阳极似阴"、"阴极似阳"的病理变化，但疾病的阴阳性质未变。

（1）阴阳转化：是指人体阴阳失调所表现出的病理现象可以在一定条件下相互转化的病理变化。不论是阳热证还是阴寒证，疾病发展到一定程度，都可向其相反方面转化而产生质的改变。阳热至极，可以转化为阴寒证；阴寒至极，亦可转化为阳热证。例如肺炎（肺热壅盛）病人在高热、面红、咳嗽、胸痛、脉数有力这个阶段，属于阳证、实热证，若阳热亢极，病情变化，突然出现汗出、肢冷、呼吸浅促、面色苍白、脉微欲绝等，这是人体机能严重衰竭的表现，属于阴证、虚寒证。此即阳证转阴证的病例。

（2）阴阳格拒：是指阴阳双方中的一方偏盛至极，壅闭于内，而将另一方排斥于外，致使阴阳双方不能平秘协调，从而产生真寒假热和真热假寒的病理变化。阴寒盛极，凝闭于内，而将阳气格拒于外，致使阴阳不能相互维系，形成内有真寒而外见假热征象的病理改变，称为"阴盛格阳"。其中阴寒是疾病的本质，而出现的面红、口渴、脉大等类似阳证的表现是其假象。阳热盛极，壅闭于内，而将阴气排斥于外，致使阴阳二气内外不能相互透达，形成内有真热外见假寒征象的病理改变，称为"阳盛格阴"。其中阳热是疾病的本质，而出现的四肢厥冷、脉沉伏等类似阴证的表现是其假象。

阴阳转化与阴阳格拒是本质不同的两种病理变化。两者虽都在阴阳偏盛至极的基础上产生，但阴阳转化是阴阳盛极在一定条件下所产生的本质改变，如阳热证转化为阴寒证，疾病的性质发生了根本变化。而阴阳格拒是阴阳偏盛基础上的相互排斥，盛者居于内，而将另一方排斥于外，故阴阳双方未产生质的改变，疾病的性质亦没有改变，只是出现了与疾病本质不一致的假象而已。临床诊断时应透过现象看本质，切不可为疾病的某些假象所迷惑。

（四）用于疾病的诊断

由于疾病的发生和发展是正邪相争以致阴阳失去相对平衡协调所致，阴阳失调是疾病的基本病机，所以，任何疾病，尽管其临床表现错综复杂，千变万化，但都可用阴阳来加以概括说明。诊察疾病时，若能善于运用阴阳两分法，就能抓住疾病的关键。故《素问·阴阳应象大论》说："善诊者，察色按脉，先别阴阳。"

在辨证上，虽有阴阳、表里、寒热、虚实八纲，但八纲中又以阴阳为总纲。表、实、热属阳，里、虚、寒属阴。只有首先分清阴阳，才能抓住疾病的本质，做到执简驭繁。从大的方面，可以概括整个病情是属于阴证还是阳证；从小的方面，则可以分析四诊中一个个具体的症状和体征。例如：

以色泽分阴阳：从色泽的明暗可以辨别病情的阴阳属性及浅深轻重。色泽鲜明为病在阳分，其病轻浅；色泽晦暗为病在阴分，其病深重。

以声息分阴阳：从呼吸气息的动态，发出的声音，可以区别病情的阴阳属性。呼吸气粗、语声高亢洪亮、多言而躁动者，属实、属热，为阳；呼吸微弱、语声低怯无力、少言而沉静者，属虚、属寒，为阴。

以症状分阴阳：发热、口渴、便秘等为阳；恶寒（畏寒）、口不渴、便溏等为阴。

以脉象分阴阳：以脉的部位分，则寸为阳，尺为阴；以动态分，则至（起）者为阳，去（伏）者为阴；以至数（频率）分，则数者为阳，迟者为阴；以脉显现的部位分，浮为阳，沉为阴；以形态分，则大、洪、滑为阳，涩、细、小为阴。

总之，用望、闻、问、切四诊诊察疾病时，都应以分辨阴阳为首务。只有辨明症状和体征的阴阳属性，进而弄清疾病的病机是哪种形式的阴阳失调，才能辨证准确，治疗得当。所以，《景岳全书·传忠录》说："凡诊病施治，必须先审阴阳，乃为医道之纲领。"

（五）确立治疗原则和归纳药物的性能

阴阳学说用于指导疾病的治疗，主要体现于以下两个方面：

1．确立治疗原则

由于阴阳失调是疾病的基本病机，因而，调整阴阳，补其不足，泻其有余，恢复阴阳的相对平衡，就是治疗疾病的基本原则。故《素问·至真要大论》说："谨察阴阳所在而调之，以平为期。"

（1）阴阳偏盛的治疗原则：阴阳偏盛，即阴或阳的亢盛有余，皆属实证，故治用"损其有余"或"实则泻之"的原则。但阴阳是相互制约的，阴阳偏盛易导致相对另一方的不足，故在运用这一治疗原则时，应注意其对方的阴或阳有无相应偏衰的情况存在。若阴或阳偏盛，而其相对一方没有明显虚损时，即可采用"实则泻之"之法。阳偏盛而致实热证，宜用寒凉药以清泻其热而制其阳，即"热者寒之"之法；阴偏盛而致实寒证，宜用温热药以祛其寒而制其阴，即"寒者热之"之法。若阴或阳偏盛，而其相对的一方兼有明显亏损时，治又当兼顾其不足。阳热易于损耗阴液，以致阴液明显受损，导致实热兼阴亏证，宜用清热佐以滋阴法治之。阴寒盛易于损伤阳气，若阳气明显受损，导致实寒兼阳虚证，宜用祛寒兼以扶阳之法治之。

（2）阴阳偏衰的治疗原则：阴阳偏衰，即阴或阳的虚损不足，或为阴虚，或为阳虚，故治宜"补其不足"或"虚者补之"的治疗原则。阴虚不能制阳而致阳相对偏亢者，属虚热证，一般不能用寒凉药直折其热，而应该用滋阴以制阳之法，即"壮水之主，以制阳光"，《素问·阴阳应象大论》称此法为"阳病治阴"。阳虚不能制阴而致阴相对偏盛者，属虚寒证，一般不能用辛温发散药以散阴寒，而应该用补阳以消阴之法，即"益火之源，以消阴翳"，《素问·阴阳应象大论》称此法为"阴病治阳"。

阴阳是互根互用的，阴虚或阳虚发展到一定程度，可损及另一方而致其亦不足，从而形成阴阳两虚。因此，对阴阳偏衰的治疗，还要顾及另一方。阳损及阴所致的以阳虚为主的阴阳两虚证，治宜阴中求阳，即在补阳的基础上兼以补阴。阴损及阳所致的以阴虚为主的阴阳两虚证，治宜阳中求阴，即在补阴的基础上兼以补阳。如此则阴阳双方能够相互资生，相互促进，有利于阴阳两虚的恢复。诚如《景岳全书·新方八阵·补略》中所说："善补阳者，必于阴中求阳，则阳得阴助而生化无穷；善补阴者，必于阳中求阴，则阴得阳升而泉源不竭。"

总之，治疗疾病的基本原则是泻其有余，补其不足。即是阳盛者泻热，阴盛者祛寒，阳虚者扶阳，阴虚者滋阴，阴阳两虚则在分清先后主次的基础上阴阳双补，从而使阴阳失调的病理状态复归于协调平衡的健康状态。

2．归纳药物的性能

治疗疾病不仅要有正确的诊断和治疗，而且还须掌握药物的性能。中医学对药物的性能，主要是从气、味和升降浮沉等方面加以分辨。而药物的气、味和升降浮沉，都可用阴阳学说加以归纳说明。

（1）药性：主要是寒、热、温、凉四种药性，又称为"四气"。其中寒、凉属阴（凉次于寒），温、热属阳（温次于热）。能减轻或消除热证的药物，一般属于凉性或寒性，如生石膏、黄芩、栀子、生地黄等。故临床上治疗热证，一般选择寒凉性质的药物，即所谓"热者寒之"。反之，能减轻或消除寒证的药物，一般属于温性或热性，如桂枝、吴茱萸、高良姜、补骨脂之类。故临床上治疗寒证，一般选择温热性质的药物，即所谓"寒者热之"。这里须注意的是，祛寒药与补阳药，性皆温热，清热药与滋阴药，性皆寒凉，但祛寒的功效不等于助阳，清热的作用不等于益阴，故临床上当据病情而选用之。

（2）五味：即辛、甘、酸、苦、咸。此外，有些药物属于淡味或涩味，所以实际上不止五种，但习惯上仍称"五味"。它们分别具有不同的作用。其中辛、甘、淡味属阳；酸、苦、咸味属阴。辛、甘、淡味的药性作用多为阳性；酸、苦、咸味的药性作用多为阴性。需要指出，每一种药物都有不同的性与味，在遣方用药时，不要只考虑药性而忽视了药味，也不能只考虑药味而忽视了药性，必须将药性与药味有机地结合起来选择适合病证的药物。

（3）升降浮沉：指中药进入人体后的作用趋向，升即药性上升，降即药性下降，浮即药性浮散，沉即药性镇敛。凡具有升阳发表、祛风散寒、涌吐、开窍等功效的药物，大多药性上行、向外，或升或浮，或两者兼见，故属阳；凡具有泻下、清热、利尿、重镇安神、潜阳熄风、消导积滞、降逆止呕、收敛等功效的药物，大多药性下行、向内，或沉或降，或两者兼见，故属阴。

总之，诊治疾病，主要根据病证的阴阳盛衰情况确立治疗原则，再结合药物性能的阴阳属性和具体功效选择适当药物，以纠正疾病过程中的阴阳失调，从而达到治愈疾病的目的。

第二节 五行学说

五行学说，是运用木、火、土、金、水五类物质的运动变化规律，阐释宇宙间事物的相互联系和运动变化的一种古代哲学理论，它属于我国古代朴素的唯物辩证法范畴。

五行学说不仅认为自然界的万物由木、火、土、金、水五种基本物质之间的运动变化所生成，宇宙间的事物可以根据不同性质和作用分为木、火、土、金、水五类，以木、火、土、金、水为中心构成五大系统，而且认为宇宙间的任何事物都不是孤立的、静止的，而是在五行的生克运动中维持着系统内部和系统之间的相对稳定性。

古代自然哲学的五行学说渗透到中医学中，与中医学的理论和实践相结合，则形成了中医学的五行学说。中医学的五行学说是以五行的属性及其运动规律来阐释人体生理、病理及其与外在环境的相互联系，指导临床诊断与治疗的一种中医学的独特理论，在历史上对中医学术发展有着深远的影响。五行学说作为中医学术的独特论理方法，与阴阳学说一样帮助古代医家在整体、系统观思想指导下，构筑中医学理论体系，并成为中医学理论体系中的一个组成部分。

一、五行的基本概念

五行，是木、火、土、金、水五类基本物质及其运动变化。五行的"行"，是指运动变化，即运动不息之义。

五行最初曾称为"五材"。五材是指人们日常生产和生活中不可缺少的五种物质，即木、火、土、金、水，因而五材并非一个抽象的哲学概念。

五行是一个较抽象的哲学概念，它不再特指木、火、土、金、水五种物质本身，而是指这五种物质的性质和作用，因而宇宙中的万物也可以这五种物质的性质和作用为理论根据而分别归属五行之中，从而构成五行系统。

二、五行学说的基本内容

五行学说不仅探讨五行的特性和各类事物的属性，而且还以五行之间的相生相克来探索和阐释各事物之间的相互联系，以及在此基础上体现出的统一性、完整性和自我调控机制。五行学说的基本内容主要有五行的特性、事物的五行归类及五行的生克乘侮关系。

（一）五行的特性

五行的特性，是古人在长期的生活和生产实践中，对木、火、土、金、水五种物质细心观察，在积累了大量朴素认识的基础上，进行抽象而逐渐形成的理性概念。它是分析各种事物的五行属性的理论根据，又是研究事物之间相互联系的基本法规。因此，五行的特性，虽然来自木、火、土、金、水五者，但实际上已超越了这五种具体物质的本身，而具有更广泛、更抽象的含义。

木的特性：古人称"木曰曲直"。曲，屈也；直，伸也。曲直，即能屈能伸之义。树木生长的形态，都是枝干有曲有直，向上向外，自由舒展的。引申为具有生长、升发、柔和、条达舒畅等作用或性质的事物均归属于木。

火的特性：古人称"火曰炎上"。"炎上"，是指火具有温热、上升的特性。火是自然界物质燃烧现象，火有温热、上升、照亮万物的特性。引申为具有温热、升腾、明亮等作用或性质的事物均归属于火。

土的特性：古人称"土爰稼穑"。春种曰稼，秋收曰穑，"稼穑"指从播种到收获的全过程。"土爰稼穑"意为土有播种和收获农作物的作用。土为孕育、长养、承载万物的基础。引申为具有生化、承载、受纳等作用或性质的事物均归属于土。故有"土载四行"、"万物土中生，万物土中灭"和"土为万物之母"的说法。

金的特性：古人称"金曰从革"。从，顺从、服从；革，革除、变革。意为金有坚劲、清肃、收杀的特性。引申为具有清洁、肃降、收敛等作用或性质的事物均归属于金。

水的特性：古人称"水曰润下"。润，湿润、滋润；下，下行、向下。意为水有滋润万物、向下流行的特性。引申为具有寒凉、滋润、向下运动等作用或性质的事物，均归属于水。

（二）事物的五行属性推演和归类

五行学说是以五行的特性来推演和归类事物的五行属性的。事物的五行属性，并不等同于木、火、土、金、水本身，而是将事物的性质和作用与五行的特性相类比，而得出事物的五行属性。如事物与木的特性相类似，则归属于木；与火的特性相类似，则归属于火。也就是说，根据五行的特性，采用取象比类、援物比类的方法，凡具有相似属性或作用的事物，就分别归属于各行之中。于是，自然界的万事万物都相应地分成五类，构成了大大小小不同层次的五行结构系统。医家们在引进五行学说时，也以五行的特性来归类人体的组织结构、生理与病理现象，从而形成五行配五脏，以五脏为中心的人体内部各个层次的五行系统。自然界的大五行系统与人体的小五行系统之间，又是相互联系的。同属一行的事物之间存在着相通相应的联系，这种联系既表现为"同类相长"、"同气相求"的关系，又表现为"过则自伤"、"同类相残"的关系。

现将五行属性推演和归类列表如下（表2-3）：

表2-3　　　　　　　　　　五行属性推演归类表

自然界							五行	人体						
五音	五味	五色	五化	五气	五季	五方		五脏	六腑	五官	五体	五液	五志	五声
角	酸	青	生	风	春	东	木	肝	胆	目	筋	泪	怒	呼
徵	苦	赤	长	暑	夏	南	火	心	小肠	舌	脉	汗	喜	笑
宫	甘	黄	化	湿	长夏	中	土	脾	胃	口	肉	涎	思	歌
商	辛	白	收	燥	秋	西	金	肺	大肠	鼻	皮	涕	悲	哭
羽	咸	黑	藏	寒	冬	北	水	肾	膀胱	耳	骨	唾	恐	呻

自然界是以四季（五季）、五方为中心展开的一个大的五行系统，人体是以五脏为中心展开的一个小五行系统。

以方位配属五行，则由于日出东方，与木的升发特性相类，故归属于木；南方炎热，与火的特性相类，故归属于火；日落于西，与金的肃降特性相类，故归属于金；北方寒冷，与水的特性相类，故归属于水。以季节配五行，因春季温暖，草木生长，与木的特性相类，故归属于木；夏季炎热，与火的特性相类，故归属于火；秋季凉爽，草木摇落，与金的特性相类，故归属于金；冬季寒冷，与水的特性相类，故归属于水。

以五方五时为中心展开的五行图式，初看起来很难理解，或带有某些神秘感，但只要考虑到我国的自然条件，就会发现它的客观性。我国地处北温带，五方气候有很大的差异，长期的观察使古人认识到，春季多东风，其风柔和温煦，万木荣发，大地一片翠绿，东、春、风、温、生、青就自然地联系起来了；夏季酷热，多南风，烈日炎炎，好似赤火，动植物均得到充分的长养，南、夏、暑热、赤、长就很自然地联系起来了；秋季气候凉而燥，西风扫落叶，犹如金戈挥舞，一派肃杀，田里庄稼收割，大地脱下绿装，给人以白空之感，西、秋、燥、凉、白、收就很自然地联系起来了；冬季严寒，北风凛冽，千里冰封，生物都闭藏起来，昼短夜长，阳光很弱，使人有暗昧之感，北、冬、寒、黑、藏就联系起来了……

五行配人体的脏腑、组织、器官和人体的生理与病理，最初并不一致，这不仅在先秦时期以至西汉时期不同书中配法有差异，即使在《内经》的不同篇章中也不尽相同。大概是经过许多医家逐步整理而逐渐统一起来的。以五脏配五行，由于肝主升而归属于木，心阳主温煦而归属于火，脾主运化而归属于土，肺主清肃而归属于金，肾主水液代谢而归属于水。进而以五脏为中心，推演络绎，肝主筋，开窍于目，故筋与目亦属于木；心主血脉，开窍于舌，故脉与舌亦属于火；脾主肉，开窍于口，故肉与口亦属于土；肺主皮毛，开窍于鼻，故皮毛与鼻亦属于金；肾主骨，开窍于耳，故骨与耳亦属于水。凡属同一行的事物之间有着相互联系。如"东方生风，风生木，木生酸，酸生肝，肝生筋……"（《素问·阴阳应象大论》），这是同行事物之间的相互感应表现，为同气相求、同类相长的关系；另一方面，"怒伤肝"、"风伤筋"、"酸伤筋"，则是同类事物的太过，过则自伤，表现为同类相残的关系。其他各行的事物亦依此类推。

对人体作出五行属性的推演和归类，是古代医家在长期的观察与临床实践的基础上完成的。如古人观察到长夏多湿，湿邪最易伤脾，以致纳差食少，胸闷呕恶，口中涎腻，肌肉酸重而困乏，湿热甚还可见口甜，黄疸，甘味为脾所喜好，适当的甘味是生脾、补脾的，但味过于甘，又能呆胃滞脾，壅中腻膈，于是将长夏、湿、甘、黄、脾、胃、口、肉、哕等事物联系起来，归于土这一行。五行属性归类的积极意义在于：一方面，它把人体归纳为以五脏为中心的相互联系的五个生理、病理系统，使机体成为一个统一的整体；另一方面，人体与自然界之间由于同一行的事物相互贯通、相互感应，而具备统一性。

（三）五行的生克乘侮关系

五行学说不仅以五行特性来推演和归类事物，使同属一行的事物之间相互联系起来，而且以五行之间相生和相克的关系来探索和阐释事物之间相互联系、相互协调平衡的整体性和统一性，以五行之间的相乘和相侮来探索和阐释事物之间协调平衡被破坏后的相互影响，这便是五行生克乘侮的主要意义。

1. 五行的生克

五行之间存在着相生与相克的关系。生，即资生、助长的意思。相生，是指这一事物对另一事物具有促进、助长和资生的作用。克，即克服、抑制、制约的意思。相克，是指这一事物对另一事物的生长和功能具有抑制和制约的作用。相克与相生关系的结合，称为制化。相生和相克是自然界普遍存在的正常现象，对人体来说，也是属于正常的生理现象。正因为事物之间存在着相生和相克的联系，才能在自然界维持生态平衡，在人体维持生理平衡。

（1）相生：即递相资生之义。其相生的顺序是：木生火，火生土，土生金，金生水，水生木。依次资生，循环无穷。五行中的任何一行，都有"生我"和"我生"两个方面的联系，《难经》比喻为"母"与"子"的关系。"生我"者为我之"母"，"我生"者为我之"子"。如以火为例，生火者是木，故木为火之母；火生土，故土为火之子。余可类推。若以火与土两行的关系来说，由于火生土，故火为土之母，土为火之子。因此，五行相生，实际上是指五行中的某一行对其子行的资生、促进和助长作用。

（2）相克：即递相克制之义。其相克的顺序是：木克土，土克水，水克火，火克金，金克木。依次克制，循环无穷。五行中的任何一行，都有"克我"与"我克"两方面的联系，《内经》中称为"所不胜"与"所胜"。"克我"者为我"所不胜"，"我克"者为我"所胜"。如以火为例，由于水能克火，故水为火之"所不胜"；火能克金，故金为火之"所胜"。余可类推。若以火与金两行的关系来说，因火克金，故火为金之"所不胜"，金为火之"所胜"。因此，五行相克，实际上是指五行中的某一行对其所胜行的克制和制约作用。

（3）相生与相克的关系：从五行中的任何一行来说，都存在"生我"、"我生"和"克我"、"我克"四个方面的关系。"生我"、"我生"虽是五行中的相生，但生中有制。如木的"生我"为水，木的"我生"为火，而水又能制火。"克我"和"我克"虽是五行的相克，但克中有生，制中有化。如木的"克我"为金，木的"我克"为土，而土又生金。可见，相生与相克是不可分割的两个方面。没有生，就没有事物的发生和成长；没有克，就不能维持正常协调关系下的发展与变化。因此，必须生中有克（化中有制），克中有生（制中有化），相反相成，才能维持事物协调平衡的发展与变化。诚如《类经图翼·运气上》所说："造化之机，不可无生，亦不可无制，无生则发育无由，无制则亢而为害。"这就表明，在五行系统中，各个部分不是孤立的而是密切相关的，每一部分的变化必然影响着其他所有部分，同时，它也受五行整体的影响和制约。任何两部分之间，由于总有相胜或相生的关系，所以是不平衡的，从而处于运动之中；然而就整体来看，生和胜却在总体之中表现出相对的平衡。五行中的每一行，由于既有所生，又被生，既有所克，又被克，在总体上也呈现出动态的均势。可见，五行所达到的平衡不是绝对静止，而是建立在不断运动的基础上。五行学说就这样以相生、相克及制化不息来说明任何一个事物都是受到整体调节，防止其太过或不及，以此维持事物之间相对的动态平衡。用之来阐释自然，即能说明自然气候的正常变化和自然界的生态平衡；以此来阐释人体，即是机体的生理平衡。

2．五行的乘侮

五行之间正常的生克制化关系遭到破坏时，就会出现异常的乘侮现象。相乘、相侮，实际上是反常情况下的相克现象。

（1）相乘：乘，即欺凌之意。相乘，是指五行中的某一行对其"所胜"一行的过度克制。由于相克太过，超过正常制约的程度，使事物之间失去了正常的协调平衡关系。五行之间相乘的次序与相克同，即木乘土，土乘水，水乘火，火乘金，金乘木。

相乘现象的出现，主要有两个方面的原因：一是五行中的某一行本身过于强盛，因而造成对其"所胜"一行克制太过，引起制化异常。如木过于强盛，则克土太过，而造成土的不足，即称为"木亢乘土"。二是五行中某一行本身的虚弱，使原来克它的一行乘虚侵袭，克制太过。如木并不过于强盛，但由于土的不足，因而造成木克制土的力量相对增强，使土更加虚弱，即称为"土虚木乘"。

"相克"与"相乘"的区别是："相克"是正常情况下的制约关系；"相乘"是正常制约关系遭到破坏后的异常相克现象。在人体，前者为生理现象，而后者为病理现象。

（2）相侮：侮，即欺负凌辱之意。相侮，是指五行中的某一行对其"所不胜"一行的反克。即某一行不仅不被"所不胜"一行克制和制约，反而对其"所不胜"一行进行克制和欺凌，从而导致事物间正常协调平衡关系的破坏。所以，相侮又称"反克"或"反侮"。五行之间相侮的次序与相克的次序相反，即木侮金，金侮火，火侮水，水侮土，土侮木。

相侮现象的出现，也主要有两个方面的原因：一是由于五行中的某一行特别强盛，因而造成对其"所不胜"（即"克我"）一行进行反克。如火本受水克，由于火的特别旺盛，使火不仅不受水的克制，反而对水进行反克，称为"火亢侮水"。二是由于五行中的某一行特别虚弱，因而造成其"所胜"行的反克。如由于水的特别虚弱，不仅不能克火，反而受到火的反克，称为"水虚火侮"。

（3）相乘与相侮的关系：相乘与相侮，都是不正常的相克现象，两者之间既有区别，又有联系。

相乘和相侮的主要区别是：相乘是按五行相克顺序发生过强的克制，从而形成五行间的制化异常；相侮是与五行相克顺序相反发生的克制现象，从而形成五行间的制化异常。

相乘与相侮之间的联系是：在发生相乘时，也可同时发生相侮；发生相侮时，也可同时发生相乘。如木过强时，既可以乘土，又可以侮金；金虚时，既可受到木的反侮，又可受到火乘。因而相乘与相侮之间存在着密切的联系。故《素问·五运行大论》说："气有余，则制己所胜而侮所不胜；其不及，则己所不胜侮而乘之，己所胜轻而侮之。"

综上所述，相反相成的生克制化，维持着五行之间相对的协调平衡状态。相生相克的过程，即事物发展变化的过程。在此过程中，无论哪一行，只要是在一定限度内的增强与减弱，皆可由再一次相生相克加以调节，从而出现新的协调平衡，以此不断地推动着事物的发展与变化。但是，五行中某一行的增强与减弱超过了一定的限度，出现了太过与不及，就会引起相乘、相侮的异常状态，此时相对的协调平衡就被破坏。在医学上，生克（制化）表现为生理现象，乘侮则表现为病理现象。

兹将五行相互关系的基本内容归纳成简表如下（表2-4）：

表 2-4　　　　　　　　　　　　五行相互关系基本内容表

五行间的关系
- 相生——相互资生
- 相克——相互制约 ｝生克制化——事物发展变化的正常现象，于人体为生理状态
- 相乘——对所胜的过度克制
- 相侮——对所不胜的反克 ｝强弱相残，亢者无制——事物发展变化的异常现象，于人体为病理状态

三、五行学说在中医学中的应用

中医学运用五行学说的原理，首先从五行特性出发，将五脏与五行配合，建立了人体以五脏为中心的五大系统，每个系统内各种组织器官之间都是有机联系的整体。进而运用五行之间生克制化规律，来分析研究人体脏腑、经络之间和各个生理功能之间的相互关系，以五行间的乘侮规律来阐释病理情况下的相互影响。因此，五行学说在中医学中不仅被用作理论上的阐释，而且亦有指导临床的实际意义。

（一）说明五脏的生理功能及其相互关系

1．说明五脏的生理功能

运用五行学说，将人体的内脏分别归属于五行，以五行的特性来说明五脏的生理功能。

肝属木：木性柔和，可曲可直，枝叶条达，有生发的特性，肝在生理上喜条达而恶抑郁，有生发疏泄的功能，故以肝属木。

心属火：火性温热、明亮，其性炎上，心阳有温煦作用，心主神明，心主行血，故以心属火。

脾属土：土有生化万物的特性，脾有运化水谷，输布精微，营养五脏六腑、四肢百骸之功，为气血生化之源，故以脾属土。

肺属金：金性清肃、收敛，肺有清肃功能，肺气以肃降为顺，故以肺属金。

肾属水：水性润下，有寒润、下行、闭藏的特性，肾有藏精、主水等功能，故以肾属水。

在五行配五脏的基础上，根据各组织器官及全身机能活动与五脏的内在联系，进一步划分为以五脏为中心的五个基本系统。

（1）肝（木）系统：是以肝为中心，由属木行的组织器官及机能活动构成的系统。其腑为胆，在体合筋，其华在爪，开窍于目，在液为泪，在志为怒。

（2）心（火）系统：是以心为中心，由属火行的组织器官及机能活动构成的系统。其腑为小肠，在体合脉，其华在面，开窍于舌，在液为汗，在志为喜。

（3）脾（土）系统：是以脾为中心，由属土行的组织器官及机能活动构成的系统。其腑为胃，在体合肉，其华在唇，开窍于口，在液为涎，在志为思。

（4）肺（金）系统：是以肺为中心，由属金行的组织器官及机能活动构成的系统。其腑为大肠，在体合皮，其华在毛，开窍于鼻，在液为涕，在志为忧（或悲）。

（5）肾（水）系统：是以肾为中心，由属水行的组织器官及机能活动构成的系统。其腑为膀胱，在体合骨，其华在发，开窍于耳，在液为唾，在志为恐。

人体的五行系统与自然界的五行系统之间存在着相互感应与相互贯通的联系，自然界的

五方、五时、五气、五味、五色等也与人体内的脏腑组织器官等联系在一起，这样就把人体与自然环境统一起来，表达了"天人相应"的整体观念。

2．说明五脏之间的相互关系

五脏的功能活动不是孤立的，而是相互联系的。中医学不仅用五脏的五行归属阐述五脏的功能特性，而且还运用五行生克制化的理论来说明脏腑生理功能的内在联系，即用五行相生理论说明五脏之间的相互资生关系，用五行相克理论说明五脏之间的相互制约关系。

（1）用五行相生说明五脏相互资生：肝生心就是木生火，如肝藏血以济心；心生脾就是火生土，如心之阳气可以温脾；脾生肺就是土生金，如脾运化水谷之精气可以益肺；肺生肾就是金生水，如肺气清肃则津气下行以资肾；肾生肝就是水生木，如肾藏精以滋养肝的阴血等等。这就是以五行相生理论来解释五脏之间的相互资生关系。

（2）用五行相克说明五脏相互制约：肺（金）的清肃下降，可抑制肝（木）阳的上亢，即金克木；肝（木）的条达，可以疏泄脾（土）气的壅滞，即木克土；脾（土）的运化，可以防止肾（水）水的泛溢，即土克水；肾（水）阴的上济，可以制约心（火）阳的亢烈，即水克火；心（火）的阳热，可以制约肺（金）的清肃太过，即火克金等等。这就是用五行相克理论来解释五脏之间的制约关系。

综上所述，五行在生理方面的应用，可以概括为如下三点：①五脏配五行，五脏又联系着自己所属的五体、五官、五志等，从而把机体各部分联结在一起，形成了中医学以五脏为中心的生理病理体系，体现了人体的整体观。②根据五行生克制化规律，阐释机体肝、心、脾、肺、肾五个系统之间相互资生、相互制约的关系，进一步确立了人体是一个有机整体的基本观念。③以五脏为中心的五行归属，说明人体与外在环境之间相互联系的统一性。

总之，五行学说应用于生理，就在于说明人体脏腑组织之间以及人体与外界环境之间相互联系的统一性。但必须指出，五行学说对人体生理功能和各脏腑组织器官之间相互关系及其协调平衡所作出的说明，存在一定的局限性。如以肝属木，虽然比附说明肝喜条达而恶抑郁、主疏泄的一个方面，但不能说明肝主藏血的另一个方面。以肾属水，虽能比附说明肾藏精、主水液代谢功能的一面，而不能说明命门之火即肾阳的温煦推动作用的另一个方面。在五行相克次序中，水是克火的，脏腑生理中肾水可以制约心火这一方面与之相符，但另一方面，心肾两脏又有相互资生、相互助长的一面，古人称为"水火既济"。在相生关系中，金生水表达了肺为水之上源，肺气清肃下行，水液才能归肾、滋肾的一个方面，但肾脏的精气又有滋养肺脏的另一方面，用金生水则难以解释。火生土，按五行相生应是心火生脾土，但明清以后，由于命门学说的兴起，一般是指命门之火温煦脾土，很少指心火与脾胃的关系。由此可见，脏腑的生理功能并不都能以五行属性加以概括说明，而脏腑之间的相互关系实际上也超越了五行生克制化的规律。因此，我们应当从人体脏腑功能的实际出发，认真掌握各脏腑组织器官本身固有的功能及其相互协调平衡的内在机理，才能避免生搬硬套五行公式，以致出现以偏概全和牵强附会的情况。

（二）说明五脏病变的相互影响

五行学说不仅可用以说明在生理情况下脏腑间的互相联系，而且也可用以说明在病理情况下脏腑间的某些互相影响。

五脏在生理上相互联系,在病理上也必然相互影响,本脏之病可以传至他脏,他脏之病也可以传至本脏,这种病理上的相互影响称为"传变"。以五行学说来说明五脏疾病的传变,可以分为相生关系的传变和相克关系的传变两类。

1. 相生关系的传变

包括母病及子和子病及母两个方面。

(1) 母病及子:是指疾病的传变从母脏传及子脏,即肝病传心,心病传脾,脾病传肺,肺病传肾,肾病传肝等等。临床特点是母脏先病,然后累及子脏,以致母子两脏同病。一般多为母虚不能生子而导致子虚,从而出现母子两脏皆虚的病证。如临床常见的"肝肾精血不足"和"水不涵木",即属此类。前者是肾精不足,然后累及肝脏而致肝血不足,从而形成肝肾精血不足;后者是先有肾阴亏虚,不能滋养肝阴,以致肝阴不足,阴不制阳,肝阳上亢,故称"水不涵木"。

(2) 子病及母:是指疾病的传变,从子脏传及母脏,即肝病传肾,肾病传肺,肺病传脾,脾病传心,心病传肝等等。其临床特点是子脏先病,而后累及母脏,以致子母两脏同病。子病及母,一般有两种情况:一是子脏病实,传及母脏,导致子母两脏皆病实证,或子脏病实累及母脏,导致母脏虚损不足,称为"子病犯母"。如先有心火亢盛,然后传及肝脏,导致肝火亦旺,从而形成心肝火旺证;或肝火亢盛,下劫肾阴,导致肾阴亏虚,则属子脏盛实以致母脏不足。另一种情况是子脏病不足,累及母脏,导致母脏虚损不足,可称为"子盗母气"。如先有肝血不足,血不生精,以致肾精亏虚;心血不足,不能养肝,以致肝血亦不足等等。皆属于子脏不足而引起母脏亦不足。

疾病按相生关系传变有轻重之分。一般来说,"母病及子"时,病情较轻浅,因为"邪扶生气而来,虽进而易退"(《难经经释·五十难》);"子病及母"时,病情较重,因为"受我之气者,其力方旺,还而相克,其势必甚"(《难经经释·五十难》)。

2. 相克关系的传变

包括相乘和相侮两个方面。

(1) 相乘:即相克太过为病,是疾病顺着相克次序传变,如肝病传脾,脾病传肾,肾病传心,心病传肺,肺病传肝等等。导致相克太过的原因有二:一是所不胜一方过盛,而使所胜一方受到过分抑制,二是所胜一方不足,不能抵御所不胜一方的克伐,都可表现出病理状态。如从肝与脾胃的关系而言,肝强乘脾、肝旺犯胃等实性病变属前者,称为"木旺乘土";而脾虚肝乘,表现为肝脾不和的虚性病变属后者,称为"土虚木乘"。

(2) 相侮:即反克为病,是指疾病逆着相克次序传变,即肝病传肺,肺病传心,心病传肾,肾病传脾,脾病传肝等等。导致反克为病的原因亦有二:一是所胜一方过盛,不仅不受所不胜一方的克制,反而对其进行反克;二是所不胜一方不足,丧失了克制所胜一方的能力,反遭所胜一方的抑制,从而导致疾病的传变。如以肺与肝的关系而言,肝火过旺,气火升动,影响肺气清肃,出现肝火犯肺的实性病变,属前者,称为"木旺侮金"或"木火刑金";而先有肺虚,清肃之令不行,继而引起肝气、肝火犯肺者,一般表现为以虚为主的病证,属后者,称为"金虚木侮"。

疾病按相克规律传变时,一般情况是相乘传变较深重,因为"脏气本已相制,而邪气扶其力而来,残削必甚";相侮传变较轻浅,因为"脏气受制于我,则邪气不能深入"(《难经经释·五十难》)。

总之，五行学说认为五脏病变可以相互传变，这种传变可用母子相及（相生关系的传变）或相乘相侮（相克关系的传变）来说明。这一认识的积极意义在于肯定一个脏腑的病变可以通过不同途径、不同方式影响到另一脏腑，而这一脏腑本身也可能受到其他脏腑病变的影响，这一认识无疑是辩证的、正确的。但我们必须认识到，复杂的临床病证由于受到各个疾病本身固有的发展变化规律的制约，以及患者体质差异、治疗是否得当等因素的影响，有时并不完全按照五行的相生相克规律依次传变。故《素问·玉机真藏论》告诫说："然其卒发者，不必治于传，或其传化有不以次。"可见早在《内经》时代，医学家已经认识到不能局限于五行的生克乘侮次序来探讨疾病的传变规律。我们应从实际出发，深入研究各种疾病本身固有的发生发展变化规律，更有效地进行防治疾病的实践活动。

（三）用于疾病的诊断

人体是一个有机的整体。"有诸内，必形诸外"，内脏的病变可以反映到体表，故通过观察体表的异常变化可了解内在脏腑的病理变化。如《灵枢·本藏》所说："视其外应，以知其内脏，则知所病矣。"

当内脏有病时，人体内脏功能活动及其相互关系的异常变化，大都反映到体表相应的组织器官，出现色泽、声音、形态、脉象等诸方面的异常变化。古人通过长期临床经验的积累，用五行学说的理论加以概括总结，将五脏、六腑、五体、五官、五志、五色、五音、五味、五气等一一加以五行归属，使五行学说能在临床诊断中加以具体应用。

在诊断疾病时，通过望、闻、问、切四诊搜集临床症状与体征，用五行归类，并据此确定疾病的部位。例如，面见青色、喜食酸味、两胁胀痛、头晕目眩、易怒、脉弦等，属木行，属肝病；面色红赤、口味苦、烦躁、无故喜笑、脉洪等，属火行，属心病；面色黄、口甜腻、呕吐、腹泻、脉濡等，属土行，属脾病；面色白、咳嗽、鼻塞不闻香臭、易悲忧、脉毛等，属金行，属肺病；面色发黑、口中咸、遗精、阳痿、遗尿、腰膝酸软、易于惊恐、脉石等，属水行，属肾病。

此外，还可应用五行生克乘侮的规律来分析疾病的发展及其机转。如脾虚的病人，面见青色，为木来乘土；心脏病人，面见黑色，为水来乘火。又如肝病色青，应见弦脉（色脉相符），如不得弦脉，反见浮脉，属相胜之脉，即金乘木，为逆；若得沉脉，属相生之脉，即水生木，为顺。凡此等等，可以作为诊断和分析疾病转归时的参考。但切忌胶柱鼓瑟，按图索骥，妄言人之生死。

（四）用于疾病的治疗

五行学说用于指导治疗，主要体现于两个方面：一是控制疾病的传变，二是确定治则和治法。

1. 控制疾病的传变

一脏受病，在一定的条件下可波及他脏而导致疾病发生传变。五行生克乘侮的规律指出了一脏受病，可以传到其他四脏的多种可能性。因为每一脏同其余四脏之间分别存在着"生我"、"我生"、"克我"、"我克"的关系。以肝脏而言，"生我"者肾，若肝病传肾，称"子病及母"；"我生"者心，若肝病传心，称"母病及子"；"我克"者脾，若肝病传脾，即"木乘土"；"克我"者肺，若肝病传肺，即"木侮金"。另一方面，肾、心、脾、肺的疾病，也都可以影响至肝而致肝病。肾病传肝，为母病及子；心病传肝，为子病及母；脾病传肝，为土侮木；肺病传肝，为金乘木。

五行生克乘侮的传变规律，其意义在于指出了各种传变的可能性，而且能在疾病已经发生传变之后，灵活地作出某种解释。但是，在某脏得病之后，其病势趋向如何，传还是不传，如传，在四种传变的可能性中究竟是何种传变，这一方面取决于其余四脏的功能状态，一般是虚则传，实则不传；另一方面，必须从疾病本身的实际出发，进行具体分析，才能判断其病势趋向。如肝气郁结，则由于疏泄功能的失常，而易影响脾胃的消化吸收功能，故治疗上除采用疏肝药物外，应兼以健脾之品，调补脾脏以防传变。故《难经·七十七难》说："见肝之病，则知肝当传之与脾，故先实其脾气。"若肝血亏虚，则易于导致心血不足，故补肝血的同时，兼补心血，以防止出现心肝血亏。

总之，在运用五行生克乘侮规律预防疾病传变时，必须从实际出发，具体分析疾病会不会传变，以及疾病自身的病势趋向。尤其应当指出，以辨证论治的原则来治疗疾病，其本身就是防止疾病传变的决定性措施，切不可将五行生克乘侮当作刻板的公式，机械地套用。

2．确定治疗原则与方法

五行学说也可用以确定治疗原则和制定治疗方法。

（1）根据相生规律确定治疗原则与方法：临床上运用相生规律来治疗疾病，针对母病及子或子病及母，其基本治疗原则是补母和泻子，即所谓"虚则补其母，实则泻其子"（《难经·六十九难》）。

①补母：主要用于母子两脏的虚证。即通过补母以治疗母子两脏皆虚或子脏虚弱之证。如肾阴不足，不能滋养肝脏，而致肝阴不足者，称为水不生木，或水不涵木。其治疗不直接治肝，而补肾之虚，因肾为肝之母，所以通过补肾水即能生养肝脏。又如肺气虚弱发展到一定程度，可影响脾之健运而导致脾虚。脾为肺之母，所以通过补脾气即能生养肺脏之气。除母病及子，或子病及母外，单独某脏的虚证，也可用补母来加强相生的力量，补母能令子虚状态改善，复归正常。

补母的具体方法常用以下几种：

滋水涵木法：是滋养肾阴以养肝阴的治法，又称滋肾养肝法，或滋补肝肾法。适用于肾阴亏损而肝阴不足，以致肝阳偏亢或虚风内动之证。

益火补土法：根据五行学说，心属火，脾属土，火不生土应当是心火不生脾土。但命门学说兴起以来，一般所说的"火不生土"多指命门之火（肾阳）不能温煦脾土的脾肾阳虚证，所以益火补土也是温肾阳补脾阳的治法，又称温肾健脾法、温补脾肾法。适用于肾阳衰弱而致脾阳不振之证。

培土生金法：是用补脾气以益肺气的方法，又称补养脾肺法。适用于脾胃虚弱，不能滋养肺脏的肺脾两虚证。

金水相生法：是滋肺阴以养肾阴的一种治法。适用于肺阴虚不能下滋于肾而致的肺肾阴虚证。

②泻子：主要用于母子两脏的实证。即通过泻子，抑制子脏过分亢进的功能活动，治

疗母子两脏皆实或母脏实证。如肝火炽盛，有升无降，出现肝实证时，或心火炽盛，子病犯母，累及肝脏，使肝火亦盛时，肝为心之母，心为肝之子，故均可采用清泻心火的方法治疗，泻心火即有助于泻肝火。实则泻子的具体治法，要从各脏的实际情况出发，不可一概而论，最为常见的有肝实泻心、心实泻脾（实为泻胃）、肺实泻肾（实为泻膀胱）三种。

（2）根据相克规律确定治疗原则与方法：临床上由于相克的异常而出现的病理变化，虽有相克太过、相克不及或反克之不同，但总的来说，可分为强弱两个方面。即乘侮者属强，表现为亢进；被乘侮者属弱，表现为衰退。因而治疗上应同时采用抑强与扶弱并进的手段。但须分清主次，或是抑强为主，扶弱为辅；或是扶弱为主，抑强为辅。这要从矛盾双方的力量对比来全面考虑，不能顾此失彼。但一般情况下多侧重在制其强盛，而使弱者易于恢复。

抑强为主，扶弱为辅：用于相克太过。如肝气横逆，犯胃乘脾，出现肝脾不调、肝胃不和，称为木（旺）乘土，治以疏肝、平肝为主，以抑其强，以健脾和胃为辅，以扶其弱。或者，木本应克土，但因土气太过，反而克木，称为土反侮木，如脾胃壅滞，影响肝气条达，当以行气运脾为主，以抑其强，疏肝养肝为辅，以扶其弱。

扶弱为主，抑强为辅：用于相克不及。如肾阴不足，水不济火，导致心火上炎，称为水不制火，或阴虚火旺，当以滋补肾阴为主，以扶其弱，泻心火为辅，以抑其强。又如脾虚肝旺，土虚木乘，治亦以健脾为主，和肝为辅。

根据相克规律确定的治法主要有：

抑木扶土法：是以疏肝健脾药来治疗肝旺脾虚的一种治法，又称疏肝健脾法，平肝和胃法，调理肝脾法。适用于木旺乘土，木不疏土之证。

培土制水法：是温运脾阳，健运脾胃，以治疗水肿的方法。适用于脾虚不运，水湿泛溢而致水肿胀满之证。

佐金平木法：是清肃肺气以抑制肝木的一种治法，又称清肺泻肝法。临床上多用于肝火偏盛，影响肺气清肃之证。

泻火补水法：即泻心火滋肾水，又称滋阴降火法，泻南补北法。适用于肾阴不足，心火偏旺，水不制火，心肾不交证。但必须指出，肾为水火之脏，肾阴虚亦能使相火偏旺，也称水不制火，这是属于一脏本身水火阴阳的偏盛偏衰，与五行生克的水不制火不同。

五行学说不但适用于药物治疗方面，也同时指导着针灸疗法和精神疗法。

在针灸治疗上，不仅手足十二经有五行属性之分，每经末端的穴位也分属于五行，即井、荥、俞、经、合五种穴位，分属于木、火、土、金、水（阴经），或金、水、木、火、土（阳经）。临床根据具体病情，按五行生克规律进行选穴，可以作为治疗时的参考。

精神疗法主要用于情志疾病。情志生于五脏，五脏之间存在生克关系，所以情志之间也存在这种关系。由于在生理上人的情志变化有相互抑制作用，在病理上与五脏有密切关系，故可以利用情志的相互制约关系来达到治疗的目的。如"怒伤肝，悲胜怒"，"喜伤心，恐胜喜"，"思伤脾，怒胜思"，"忧伤肺，喜胜忧"，"恐伤肾，思胜恐"等等。

由此可见，临床上根据五行生克规律来进行治疗具有一定的实用价值。但是，并非所有的疾病都可生搬硬套五行生克规律来治疗。因而治疗疾病时，应从实际出发，根据具体病情进行辨证论治,切忌刻舟求剑,贻误病情。

阴阳学说和五行学说,皆是我国古代哲学理论,它们被古代医家接受并引进到中医学领域,为构建中医学理论体系发挥了重大作用。它们作为中医学的论理方法,用以解释人体生理、病理,并指导临床诊断和治疗。无论过去还是现在,都证明有一定的价值,也基本符合唯物论和辩证法精神。

阴阳学说和五行学说是两种不同的学说,有着各自的研究领域和应用范围。在中医学的应用中,也是以各自的属性及其相互联系法则,对人体的生理、病理现象进行概括和阐释的。

阴阳学说是朴素的对立统一理论,力图以阴阳的对立制约、互根互用、消长、转化与动态平衡等,来表达宇宙间的对立统一法则,阐明事物和现象的运动变化、生成消亡的原因和运动的最基本形式。用以解释人体,把人体看成是由各种对立的组织结构、功能活动所组成的统一体,人的生命活动和生理功能都是阴阳的对立制约、互根互用以及在此基础上的消长、转化而取得协调平衡的结果。如果阴阳双方的协调平衡被破坏,就标志着人体处于疾病状态。

五行学说主要揭示和证明宇宙万物都有统一的结构模式和联系控制法则,以此来解释宇宙间事物在发生发展过程中的相互联系和协调平衡。用以解释人体,就把人体各个脏腑、器官、组织用相生、相克的联系控制而组合成一个统一的整体。五行学说具有原始系统论与控制论的性质。

阴阳学说和五行学说在理论上又有许多重要的相同点。它们都以气作为理论基础,认为物质的气是宇宙的始基。它们都着重从运动方面、联系方面和整体方面来研究和把握客体,强调协调平衡,认为系统整体具有自我调节和维持动态平衡的能力。这些共同点,使阴阳学说与五行学说能够结合起来,互相补充,相互渗透,相辅相成。它们作为方法论在医学领域中加以综合运用,对阐明人体复杂的生理活动和病理变化具有一定的实用价值。

但是,又必须指出,五行学说受到历史条件的限制,不可能完备和精确地反映事物联系的法则。在中医学中的应用是采用直接比附概括的方法进而推演络绎而成,没有经过严密的科学的论证,因而常常把或然性当作必然性,以偏概全、牵强附会的地方是在所难免的。尽管古代医家在长期的医疗实践中对原来的五行学说中的相互关系作了一些改进,但没有从根本上脱离比附概括和机械循环论的影响。因此用它来解释人体脏腑的生理与病理,疾病的诊断与治疗等问题时,虽然有符合客观实际的一面,但也存在着相当的片面性。五行学说尚不能对人体复杂的生理、病理作出完全令人满意的解释。因此,在运用这一学说时,切忌生搬硬套。

我们应以辩证唯物主义和历史唯物主义的态度,批判地继承阴阳五行学说中的合理内核,取其精华,去其糟粕,给以科学的总结。由于中医学的阴阳五行学说中有朴素的唯物主义和丰富的辩证法思想,它能在一定程度上说明人体的生理病理并指导临床实践,而且古代医家还借用这一学说来阐述自己的论点和归纳自己的经验,这其中就包含着对中医学的许多可贵的认识和丰富的实践经验在内,所以我们在对待中医学的阴阳五行学说时,便不能不持十分慎重的态度,绝不可把阴阳五行学说中的某些不够科学的地方与中医学用阴阳五行学说所归纳出的许多宝贵的理论和经验混为一谈。另一方面,我们在研究人体的生命活动、生理功能和病理变化时，又决不能仅仅停留在阴阳五行的抽象概念和公式化的推理上，必须从实际出发，认真研究各种生理功能和病理变化的内部机制，揭示出它的本质。只有这样，才能更实际、更具体地继承和发扬中医药学，为人类的健康作出新的更大的贡献。

第三章 藏 象

　　"藏象"一词，首见于《素问·六节藏象论》。所谓"藏"，系指隐藏于躯体之内的具有一定形态组织的脏腑器官，即内脏。《黄帝内经》中曾明确而统一地将人体内脏区分为五脏、六腑和奇恒之腑三大类：心、肺、脾、肝、肾合称为五脏；胆、胃、小肠、大肠、膀胱、三焦合称为六腑；脑、髓、骨、脉、胆、女子胞名曰奇恒之腑。所谓"象"，其义有二：一是指内脏的解剖形态；二是指内脏的生理功能、病理变化反映于外的现象，即生命活动的现象。"藏"是"象"的内在本质，"象"是"藏"的外在反映，二者结合起来就称为"藏象"。因而，中医学的"藏象"，是对人体内脏的形态结构、生理功能、病理变化及其表现于外的生命现象的高度概括。

　　藏象学说，是系统研究人体以五脏为中心的脏腑身形的形态结构、生理功能、病理变化及其相互关系，以及脏腑与自然界关系的理论体系。它是中医学理论体系的核心内容。

　　藏象学说的形成，以《黄帝内经》问世为标志。一般认为，以下四方面为其形成奠定了坚实的基础：一是古代的解剖知识，在形态学方面奠定了基础。二是长时期以来对人体生理、病理现象的活体观察。将活体生命现象作为认识内脏功能的依据，从象识脏，从而形成藏象学说中的独特认识。三是反复的医疗实践活动，为其形成奠定了实践基础。四是古代的唯物论和辩证法对中医学的渗透与影响，为其奠定了哲学基础。例如：古代哲学中的气一元论、阴阳五行学说等与中医学的理论和实践相结合，形成了中医学的科学观与方法论，并用以构筑藏象学说的理论框架，说明人体生命活动的现象、过程、特点和规律等等。

　　藏象学说是以经络为联络通路，以精气血津液为物质基础，以形神活动为根本。概括来说，其内容主要包括以下两个方面：其一是脏腑的形态结构、生理功能、生理特性及其病理变化。其内容特点是详于脏而略于腑，详于功能而略于解剖。其二是系统阐释以五脏为中心的整体联系。

　　藏象学说的特点，主要体现为以五脏为中心的整体观。这种整体观念以下述三级联系为主要特征：一是脏腑的整体联系。如五脏之间、六腑之间、奇恒之腑之间功能上的密切配合，脏与腑的表里关系，奇恒之腑藏蓄阴精，其精气源于五脏，其功能从属于五脏等，均是脏腑整体联系的具体体现。二是人身的整体联系。如藏象学说中运用五行学说来构筑其理论框架，以五脏为中心，分别与五腑、五体、五华、官窍、五液、五神、五志等相联系，从而构成五脏功能结构系统。所以说，藏象又是对人身整体机能的分类概括。三是天人一体，即人体与自然界是一个统一的整体。如五脏与五时相应，五味归五脏各有宜忌等，即是人体与自然界通应联系的具体体现。

　　由于藏象学说形成的基础不同，因而其基本概念往往有着特定的涵义，其内容与结构体系也有着鲜明的特点。如其中的脏、腑就不单纯是一个解剖学概念，更重要的则是概括了人体某一系统的生理、病理学的特定概念，因而不能将其与现代医学的同名脏器等同看待，这是应当注意的。

第一节 脏腑的生理功能与特性

一、五脏的生理功能与特性

五脏共同的生理功能是化生和贮藏精气，以及藏神、主志。五脏所藏的精气是人体生命活动的物质基础，是促进人体生长发育、生殖繁衍与维持生命活动的源泉。五脏分别藏五神，主五志，概括了人的精神意识思维活动，人体的生命活动现象也是五脏功能的反映。五脏在脏腑中居于主导地位，六腑、奇恒之腑的功能均隶属于五脏，所以说五脏是人体生命活动的根本。

五脏的生理功能各有专司，各脏的生理功能之间又是互相联系、协调配合的。其中，心的生理功能又起着主宰的作用。

五脏的生理特性是五脏生理功能的抽象和概括，主要体现在三个方面：其一是运用阴阳五行学说来概括说明其生理特性；其二是以脏腑的气机升降出入特点来概括说明；其三是基于对五脏生理功能的认识和对五脏病变的医疗实践经验的总结，以"苦"、"欲"（或"喜"、"恶"）来说明其脏性。

五脏的生理功能与生理特性，既有区别，又紧密联系。在临床运用上，五脏的生理功能与特性，常常结合起来，用以说明其病理特点，对五脏病证诊察、治疗以及方药等的运用均有着重要的指导意义。

（一）心

1. 心的主要生理功能

心居于胸腔之中，膈膜之上。心脏呈尖圆形，形如倒垂的未开莲蕊，色红，中有孔窍，有心包络围护于外。

心的主要生理功能，一是心主血，二是心藏神，主喜。心与小肠为表里，心合脉，其华在面，开窍于舌，其液为汗，其应在虚里，外与夏天之气相应等，从而构成一个整体联系的心系统。

（1）心主血：心主血，包涵有两方面的意义：其一是心行血，系指心气维持心脏的正常搏动，推动血液在脉内循环运行以营养濡润周身的功能。其二是"心生血"（《素问·阴阳应象大论》），系指心火将水谷精微等物质"化赤"生血的功能。

心与脉在结构上直接通联，血行脉中。心、脉与血液构成一个相对独立的密闭系统。心气是推动血行脉中的基本动力，心脏搏动是心气的主要运动形式。心气充沛，则可维持正常的心搏、心力、心律与心率，推动血液在脉管中正常循行。所以说，心脏是人体血液循行的枢纽。

血的生成主要源于饮食物。经脾胃功能等消化吸收的水谷精微，通过脾气的升清与散精作用，上归于肺脉，经心阳"化赤"而为血。故血液的生成，中医学认为还与心的功能有关。亦如《血证论·阴阳水火气血论》所说："火者，心之所主，化生血液，以濡周身。"

心主血的生理功能有二：一是心行血以输送营养物质。心气推动血液在脉管中不断地循行，血液作为载体运载水谷精微、清气等供养全身，使五脏六腑、四肢百骸、肌肉皮毛等都能获得充分的营养，藉以维持其正常的生理功能活动。二是心生血使血液不断地得到补充，从而发挥血液的营养濡润作用。并且血液的充盈也是血液正常循行的前提条件。

心主血的功能状态，常可通过心脏搏动、脉象、面部色泽等的表现而反映出来。例如：心气充沛，血液充盈，则心脏之搏动不疾不徐，均匀有序，脉象表现出节律均匀，和缓有力，面色红润光泽。如果心主血功能异常，心气虚行血无力或心血虚可致血脉空虚，表现出心悸、面色苍白无华或萎黄不泽，脉细或弱等；心气虚行血无力还可致心脉瘀阻，常可出现心悸、心前区憋闷或刺痛、面色灰暗、唇青舌紫、脉涩或脉来间歇等。

(2) 心藏神，主喜：所谓心藏神，是指心具有主宰人体脏腑组织器官的功能活动和人体精神意识思维活动的功能。心血充盈，血养心，心生神。血液是心神活动的主要物质基础，因而，心藏神只有通过心主血脉的功能才能得以实现。

心藏神的生理功能有二：其一，体现为心的"任物"作用。《灵枢·本神》说："所以任物者谓之心。"即是说通过人体的感觉器官，心接受客观外界的信息，产生精神意识思维活动，并作出及时的判断与反应。其二，体现为心神对脏腑身形功能活动的统一协调作用。人体全身的各个组织器官，各有其不同的生理功能，但均须在心神的调节和主宰下，分工协作，才能完成整体的生命活动。所以说"心为一身之主，脏腑百骸皆听命于心，故为君主之官。心藏神，故曰神明出焉"（《素问·灵兰秘典论·吴注》）。

心藏神的生理功能正常，则表现为精神振奋、意识清楚、思维敏捷、反应灵敏。反之，若心不藏神，就会出现精神意识思维活动异常的表现，如失眠多梦、神志不宁、谵语、狂乱；或精神萎顿、反应迟钝、昏迷不省人事等。还可以影响到其他脏腑组织的功能活动，甚而危及整个生命。

心主喜，是说喜志是心的机能表现形式之一，心对喜志活动的产生与变化具有调节和控制的作用。一般说来，喜志活动是人受到外界客观事物刺激后所产生的积极的情感情绪反应，由于程度不同可表现为满意、愉悦的心境，快乐的情感，以及狂喜的表现等。

心藏神的功能正常，能使人常保持良好的心境、快乐的情感。适度的喜志活动，能缓和紧张的情绪，使人"气和志达，营卫通利"（《素问·举痛论》），使人正气充旺，健康少病。反之，若心主神志功能异常，太过则可使人喜笑不休，耗损心气，渐至神气涣散、神不守舍，从而出现精神不能集中，甚至失神狂乱等症；心主神志的功能不及，则使人易悲，对外来的非良性刺激的耐受性下降，而易于产生悲忧的情绪变化，说明喜志活动亦可影响心神。

精神意识思维活动是人脑对外界客观事物的反映，属于脑的生理功能。这种认识在中医学中也有过明确的论述。但是，藏象学说从整体观念出发，认为人的一切精神、意识、思维活动都是五脏功能的反映，并将神分为五而从属于五脏："心藏神，肺藏魄，肝藏魂，脾藏意，肾藏志"（《素问·宣明五气》）。虽五脏各有所属，但主要还是归属于"心藏神"。这种认识，是由藏象学说的特点所决定的。因而，藏象学说中的"心"，既在一定程度上具有解剖学中心脏的某些内涵，又是一个有密切联系的生理学、病理学概念。又如《医学入门·脏腑总论》中"血肉之心"与"神明之心"的提法，也在一定程度上蕴含着这一认识。中医藏象学说对心的概念及其理论的运用，长期以来一直指导着中医的临床实践，并被证明具有重要的科学价值。

2．心的生理特性

（1）心为阳脏而恶热：心居膈上阳位，在五行属火，为阳中之太阳，故为阳脏。心之阳气的生理作用，除"化赤"生血及行血外，对人身还具有温养的作用。诸凡脾胃之运化腐熟水谷，肾中精气之蒸腾气化，以及汗液调节等，无不与心阳的作用有关。因而，与肾为"水之主"对举，前人称心为人身"火之源"。心阳的生理作用反映了心为阳脏的生理特性。

夏季主火，暑为夏令主气。心气通于夏，心阳在夏季得时气之助而最旺。因而，心对暑邪、火热邪气有着特殊的易感受性，有"暑易伤心"、"火热易扰心神"之说。心的这种脏性，《素问·宣明五气》概括为"心恶热"。

（2）心火主降：以脏腑气机言，在上者宜降，在下者宜升。心居膈上，心火必须下降于肾，以资温肾，则肾水不寒。如果心阳虚衰，不能下降以温肾水，就可致水寒不化；若心火不降反升，可致心火上炎，从而出现心火亢盛的种种病症。

（3）心欲软而苦缓："欲"与"苦"，指脏气之"所好"与"所恶"而言。心欲软，是指心神活动以和调、宁静、收敛为顺的生理特性。若心神躁越、散逸，则违其脏性。躁扰不宁，言行越于常度，常是火盛心神被扰的表现，故说"诸躁狂越，皆属于火"（《素问·至真要大论》）。心苦缓，是说神气涣散、神不守舍为心之脏性之所恶。吴崑注语指出："缓则心气散逸，自伤其神矣。"常可出现懈怠、注意力不能集中、心悸，甚则狂乱等症。

【附】 心包络

心包络，简称心包，又可称"膻中"。关于心包络的部位与形态，目前多数认为心包络是包裹于心脏外面的包膜。

心包络的生理功能：一是具有保护心脏的作用。前人认为，外邪侵犯于心，首先是心包络受病，心包络在病理上具有"代心受邪"的特点。因而在温病学中，将外感热病中出现的高热神昏谵语等心神病变称之为"热入心包"，并沿用至今。二是具有通行气血、营养心脏的功能。由于手厥阴心包经"出属心包络"，手少阳三焦经"散络心包"，手厥阴之别络循经上系于心，包络心系，并有孙络遍布心包，这样，运行于经脉中的气血，可以通过别络、孙络渗灌弥散，从而起到濡养心脏的作用。

（二）肺

1．肺的主要生理功能

肺位于胸腔之中，膈膜之上，上连气道，以喉为门户。肺在五脏六腑中位置最高，覆盖着其他脏腑，故有"华盖"之称。肺脏为白色分叶状、质地疏松含气的器官。

肺的主要生理功能为：肺主气，司呼吸；肺主音声；肺朝百脉，助心行血；肺主通调水道；肺藏魄，主悲（忧）。肺与大肠为表里，肺合皮，其华在毛，开窍于鼻，其液为涕，其应在胸膺，外与秋天之气相应等，从而构成一个整体联系的肺系统。

（1）肺主气，司呼吸：气是构成人体和维持人体生命活动的最基本物质。肺主气，是对肺主呼吸之气和一身之气的概括。肺司呼吸，是说肺具有主司人体呼吸运动的功能。

肺主呼吸之气，是指肺为主司呼吸运动的器官，肺具有实现体内外气体交换的生理功能。肺气充沛畅达，推动肺脏与胸廓的扩张和收缩，以肺系为通道，不断地吸入自然界中的清气，呼出体内的浊气，并带走部分水液，从而完成人体与自然界进行气体交换的生理过程。肺主呼吸之气的生理作用：一是排出体内的浊气，清除体内的部分废物；二是吸入自然界中的清气，不断地提供人体内气的生成来源，以保证人体组织对氧的需要。正是由于肺不断地呼浊吸清，吐故纳新，从而保证了人体新陈代谢的正常进行。

肺司呼吸的功能正常，则表现为胸廓有节律的扩张与收缩运动，呼吸调匀，气道通畅。呼吸运动的频率成人每分钟在 14 次至 18 次左右。若肺气虚弱，或病邪犯肺影响肺的呼吸功能，则可出现胸闷、咳嗽喘促、呼吸不利或呼吸气少等症状。

肺主一身之气，是指肺具有主持和调节全身脏腑经络之气的作用。它主要体现在两个方面：一是直接影响到气的生成。清气是体内气的主要来源之一，而自然界中的清气是通过肺的呼吸运动而吸入的。因而肺的呼吸功能正常与否直接影响到气的生成，特别是宗气的生成。宗气走息道以行呼吸，贯心肺之脉而行气血，故起到主持和调节一身之气的作用。二是对全身气机的调节作用。肺的呼吸运动，体现为气的升降出入运动过程。肺有节律地呼浊吸清，肺气的宣发肃降，对各脏腑经络之气的运动变化起着重要的促进与调节作用。

肺主呼吸之气与肺主一身之气互相联系，两者实际上均隶属于肺的呼吸功能。如果肺的呼吸功能异常，就会导致宗气及全身之气的虚衰，或者出现全身脏腑、经络气机失调的种种病理变化。若肺的呼吸功能丧失，清气不能吸入，浊气不能排出，则全身气机之升降息、出入废，人的生命亦告终结。

（2）肺主音声：音声，指声音的产生及言语活动而言。肺主音声，是说声音的产生和言语活动主要与肺的生理功能有关。声音的产生、言语活动是一个复杂的多方面的活动过程。胸腔、肺脏的扩张与收缩，肋骨与横膈膜的运动，产生气流，气流在呼出或吸入时（声音一般在气流呼出时发生），在息道通过声门时（声门，《难经》称为"吸门"），冲出声带（《灵枢·忧恚无言》的"会厌"，按张介宾注指"喉间之薄膜也"，即声带），发生振动，产生声音，经过口腔、咽腔和鼻腔的共鸣作用而被增强，通过舌、唇、齿的活动形成种种语音特色，在心神作用下，形成人们运用语言材料和语言规则进行交际活动的过程，即言语活动。在这里，中医学认为，肺主气，声由气发，喉合声门，连于气道，为呼吸之气出入的门户，为音声之枢，喉的通气发音功能与肺的生理功能密切相关，故又有"喉为肺窍"、"喉为肺之门户"之说。

所以，声音的产生及言语活动主要是肺气和肺的功能的体现。肺气充足，宗气旺盛，则声音洪亮，言语清晰；肺气虚衰，宗气不足，则声音低微，言语不清。在临床上，如外感风寒束肺，肺气不利，累及声带，则可出现声嘶或失音。客邪壅肺者，证多属实，古人称为"金实不鸣"。肺气虚弱，或气阴不足，喉失所养而声音低微或失音者，证多属虚，古人称为"金破不鸣"。

（3）肺朝百脉，助心行血：肺朝百脉，助心行血，是指全身的血液都要通过经脉上奉而会合于肺，由肺的呼吸运动进行气体交换后再输布于全身；肺气的推动和调节具有协助心脏主持血液循行的功能。

由于肺主气，司呼吸，通过肺的呼吸运动吸入清气，生成宗气，宗气具有贯心肺之脉而行气血的作用。肺主一身之气，对全身气机具有重要的调节作用，气机调畅则有助于血液的运行。血的运行，依赖于气的推动，随着气的升降而运行于全身，所以说肺能协调心脏主持血液的循行。肺助心行血的作用，既与肺主气、司呼吸的功能有关，也说明了肺与心在生理病理上的密切联系。如果肺气虚衰，不能助心行血，就会累及心主血脉的生理功能，而致血行障碍，表现出胸闷心悸、唇舌青紫等症状。

（4）肺主通调水道：水道，是水液在人体运行的道路。肺通调水道的功能，是指肺气对人体水液的输布与排泄具有疏通和调节的作用。

一般认为，肺的通调水道主要是通过肺气的宣发与肃降作用来实现的。人体内的水液，主要源于水谷，经过脾、胃、小肠等脏腑的功能活动，上归于肺，再由肺气的宣发、肃降，从而起到疏通与调节的作用。通过肺气的宣发作用，使水液、卫气等一起渗透布散到全身脏腑组织及体表，发挥其"熏肤、充身、泽毛"的生理作用，前人形象地喻之为"若雾露之溉"。并通过卫气的主司开合腠理，将代谢后的津液化而为汗，经汗孔排泄于体外。并将部分剩余水分及废物，通过呼吸运动中的呼出浊气而带走。通过肺气的肃降作用，使水液不断地经三焦下行布散，发挥其濡养作用，并下行输送至肾与膀胱，再经肾与膀胱的气化作用，生成尿液并排出于体外。由此可见，肺在人体的水液代谢过程中起着十分重要的作用。肺气的这种疏通与调节水液的输布与排泄的功能又称为"肺主行水"。由于肺为华盖之脏，其位最高，参与调节体内的水液代谢，因而又有"肺为水之上源"的提法。

在临床上，如果肺气的宣发肃降功能失常，不但可出现肺气上逆之咳喘，且常影响及通调水道的功能，可出现多汗或无汗，多尿或小便不利等病症；或致体内的水液停聚而生痰、成饮；或水泛肌肤而为水肿等。某些水肿病可从肺论治，就是在这种理论原则指导下进行的。

（5）肺藏魄，主悲（忧）：魄，是人生命之神的一部分，是神活动的一种表现形式，主要是指人身固有的本能动作和肌肤的感觉功能。正如张介宾所说："魄之为用，能动能作，痛痒由之而觉也。"（《类经·藏象类》）肺藏魄，是说人身固有的本能动作和肌肤的感觉功能与肺密切相关。

《灵枢·本神》说："肺藏气，气舍魄。"肺主气，气是魄的功能活动的物质基础。肺合皮毛，通过肺气的宣发，不断布散津液、卫气等"熏肤、充身、泽毛"，使机体营卫通利，皮肤腠理致密。另一方面，肺司呼吸，生成宗气。宗气的盛衰可影响到人体的多种功能，周学海说："宗气者，动气也。凡呼吸、言语、声音，以及肢体运动，筋力强弱者，宗气之功用也。"（《读医随笔·气血精神论》）所以说魄与肺密切相关。在生理情况下，魄的功能常常表现为肢体的动作协调，肌肤对冷热痛痒的感觉灵敏，初生儿的耳目心识、手足运动、啼呼为声，在发育过程中功能与表现正常等。如果肺气虚衰，肺的功能异常，可以出现魄力不足，倦怠乏力，或感觉迟钝，味觉缺乏，如果伤魄可致意识丧失，出现狂证。

肺主悲（忧），是说悲忧情志是肺的功能活动对外界刺激所产生的一种消极的情感情绪反应。由于"忧动于心则肺应"，虽以心为主，但在生理、病理上均与肺相关，按五志分属于五脏言，故悲（忧）为肺之志。

悲忧情志以肺气为物质基础。人在肺气虚心气虚时，对外来的非良性刺激的耐受性往往降低，而易于产生悲伤、忧愁的心境。《素问·宣明五气》说：精气"并于肺则悲"。说明肺之精气偏颇，可出现情志异常。还需强调的是，过度的悲忧，又可以耗伤肺气，表现为胸闷不舒、叹息、精神萎靡、意志消沉、少气懒言、倦怠乏力等症，故说"悲则气消"（《素问·举痛论》）。

《素问·灵兰秘典论》说："肺者，相傅之官，治节出焉。""治节"即治理和调节。肺主治节，是说人体各脏腑之所以能依照一定的规律活动，有赖于肺有节律地呼吸，以助心行血来治理与调节。肺主治节的作用，主要体现在肺主气、司呼吸、主音声、肺朝百脉等方面。因此，肺主治节，实际上是对肺的主要生理功能的高度概括。

肺主气、司呼吸，肺主音声，肺朝百脉、助心行血，肺主通调水道，肺藏魄、主悲忧等功能之间也是相互联系的，均取决于肺的呼吸功能，均与肺气的宣发与肃降作用密切相关。

2. 肺的生理特性

（1）肺为娇脏，不耐寒热：主要是指肺脏对于许多病邪和疾病具有易感受性、易发生性而言。这主要是从肺的解剖形态特点和生理、病理特点等综合概括而来。

肺叶白莹，虚如蜂窠，为清虚之体；肺开窍于鼻，通过肺系与外界相通，又外合皮毛。因而，肺的生理功能易于受到外界环境的影响。例如：六淫、疫疬等外感病邪多自口鼻、皮毛而入，内传于肺，形成种种病理变化。所谓"形寒寒饮则伤肺"，"燥易伤肺"，"温邪上受，首先犯肺"，"风性轻扬，易袭阳位"，均从不同角度说明了肺对外邪侵袭的易感受性。由于百脉朝肺，肺与脏腑气血在功能上联系密切，因而，其他脏腑或气血的病变，也易波及于肺，增加了肺对某些疾患的易发生性。如《素问·咳论》所说："五脏六腑皆令人咳，非独肺也。"说明其他脏腑受病可累及于肺而发生咳嗽等病症。

脏腑功能失调影响人体水液代谢，易于形成痰饮等病理产物，痰浊阻肺或饮停胸胁，均可累及于肺而产生咳喘诸疾，故有"肺为贮痰之器"之说。由于肺具有以上特点，故《临证指南医案》说：肺"又为娇脏，不耐邪侵"。

（2）肺宜宣降协调：性主乎降，指肺主肃降，体现为肺气的向下通降、收敛和使呼吸道保持洁净的作用。这种生理作用具体体现在以下四方面：一是通过肺的呼吸运动吸入自然界的清气；二是将吸入之清气与由脾转输归肺之水谷精微下行布散；三是以咳嗽这种保护性反射作用肃清肺及呼吸道的过多分泌物等，使其保持洁净；四是收敛肺之精气。《素问·藏气法时论》说："肺欲收"，"肺苦气上逆"。若肺失肃降，则易致肺气上逆，从而出现胸闷咳喘、气急痰鸣或呼吸短促表浅等病症。性宜乎宣，指肺主宣发，体现为肺气向上的升宣和向外周的布散作用。这种生理作用具体体现在以下方面：一是排出体内的浊气。体内新陈代谢过程中所产生的浊气，通过血脉运载上朝于肺，在肺吐故纳新，通过肺气的宣发作用将浊气呼出体外。二是通过血脉中气血运行，将脾转输的水谷精微、津液上行布散于头面，外达体表，以濡养肌腠皮毛。三是通过宣发卫气，调节腠理之开阖，一方面发挥卫气卫表抗邪、温养机体的作用，另一方面调控人体汗液的排泄，从而维持机体相对恒定的体温和调控人体的水液代谢。若肺失宣发，就会导致肺气郁滞，卫气郁遏或卫外不固，以及息道不利的种种病理变化。

肺气的宣发与肃降，在生理上存在着互根互制、相反相成的关系，因而肺之脏性贵在宣降协调。因而，在临床上，肺气不宣或肺降不及、肺气上逆常互为影响，或相兼互见。

（三）脾

1．脾的主要生理功能

脾位于腹腔。在形态学方面，中医文献亦有记述，但一般认为，藏象学说之"脾"，包括了现代医学中的脾及胰腺。但是，藏象学说中对脾的生理功能的表述，与现代生理学中脾与胰腺的生理功能却又有着较大的不同。

脾的主要生理功能为：脾主运化，脾主生血、统血，脾藏意、主思。脾与胃为表里，脾主肌肉、四肢，其华在唇，开窍于口，其液为涎，其外应部位在大腹，外与长夏之气相应等，从而构成一个整体联系的脾系统。

（1）脾主运化：脾主运化，是脾主运化水谷精微和脾主运化水液两方面功能的概括。

①脾主运化水谷精微：是指脾具有消化饮食物，吸收水谷精微（水谷精微，系指饮食物中的营养物质，又称为水谷精气、谷气等），以及对水谷精微转输与散精的作用。

对饮食物的消化，主要是在胃与小肠中进行的。在胃与小肠等的生理功能配合下，脾气参与对饮食物的消化，并吸收水谷精微。《素问·经脉别论》说："食气入胃，散精于肝……浊气归心，淫精于脉。""饮入于胃，游溢精气，上输于脾，脾气散精，上归于肺。"说明饮食物中营养物质的吸收和输送，依赖于脾的转输和散精功能。另外，小肠"泌别清浊"之"清"，亦指水谷精微，由"脾气化而上升"。"脾气散精，上归于肺"，"浊气归心，淫精于脉"后，再通过上焦心肺的功能作用而布散全身发挥其营养作用。同时，脾之转输还包含这样一种生理过程：饮食物进入胃后，经胃的"腐熟"，其中的水谷精微，必通过脾，由足太阴脾经行气于三阴经，由足阳明胃经行气于三阳经。说明水谷精微只有通过脾的运化功能才能得以吸收，并布散至全身。亦即《内经》所说："脾主为胃行其津液者也。"（《素问·厥论》）

脾主运化的功能正常，称为脾气健运。脾气健运，则机体对饮食物进行消化并吸收营养物质的功能正常，水谷中的营养物质就能够得到充分的吸收与利用。这样，就使全身的脏腑组织得到充分的营养物质，以维持其正常的生理功能活动，促进人体的生长发育。由于水谷精微充盛，就为化生精、气、血、津液等提供了物质基础。正因为这样，脾胃的功能状态与机体正气的旺盛也密切相关，为了强调脾（胃）功能对整个人体生命活动的重要性，故称脾胃为"后天之本"，为"气血生化之源"。脾的运化功能减退，称脾失健运。脾失健运，则机体消化饮食物，吸收、转输水谷精微的功能减退，常易出现食欲不振而纳差，以及腹胀、便溏等症。脾虚失运日久可致气血不足，出现倦怠乏力、面白无华或萎黄、形体消瘦等病症。

②脾主运化水液：是指脾具有调节人体水液代谢，对体内水液能吸收、转输和布散的作用。

脾在运化水谷精微的同时，能够将水谷精微中所包含的水液吸收，并通过脾气的升清作用上归于肺，通过肺的宣发与肃降作用布散到全身脏腑组织之中，从而起到津液的滋润和濡养作用。由于脾的运化水液功能参与促进和调节人体的水液代谢平衡，因而可以防止体内的水液潴留为患。如果脾失健运，运化水液的功能失常，就易致体内的水液停聚，形成内湿、痰饮等病理产物，或出现小便不利、水肿、濡泄、妇女白带不止等病症。所以《素问·至真要大论》说："诸湿肿满，皆属于脾。"脾运化水液的功能减退，也是脾虚生湿、脾为生痰之源、脾虚水肿、脾虚带下的发生机理。

（2）脾主生血、统血：脾主生血，是指脾有化生血液的功能。水谷精微是血液生成的主要物质基础，因此，脾化生血液的功能与脾主运化水谷精微的生理功能密切相关。脾（胃）化生的水谷精微，经脾的散精、升清作用，上输于肺与肺脉，与肺在呼吸运动中吸入的清气相合，通过心肺的气化作用，注之于脉，化而为血。同时，水谷精微化生的营气与津液也是血液的重要组成部分，故说脾主生血。脾气健运，水谷精微等充盛，则血液充旺。若脾失健运，则化生血液的物质来源匮乏，则血液亏虚，往往出现头晕眼花，面、唇、舌、爪甲浅淡，或面色萎黄等血虚征象。

脾主统血，是指脾具有统摄血液，使血液在经脉中流行而不逸出脉外的生理功能。脾统血的主要机理在于气的固摄作用。脾运化水谷精微的功能旺盛，则气血生化有源。气为血之帅，气旺则摄血，血液就能够在经脉中正常流行，不会逸出脉外而发生出血现象。反之，若脾虚失运，气血虚衰，气虚不能统摄血液，血不归经，可导致种种出血病症，其病机习称为脾不统血。由于脾主肌肉，脾气主升，因而在习惯上又多以气虚不能摄血的肌衄以及下部出血病症，如皮下出血、尿血、便血、崩漏等，多为脾不统血的病理表现。

（3）脾藏意，主思：意，也是精神活动的一种表现形式，主要是指在心神主持下对以往事物的回想、记忆和意识活动。思，指思考、思虑等思维活动。意与思，同脾的生理、病理密切相关，按五神、五志分属于五脏而言，故说脾藏意，主思。

"脾藏营，营舍意"（《灵枢·本神》）。脾藏意的功能活动正常，全赖于脾气健旺，营血充盛。如果忧愁不解，脾气结滞，就可以影响到意的活动，出现胸腹烦乱、苦闷、健忘、手足无力等症。

为了实现某种志愿而反复研究、思考，谓之思。脾气健运，化生水谷精微及生成的气血是思维活动的物质基础，所以思与脾密切相关。脾失健运，气血不足，可致思维功能减退；反之，思虑过度，或所思久欲不遂，又易致气滞中焦，累及脾胃的运化功能，从而出现纳谷不馨、腹胀食少等病症。

脾的三项主要生理功能之间联系密切，脾之生血、统血功能，取决于脾主运化的功能状态，脾气健运，则血液生化有源，气能摄血。意与思的精神思维活动，亦以精气、营血为物质基础，同样与脾之运化功能密切相关。因而，从此角度言，人们又将脾之生血、统血、藏意、主思视为脾主运化的衍生功能。

2．脾的生理特性

（1）脾气主升，脾宜升则健：脾气主升，主要是对脾的"升清"作用的概括，它强调了脾气的气机特点。脾气主升，则脾的功能健旺。

脾主升清之"清"，系指水谷精微等营养物质。胃中的饮食物及小肠中的食糜，通过脾、胃、小肠的功能活动，予以消化、吸收，吸收的水谷精微、津液等，必须依赖于脾气主升的作用，上归于肺与肺脉，并通过心肺气化作用化生气血上输头目，内至脏腑，外达肌肤四肢，营养全身。只有脾之升清作用正常，才能转输水谷精微和气血以养脏腑、肌肉，脏腑之气旺，肌肉组织健壮结实，有助于维系脏腑组织生理位置的相对恒定。如果脾气虚，升清不及或脾气下陷，就会出现眩晕、腹胀、泄泻、带下、内脏（如胃、肾、子宫、直肠）下垂等病症，故说脾宜升则健。

（2）脾喜燥恶湿，得阳始运：脾恶湿（或称"脾苦湿"）之"湿"，主要系指外湿与内湿而言。外湿由于气候潮湿，或淋雨涉水、居处湿地等外界湿邪侵袭人体所致；内湿，指脾虚失运引起水湿痰浊停滞的病理状态。湿乃阴邪，阴胜则阳病，故易困脾阳，使其运化无权，形成纳差、腹胀、便溏、水肿等病症，故说"脾恶湿"。

脾喜燥之"燥"，却非外燥或内燥之义。其涵义，一是说湿去则为燥。无湿邪困脾，则脾气健旺通达，运化得健。"遂其性故欲"，故说"脾喜燥"。二是说脾病多湿证，宜采用芳香温燥之品。由于芳香温燥的药物具有祛除湿邪、醒脾通阳之功效，有助于恢复和促进脾气的运化功能，因而，脾喜燥还包涵有对药性喜恶的涵义。《医方考》言"脾喜甘而恶苦，喜香而恶秽，喜燥而恶湿，喜利而恶滞"，这可说是对脾之脏性的概括和扩充。

脾的生理功能，是脾阳与脾阴相互协调共同作用的结果，然而，脾之运化功能的健旺与否，脾之阳气却起着主导的作用。从临床上看，脾气、脾阳之虚衰对脾之运化的影响亦最为重要。例如临床上常见的病证类型脾虚失运、脾不统血、脾气下陷、脾虚生痰、脾虚水肿、脾虚带下等，也均以脾之阳气虚衰为病理关键。故说"太阴湿土，得阳始运"（《临证指南医案·脾胃》）。张景岳说："脾胃属土，惟火能生，故其本性则常恶寒喜暖，使非真有邪火，则寒凉之物最宜慎用，实所以防其微也。"（《景岳全书》）这种治疗主张也反映了脾以阳气用事、得阳始运的思想。

（四）肝

1．肝的主要生理功能

肝位居腹腔，横膈之下，右胁之下而稍偏左，在中医文献中已有肝的分叶的记载。

肝的主要生理功能为：肝主疏泄，肝主藏血，肝藏魂，主怒。肝与胆为表里，肝主筋，其华在爪，开窍于目，其液为泪，其应在胁，外与春天之气相应等，从而构成一个整体联系的肝系统。

（1）肝主疏泄：肝主疏泄，主要是指肝具有疏通、宣泄，以调畅人体气机的生理功能。"疏泄"，首见于《素问·五常政大论》，朱丹溪则明确提出："司疏泄者，肝也。"（《格致余论·阳有余阴不足论》）后世医家每以调畅、舒展、通泄、发泄、升发、宣散、流通、开展等畅发其义，且均与抑郁、阻滞对举言之。

气机指气的运动。人体脏腑经络、精气血津液、阴阳营卫等，无不赖气机的升降出入而相互联系，以维持其正常的生理活动过程。而肝的疏泄功能，对各脏腑组织等的气机升降出入之间的平衡协调起着重要的调节作用。因而肝主疏泄的生理功能，关系到人体全身的气机调畅。

肝失疏泄，常见太过与不及两种形式：疏泄太过则易致肝之气火上逆，常易出现头目胀痛、面红目赤、急躁易怒等症；疏泄不及，则易致肝气郁滞，出现胸胁、乳房、少腹胀满或胀痛不适等病症。并且影响所及，还会继发产生其他种种病症。

肝主疏泄的生理作用，以调畅气机为中心，主要体现于以下几个方面：

①促进脾胃功能：机体对饮食物的消化吸收与排泄，主要依赖于脾胃的功能活动。但是，肝之疏泄具有重要的促进作用。其机理可以归纳为两个方面：其一是协调脾升胃降。肝之疏泄功能正常，则气机调畅，有利于脾气升清和胃气降浊及其平衡协调。正是由于脾胃功

能与肝主疏泄密切相关，故说"土得木而达"（《素问·宝命全形论》）。反之，如果肝失疏泄，乘脾则易出现眩晕、腹胀、飧泄或便溏诸症；犯胃则易出现呕恶纳减、嗳气脘痞、便秘等症。其二是促进胆汁的分泌和排泄以助消化。注入肠中的胆汁，具有协助脾、胃、小肠消化吸收的功能，而胆汁源于肝之余气，胆汁的分泌与排泄，又主要依赖于肝之疏泄功能。因而，肝失疏泄，气机郁滞，就可影响到胆汁的分泌与排泄，从而出现胁肋胀，脘腹胀满，口苦或呕吐黄绿色苦水，纳食不化，恶油腻食物，或出现黄疸等病症。

②调畅精神情志：正常的精神情志活动，主要归属于心的机能，又有赖于人身气血的正常运行。肝之疏泄功能正常，则气机调畅，气行则血行，气血和调则脏腑功能协调，则神情舒畅，不郁不亢。若肝失疏泄，气机郁结者，可致心情抑郁，多疑善虑，或沉闷不乐，甚则痴呆；气火上逆者，可致急躁易怒，失眠多梦，甚则狂言失志等症。因而，临床医家治疗某些精神情志疾患，每从肝入手，其理论基础即在乎此。

③维持血和津液的正常运行：血液的正常循行，虽以心气为基本动力，亦赖肝之疏泄功能。肝主疏泄，气机调畅，气行则血行和畅。若肝失疏泄，气滞则血瘀，常可出现胸胁刺痛，或形成癥积肿块，或出现经行不畅等。若肝之气火上逆，可致血随气逆，出现呕血、衄血，甚则气厥而猝然僵仆不省人事等。

三焦水道的通调，是人体水液代谢重要的生理机制之一，而三焦水道的通调，以气机调畅为前提，所以，肝之疏泄功能对人体的津液代谢有着重要的调节作用。因而，肝失疏泄，气机失调，三焦水道不利，可致人体的水液代谢障碍，产生痰饮水湿等病理产物，或出现水臌、水肿等病症。

④调节生殖机能：生殖活动的过程虽由肾所主，但又与肝的疏泄调节作用相关。其主要机理在于通盛冲、任二脉。冲、任二脉与足厥阴肝经相通，功能上隶属于肝，与生殖功能密切相关。肝主疏泄，气机调畅，则肝经经气畅盛，任脉通，冲脉盛，月经应时而下，孕育分娩顺利，在男子则媾精排精活动正常。反之，肝失疏泄，就可导致冲任失调，气血失和，在女子出现经、带、胎、产诸疾，在男子可出现阳痿早泄，或阳强、射精不能等病症。

（2）肝主藏血：肝主藏血，主要是指肝具有贮藏血液和调节血量的生理功能。

肝主疏泄是肝贮藏血液和调节血量的主要动力之一。肝对人体各部血量（主要是外周血量）的调节分配，唐·王冰提出是"人动则血运于诸经，人静则血归于肝脏"（《素问·五藏成》王冰注）。在生理情况下，人体各部分的血量是相对恒定的。但是，随着机体活动量的变化，人的情绪变化，以及气候因素的影响等，人体各部的血量亦随之发生变化，并由肝的藏血功能所调节。具体言之，当机体活动剧烈，或情绪激动时，肝就将贮存的血液较多地向外周输布，以供机体各部活动之所需；当人体处于安静休息状态或情绪安定时，由于全身各部的活动量减少，机体外周部分的血液就较多地归藏于肝脏，故肝又有"血海"之称。

肝藏血的生理作用，主要体现于以下几个方面：

①发挥血液的濡润营养作用：肝血充盈，调节血量的功能正常，则头目、肢体、筋膜、冲任二脉、胞宫等得其濡养，从而维持其正常的生理功能活动。反之，若肝无所藏，调节血量的功能失职，就会产生种种病变。如血不养目，则目干涩、视物昏花或夜盲；血不濡筋，则筋脉拘急、肢体麻木；血海空虚，胞宫失养，则出现月经量少，甚或闭经等。

②防止出血的作用：肝血充盈，可以制约肝气、肝阳，勿使过亢，防止其血随气逆而出

血；此外，肝血充盈本身亦可防止出血，即所谓"血足自固"。反之，肝血肝阴不足可致肝气肝阳上亢，而血随气逆出现呕血、吐血、咯血等症；肝藏血不固，可致月经过多，或崩漏等，亦与肝不藏血有关。

③协调肝之阴阳：肝之阴阳，阳常有余，病则易逆易亢，易于化火生风。血属阴，主静。肝能藏血，则本脏得其濡养，可制约肝阳，遂其升发条达之性，从而维持肝的正常疏泄功能，故说肝藏血有利于协调肝之阴阳。

（3）肝藏魂，主怒：魂，是人体心神活动的一部分，其主要病理表现为多梦、梦游、梦呓及幻觉等。魂之活动与肝藏血密切相关，故说肝藏魂。

魂的活动具有两个特点：其一是魂以肝血为物质基础。肝血充盈，则魂寄附于肝血，魂有所舍则不致妄行游离而出现某些心神异常表现，故说"肝藏血，血舍魂"（《灵枢·本神》）。其二是魂随心神活动而往来。在生理情况下，肝主"谋虑"，筹划策略，发挥智谋，与胆相济而主决断，虽逢外界强烈刺激，怒而不过，均可视为魂随心神往来的表现，故说"随神往来者谓之魂"。魂的活动往往在病理情形下表现出来，例如肝不藏血，心肝血虚，可出现惊骇多梦，卧寐不安，或梦游、梦呓、幻觉等，习称为魂不守舍。肝之功能活动变异，某些情志的影响，可致魂的损伤，从而表现为狂妄、迷乱、言行失常或不精明等。《灵枢·本神》说："肝悲哀动中则伤魂，魂伤则狂忘（应为'妄'）不精，不精则不正。"即含此义。

怒是人在情绪亢奋时一种情志活动的反应形式。怒志活动以肝血为基础，与肝之疏泄升发密切相关，按五脏化五气以生五志言，故说肝主怒，怒为肝之志。

肝之疏泄正常，肝血充盈，气血和平，人在接受外界事物的刺激时，表现在情感情绪上比较开朗平静，或怒而不过，节制能力较强。疏泄太过则肝气肝阳亢逆，往往稍受刺激就情绪急躁，易于动怒。暴怒、多怒亦可致伤肝。疏泄不及，则肝气抑郁，表现为郁怒不解，闷闷不乐，意志消沉，悲忧，多疑善虑等。

肝主疏泄、主藏血与肝藏魂、主怒的生理功能之间是密切联系的。例如肝之调节血量实际上是肝之疏泄在促进血行方面作用的体现；肝能藏血，肝血充旺，又可制约肝气肝阳勿使过亢，从而维护肝正常疏泄功能的发挥。同时，魂有所舍，也往往取决于肝血与肝藏血的功能状态，怒志活动也与肝主疏泄、肝藏血的功能在生理、病理上密切相关。

2．肝的生理特性

（1）肝主升发：肝主升发，主要是指肝气以"升散"、"宣发"为主的气机特点。《素问·五运行大论》说："在脏为肝……其政为散，其令宣发。"

肝气的运动特点以升发为顺。升发作用正常，则职司疏泄、调畅气机、促进消化、调畅情志、调节血量等功能正常。若升发不及，则易致肝气郁结；升发太过，则易致肝气上逆，肝火上炎，肝阳上亢，以及肝风内动等病证。故临床上常从行气解郁或清降镇潜立法，以遂其升发之性。

（2）肝喜条达而恶抑郁：条达，指树木枝条曲直伸展旁达的柔和舒展畅达之象，中医学常以此来类比说明肝的生理特性。肝之条达与以下因素相关：肝之疏泄正常才能遂其条达之性；情志舒畅，气血和平，则肝气条达；胆汁的正常贮存与排泄，也有助于肝之疏泄，遂其条达之性。

肝病易郁，气郁每为诸郁病证发生的先导，气郁者治宜辛散，散之则条达。故说"肝欲散，急食辛以散之"（《素问·藏气法时论》）。

（3）肝为刚脏，其气易逆易亢：肝为刚脏，主要是说肝具刚强躁急的生理特性，故称为"将军之官"。这主要是从肝的生理、病理特点和用药经验概括而来。由于肝在临床上的病机特点常体现为肝气、肝阳易于升动，故上逆、上亢、化火、生风尤为常见。常出现头痛目赤、急躁易怒、眩晕、抽搐、角弓反张等病理表现。此外，肝病常不限于本脏，易于上潜、下注、横逆，从而影响其他脏腑组织的功能活动。历代医家治疗肝病有余之证，主张"辛散"、"柔肝"、"缓肝"、"抑肝"、"泻肝"、"镇肝"、"平肝"，以柔润平潜和之。这些用药经验与治疗法则，也佐证了肝为刚脏，其气易逆易亢的生理特性。

（五）肾

1．肾的主要生理功能

肾位于腰部，脊柱两侧，左右各一，外形椭圆弯曲，状如豇豆。

肾的主要功能为：肾藏精，肾主水液，肾主纳气，肾藏志，主恐。肾与膀胱为表里，在体合骨，其华在发，开窍于耳及二阴，在液为唾，其应在腰，外与冬令之气相应等，从而构成一个整体联系的肾系统。

（1）肾藏精：指肾具有封藏精气的作用。

肾所藏之精，有先天与后天之分。先天之精，是禀受于父母的生殖之精。它与生俱来，是构成胚胎的原始物质，在人类繁衍后代、延续种族的生殖活动过程中具有重要的作用。后天之精，一是脾胃化生的水谷精微，二是五脏六腑之精。部分后天之精可以贮藏于肾，在肾中与先天之精密切结合而组成肾精。先天之精的活力资助有利于后天之精的源源化生，后天之精补充滋养先天之精以发挥其正常的生理效应，二者间存在着互根互用的关系。

肾精所化生之气，称为肾气。肾精与肾气亦是互根互用的关系：肾精化生肾气，精亏则气弱；肾气固摄肾精，气虚则精泄。由于肾精与肾气有着不可分离之关系，故常合称为肾中精气。

肾中精气的生理作用，主要体现于以下几个方面：

①促进生殖繁衍：肾在人类的生殖活动过程中具有十分重要的作用。其一体现于以"天癸"的生理效应为重要环节。所谓"天癸"，是肾中精气充盈发展到一定阶段时所产生的一种促进生殖器官发育成熟、促进生殖功能旺盛的精微物质。依据《素问·上古天真论》的观点，男女分别是"二八"、"二七"而"天癸至"，促进冲、任二脉通盛，与男子的"精气溢泻"，女子的"月事以时下"，以及阴阳交媾、形成胚胎等均密切相关。其二是体现于肾精与肾气的生理效应。肾精是形成胚胎的原始物质。在肾气的推动作用下，男女媾精，精气溢泻形成受精卵，分裂发育形成胚胎，产生生命。母血养胎至顺利分娩，肾中精气亦起着重要的作用。在人体生命活动过程中，肾中精气随年龄增长亦由盛而衰，男女分别在"八八"与"七七"年龄阶段发生"天癸竭"，生殖繁衍能力亦由旺而衰乃至丧失。因而，由于肾的病变，或其他病变累及于肾，肾中精气虚衰时，除了影响两性生殖器官的发育外，还会导致性机能的异常，出现种种病症，以及不孕、不育等。

②促进人体生长发育：肾中精气的盛衰决定着人体生长壮老已的自然规律。齿、骨、发的生长状况，以及"有子"与"无子"等，是观察肾中精气盛衰的标志。《素问·上古天真

论》曾对此作过较为系统的描述。它以"八"、"七"作为男女年龄阶段的生理约数。男八岁至二八、女七岁至二七为生长发育期，其生理特点为肾气逐步盛实，表现为齿发长，始生天癸，精气溢泻，月事以时下等；男三八至四八、女三七至四七为壮盛期，其生理特点为肾气充满，表现为"真牙生而长极"，筋骨隆盛劲强，肌肉满壮，"发长极"等；男五八、女五七以上为衰退期，其生理特点为肾气日衰，表现为"面始焦，发鬓颁白"，"发堕，齿槁"，"天癸竭"，"齿发去"，"无子"等。这里表明，以男女的五八、五七年龄阶段言之，在此之前，肾中精气由幼稚而逐步壮盛，人体的生长发育与生理活动也逐步健壮旺盛；在此之后，肾中精气就由盛日趋转衰，人的生理活动日趋减退，形体亦逐步出现衰败征象。

正是由于肾中精气之盛衰决定着人体生长壮老已的生命活动过程，因而，肾中精气不足就会出现种种相应的病理表现。如婴幼儿期可表现为生长发育不良，出现"五迟"（立迟、行迟、齿迟、发迟、语迟）、"五软"（头项软、口软、手软、足软、肌肉软）及"解颅"（囟门迟闭）等症。在青壮年阶段，可出现早衰的征象，如发鬓斑白，发落齿摇，神疲健忘，智力减退，动作迟钝，以及生殖机能低下或性机能障碍等病症。

先天阶段，系指胎儿时期。由于肾主封藏精气，肾精是形成胚胎、产生生命的原初物质，肾中精气能够促进胚胎的形成和胎儿的正常发育，为了强调肾中精气的重要性，故称肾为"先天之本"。

③参与血液的生成：血液的生成，主要源于脾胃化生的水谷精微，又与肾的功能相关。

其参与生血的机理：一是肾中精气可以促进脾胃的运化纳腐功能以化生水谷精微；二是肾精生髓，髓可生血；三是由于肝肾同源，肾精与肝血之间可相互资生转化。

④抗邪抗病作用：肾中精气充旺，则人体对外界环境变化的适应力、抗病力强，卫外固密，邪不易侵，所以说肾中精气具有抵御外邪而使人体免于疾病的作用。

肾中精气是人体正气的重要组成部分。因而在机体罹病之后，若肾中精气不衰，在一定的范围与限度内就能较快地制止邪气的致病作用，较快地修复疾病所造成的病理性损害，从而恢复机体功能的协调平衡，使患病机体早日康复。所以说肾中精气具有一定的抗病作用。

（2）肾主水液：指肾中精气的蒸腾气化，对体内津液的输布与排泄，对津液代谢的平衡，起着主持和调节的作用。

肾主水液的机理，主要体现在以下几个方面：一是升清降浊。被机体脏腑组织利用后的水液，从三焦下行归肾，经肾之气化作用分为清浊两个部分。其清者，复经三焦上升归肺，赖肺之宣降布散周身；其浊者，下输膀胱，化为尿液排出体外。二是司膀胱开合。膀胱之开合是其贮存津液和排泄尿液功能的表现形式，膀胱适时自主地排出尿液，主要依赖于肾的气化功能。肾气的固摄作用与推动作用直接关系到膀胱之开合，故说肾有司膀胱开合的作用。三是推动其他脏腑的功能活动，使其在水液代谢中更好地发挥其生理作用。由于肾阳为一身阳气之根本，能推动、温煦肺、脾、三焦等脏腑的功能活动，使其在通调水道、运化水液、"决渎"行水过程中发挥更大的生理作用。由于肾的气化作用贯穿于水液代谢之始终，居于主导地位，故水液代谢有"以肾为本"的说法。

（3）肾主纳气：是指肾具有摄纳肺所吸入的清气，促进机体内外气体正常交换的作用。

肾主纳气的主要机理，除与经脉功能联系有关外，还主要依赖于肾气的固摄作用。由于肾气的封藏、摄纳，能够协助肺从自然界吸入清气，从而起到防止呼吸表浅的作用。这种认识是古代养生家练功调息的理论基础之一，认为肺所吸入之清气，可在肾气摄纳作用下归于肾中，与肾中之气相合，从而使人体内的气得以更充分地发挥其生理效应。故说"肺为气之主，肾为气之根"（《类证治裁·喘证》）。

因此，若肾中精气不足，摄纳无权，吸入之清气不能下纳，就会形成肾不纳气的病理变化，出现呼吸表浅，呼多吸少，动辄喘甚等病症。

（4）肾藏志，主恐：志，也是人的精神意识思维活动的一部分。"意之所存谓之志"（《灵枢·本神》），"按志者，专意而不移也"（《中西汇通医经精义·五脏藏》）。因而，志主要是指人的记忆能力，以及志向、决心等心神活动。由于志与肾中精气的盛衰密切相关，故说肾藏志。

"肾藏精，精舍志"（《灵枢·本神》）。志以肾中精气为基础。肾中精气充沛，肾精生髓，髓海得养，则志有所舍，人的记忆力就强，志向专一，处事果决。反之，若肾中精气虚衰，则髓减脑衰，志无所舍，则出现脑转耳鸣、记忆力下降，处事不果、谋事不决等病症。

恐，是人对外界事物的刺激所产生的一种畏惧性情感情绪反应。恐志活动亦以肾中精气为基础，按五脏化五气以生五志言，恐为肾之志。

若肾中精气充旺，蛰藏有度，那么人在接受外界刺激时，一般可表现为虽恐不甚，且能自我调节。若肾中精气虚衰，封藏失司，稍遇刺激，就会表现为畏惧不安，甚者惶惶不可终日，眠食俱废。此外，长怀恐惧，或卒恐大恐，亦可伤肾，致肾气不固，出现二便失禁、滑精、骨软痿厥等病症。

肾的各项主要生理功能之间也是互相联系的。例如：肾主水液取决于肾中精气的蒸腾气化作用，肾主纳气实际上是肾气的封藏作用在人体呼吸运动中的体现，志与恐则均以肾中精气为基础，生理、病理上均密切相关。因而，肾的生理功能都可视为肾中精气的生理作用在不同方面的体现，肾藏精的生理功能居于中心地位。

2．肾的生理特性

肾的生理特性主要是肾主封藏，正如《素问·六节藏象论》所说："肾者，主蛰，封藏之本，精之处也。"肾主封藏的特性，主要表现在两个方面：其一是对精气的蛰藏内守。肾精充则化源足，精宜藏而不宜妄泄，宜保养而不宜耗伤。肾本润，精伤则燥，故曰"肾恶燥"（《素问·藏气法时论》）。肾气充则主纳气，能固摄肾精，故肾气宜充而不宜妄耗。其二是藏真阴而寓真阳。肾阴、肾阳是肾中精气在人体生命活动中两种生理效应的不同概括。对人体各脏腑组织起着滋润、濡养作用者为肾阴（又称真阴、元阴、真水、命门之水）；起着推动、温煦作用者为肾阳（又称为真阳、元阳、真火、命门之火）。肾中阴阳相济，协调平衡，是维持人体生命活动正常的保障。肾阴宜封藏而不宜耗泻，命门之火宜潜藏而不宜外露。若肾阴虚损，则机体失濡失养，阴虚生内热；若肾阳虚损，则推动温煦功能减退，阳虚生内寒。在一定条件下，还可阴阳互损形成阴阳两虚病证。在临床上，肾病多虚亦多责之于肾失封藏。

五脏的共同生理特性是"藏精气而不泻"（《素问·五藏别论》）。即是说五脏主化生和贮藏精气血津液等人体生命物质，宜藏、宜守、宜盈满，而不宜妄泻，不可耗伤。

【附】 命门

命门，《灵枢》指目。自《难经》提出右肾命门说后，为后世医家所重视。历代医家对命门的部位、形态争议较大，主要观点有：右肾为命门说、两肾总号命门说、两肾之间为命门说、命门为肾间动气说等等。对于命门的生理功能，虽有主火说与非火说之异，但是，在命门与肾息息相通等认识上，却基本上是一致的。命门的生理功能，主要有以下几种认识：命门为原气之所系，是人体生命活动的原动力；命门藏精舍神，与生殖功能关系密切；命门内寓"先天之火"，为人身阳气之根本；命门为水火之宅等等。

结合医疗实践看，临床上命门火衰的患者，其病证多与肾阳不足的病证相一致，在治疗用药上，治疗命门火衰的药物，亦即温补肾阳的药物；命门之火亢盛的患者，其病证与肾阴虚损，阴不潜阳，相火妄动的阴虚火旺病证相一致，因而在治疗用药上，多主张用滋阴降火药物。

因而，一般认为命门之火即指肾阳，张景岳所说的"命门之水"即指肾阴。肾阳、肾阴是人身脏腑组织阳气、阴精的根本。古代医家之所以反复地论述命门，无非是强调肾阳、肾阴的重要性而已。

二、六腑的生理功能与特性

（一）六腑的生理功能

六腑的共同生理功能是"化水谷而行津液"。所谓"化水谷"，即受纳和腐熟水谷，传化和排泄糟粕，主要是对饮食物消化、吸收、输送、排泄的作用。故将除胆外的五腑称为"传化之府"（《素问·五藏别论》）。所谓"行津液"，是说六腑具有参与调节人体水液代谢的生理作用。

六腑的生理功能各有专司，每一腑的生理功能之间又是互相联系、协调配合的。而且，胃、小肠、大肠通过"七冲门"在形态结构上直接通连。《难经·四十四难》的"七冲门"（飞门、户门、吸门、贲门、幽门、阑门、魄门）是饮食物进入人体经过消化吸收过程至糟粕排出体外必须通过的七个重要的入出口。其中，任何一门发生病变，都会影响到饮食物的受纳、消化、吸收和排泄。它们的功能又是隶属于五脏六腑的。

1. 胆

胆附于肝之短叶间，是中空的囊状器官，内贮的胆汁，是一种精纯、味苦而呈黄绿色的"精汁"，由于胆内藏"精汁"，故又有"中精之府"之称。藏象学说的胆，主要生理功能如下：

（1）藏泄精汁以助消化：胆汁即"精汁"，来源于"肝之余气"。肝形成和分泌胆汁，胆汁在肝之疏泄作用下进入胆囊中贮藏、浓缩，并由肝胆之气共同疏泄于小肠中，以促进对饮食物的进一步消化、吸收。故胆汁的藏泄正常有益于脾、胃、小肠的功能活动，这也是木气疏泄脾土的机理之一。反之，若肝失疏泄，或胆汁的藏泄功能异常，就会影响到脾、胃、小肠的消化吸收功能，出现食欲减退，厌油腻食物，腹胀，泄泻，或胁下胀满痛等；若湿热蕴结肝胆，致肝胆失其疏泄，胆汁排泄异常，则发为黄疸，右胁下胀满疼痛，食欲减退等。

（2）胆主决断勇怯：胆主决断，是指胆在人的意识思维活动过程中具有正确地判断事物和作出决定的能力。胆气充旺，就能协助心准确地判断事物、作出决定，表现在自我意识和言行上准确、果敢、有胆识等。若胆气虚，则决断无能，表现出言行失度，或处事优柔寡断。因而，胆主决断也关系到人的勇怯，影响到个体的性格特点。此外，胆还具有助正抗邪的作用。胆气豪壮，主决断的能力强，常能够防御或及时消除惊恐等精神刺激的不良影响，有利于脏腑的功能协调和气血的正常运行，故说"气以胆壮，邪不可干"（《医述·脏腑》引《医参》言）。若胆气虚怯，则易受精神刺激而出现惊恐、心悸、失眠多梦、多虑而难决等病证。此亦如《素问·经脉别论》所说："勇者气行则已，怯者则着而为病也。"

由于胆腑中空有腔，藏泄胆汁入小肠中以助消化，参与"传化水谷"，故位列六腑。但是胆内藏精汁，主决断勇怯，参与心神活动，而本身并不受盛水谷，又异于"传化之府"，因而，胆又属于奇恒之腑。

2．胃

胃居膈下，在腹腔上部，是一个呈曲屈状的囊状器官。胃脘分为三部，胃的上部为上脘，包括贲门，贲门上接食道；胃的下部为下脘，包括幽门，幽门下通小肠；上下脘之间称为中脘。胃的主要生理功能是受纳和腐熟水谷。

胃主受纳和腐熟水谷，是指胃具有接受和容纳饮食物，并将其初步消化形成食糜及其布散精气的功能。饮食物由口摄入，经食道、贲门而进入胃中，由胃接受与容纳，故胃又有"太仓"和"水谷之海"之称。饮食物在胃中，经胃气和胃津的作用，初步消化，形成食糜，将其精微物质游行布散，上输于脾，通过脾之运化，散精归肺，供养周身。此外，通过胃气的通降将食糜下移于小肠，作进一步的消化。这种不断的虚实交替，保障了胃的受纳腐熟水谷功能正常进行。

若胃气虚则受纳腐熟水谷的功能减退，可出现纳呆或恶食，嗳腐食臭，胃脘胀满不适；若由某些因素引起胃热、胃火，可致受纳腐熟功能过于亢进，从而出现消谷善饥、胃中嘈杂等病理表现。

3．小肠

小肠位居腹中，上端接幽门与胃脘相连，下端接阑门与大肠相通，是一个呈纤曲回环迭积的管状器官。小肠的主要功能如下：

（1）主受盛化物：《素问·灵兰秘典论》说："小肠者，受盛之官，化物出焉。"小肠主受盛，主要是指小肠具有接受由胃腑下降的食糜的作用。小肠化物，主要是指小肠对食糜进一步消化和吸收，化为水谷精微的功能。由于小肠具有一定的长度，回环迭积，食糜在小肠停留有一定的时间，因而小肠也是人体对饮食物消化吸收的主要场所。若小肠受盛化物失常，则可出现腹部胀痛，或便溏、泄泻等症。

（2）主泌别清浊：小肠主泌别清浊，主要是指小肠在受盛化物的同时，随之进行的分清别浊的生理功能。分清，主要是指对饮食物中的精微物质及津液的吸收作用。别浊，一是将进一步消化吸收后形成的食物残渣，在胃气降浊作用下，通过阑门而下输于大肠；二是将剩余的水液通过肾的气化作用而渗入膀胱。若小肠清浊不分，则食糜不能进一步化为精微、津液而被吸收，并出现小便短少、便溏泄泻诸症。由于小肠参与了人体水液代谢，故有"小肠主液"之说。

4. 大肠

大肠亦位于腹腔之中，其上口在阑门处与小肠相接，其下端紧接肛门，大肠亦呈回环迭积状。

大肠的主要生理功能是主燥化和传导糟粕。燥化，主要是指对食物残渣中剩余水液的重吸收作用，从而使粪便干燥成形。若燥化太过，则大便燥结难出；燥化不及，则大便稀溏泄下。大肠主传导糟粕，主要是指接上传下，将粪便经肛门排出体外的功能，并与胃气的降浊功能密切相关。在临床上，粪便质、量和排便次数等的异常变化，都是大肠功能失常的表现。大肠的燥化功能参与了人体的水液代谢，所以又有"大肠主津"的说法。

5. 膀胱

膀胱位于小腹部中央，其上有输尿管与肾相通，其下有尿道，开口于前阴，称为溺窍。膀胱的主要生理功能是贮存和排泄尿液，故又称为尿脬。在人体水液代谢过程中，被机体利用后的水液，下归于肾，经肾之气化升清降浊，"其津液之余者，入胞则为小便"（《诸病源候论·膀胱病候》）。尿液贮存于膀胱，依赖于肾气的固摄作用。尿液贮存到一定容量时，通过肾气的推动作用以及膀胱的气化功能，可及时自主地从溺窍排出体外。

膀胱的病变，主要表现为排尿异常，或表现为小便不利，尿频、尿急、尿痛，属于膀胱不利；或表现为遗尿、多尿、尿失禁，属于膀胱不约。膀胱不利，多表现为实证；膀胱不约，多表现为虚证，与肾密切相关。

6. 三焦

（1）三焦的概念：三焦的概念，归纳起来，主要有两种认识：其一是认为它是分布于胸腹腔的一个大腑。张介宾认为三焦"即脏腑之外，躯体之内，包罗诸脏，一腔之大府也"（《类经·藏象类》）。其二是对人体上、中、下三个部位及其相应脏腑功能的概括。上焦，指横膈以上部位，包括胸部（含心肺）、头面部、上肢；下焦，指脐以下的部位，包括肾、膀胱、二肠，以及下肢等；中焦，指横膈以下脐以上的部位，包括脾、胃、肝、胆等。但在三焦概念的运用上，由于肝肾同源，生理、病理上关系密切，所以又常将肝肾同归下焦。因而，三焦列为一腑，主要是根据生理、病理联系及部位特点建立起来的一个独特的功能系统概念。

（2）三焦的生理功能：主要有两项。

①通行元气：元气根于肾，为人体生命活动的原动力。元气通过三焦而输布于五脏六腑，充沛于周身，以激发、推动各脏腑组织的生理功能活动。因此，三焦的通行元气，关系到整个人体的气化活动，故又有三焦"主持诸气，总司人体的气机与气化"的说法。

②运行水液：《素问·灵兰秘典论》说："三焦者，决渎之官，水道出焉。"即是说三焦具有疏通水道、运行水液的功能。这一功能与三焦通行元气、主持诸气的功能密切相关。三焦为人体气机升降出入之道路，气行则水行，"三焦气治，则脉络通而水道利"（《类经·藏象类》）。因而，三焦对人体水液代谢的协调平衡作用，一般又称为"三焦气化"。若三焦气化失司，"上焦不治则水泛高原，中焦不治则水留中脘，下焦不治则水乱二便"（《类经·藏象类》）。

（3）三焦各部的生理功能特点：由于三焦各部的部位及其所包含的相应脏腑不同，其生理功能各有不同的特点。

①上焦如雾：是对上焦生理功能的形象概括，具体是指上焦心肺宣发卫气，布散水谷精微与津液，营养肌肤、毛发及全身脏腑组织的作用，这种作用"若雾露之溉"，故《灵枢·营卫生会》喻之为"上焦如雾"。因而，上焦的病变，也主要反映于心肺功能失常的病理变化，以调整心肺功能为治疗原则。

②中焦如沤：是对中焦生理功能的形象概括。具体是指中焦脾胃消化饮食物、吸收和输布水谷精微以化生气血的作用。这种功能《灵枢·营卫生会》喻之为"中焦如沤"。中焦的病变也主要反映为脾胃功能的异常，以调理脾胃为基本治则。

③下焦如渎：是对下焦生理功能的形象概括。具体是指下焦调节水液运行、排泄尿液和糟粕的作用。这实际上主要是二肠、肾与膀胱的生理作用。故《灵枢·营卫生会》喻之为"下焦如渎"。下焦的病变，主要反映为肾与膀胱的功能异常，以调理肾与膀胱的功能为基本治则。后世对藏象学说不断有所发展，如温病学中的三焦辨证，将温病后期肝的病证列入"下焦病"范围。此外，有的医家还将命门、原气等属于下焦，因而，就扩展了下焦的生理功能，某些医家在临床辨证运用下焦概念时，亦多从之。

（二）六腑共同的生理特性

1. 泻而不藏

六腑多为空腔的器官，共同的生理功能特点是消化、传导饮食物，经常保持"胃实而肠虚"、"肠实则胃虚"的虚实更替的生理状态。腑中的精气，则输于脏而藏之。故《素问·五藏别论》说："六腑者，传化物而不藏，故实而不能满也。"因而说，六腑的共同生理特性是泻而不藏。

当然，六腑的泻而不藏，是与五脏的藏而不泻对举言之，并非绝对的不藏。例如：胆之藏泄精汁，膀胱司开合，小肠主受盛水谷并停留一定的时间以利消化吸收等，又说明泻中寓藏。

2. 以通降为顺

胃主通降，系指胃气下行降浊的运动特点而言。胃之降浊，主要是指胃的受纳水谷，并将食糜下传于小肠的生理作用，还概括了胃气协助小肠将食物残渣下输大肠，协助大肠传导糟粕的功能在内。只有胃的降浊功能正常，才能维持其在"传化水谷"过程中，饮食物由口摄入后由上而下依次递送传化的连续动态过程。故说"胃宜降则和"（《临证指南医案·脾胃》）。胃腑津液、阴津充足，胃肠得润，则纳腐通降功能正常，故说胃喜润恶燥。

小肠在受盛化物、泌别清浊过程中形成的食物残渣由"小肠化而下降"于大肠，大肠之气下降推动糟粕经魄门排出体外，膀胱的气化排尿，胆气通降施泄精汁入小肠中等，均体现了六腑以通降为用的生理特性。只有六腑传化水谷，不断地受纳、消化、吸收、传导与排泄，才能维持其正常的生理活动过程。故说六腑气机宜降，升则为逆，宜通而不宜滞。

三、奇恒之腑的生理功能与特性

（一）奇恒之腑的生理功能

奇恒之腑包括脑、髓、骨、脉、胆、女子胞，其共同生理功能是贮藏精气。它们在形态上多属中空的管腔性器官而与腑相似，却又不是饮食物的消化通道，在功能上藏精气又与五脏相似，此外，除胆外，均无脏腑表里配合关系，无五行配属，异于平常的脏腑，故称之为奇恒之腑。

1. 脑

脑，居于颅腔之内，由髓汇集而成，故称"脑为髓之海"（《灵枢·海论》）。

脑的功能：一是主精神意识思维活动。所谓"头者，精明之府"（《素问·脉要精微论》），"脑为元神之府"（《本草纲目·辛夷条》），均含此义。若功能失常，就会表现出精神萎靡，思维迟钝，记忆力减退，或躁动不安、妄动妄言、举止失常、精神错乱等病证。二是主感觉运动的机能。在《内经》时代已初步认识到视觉、听觉和运动功能与脑有关；历代医家从临床实践中又进一步认识到思维、记忆、言语、嗅觉、运动等功能活动均与脑密切联系。若脑的功能失常，就会表现为听觉失聪，视物不明，嗅觉不灵，感觉迟钝，耳鸣健忘，以及瘫痪、肢体不用等病证。

2. 髓

髓是贮于骨腔中的一种膏样物质，它以先天之精为物质基础，并得到后天之精的不断充养。髓有骨髓、脊髓与脑髓之分。脊髓与脑髓彼此交通，肾中精气缘督脉上升而贯注于脑。

髓的功能：一是充养脑以维持其正常的生理功能；二是充养脊髓以维持脊髓及督脉的功能；三是滋养骨骼；四是化生血液，故又有"精髓为生血之源"的说法。

3. 骨

成人的骨可分为颅骨、躯干骨及四肢骨三部分。古代所称的骨节，包括脆骨、硬骨、暗硬骨及关节等。脆骨，系指一种较软的骨质。硬骨，则是指骨质坚刚、支持力强的骨质。暗硬骨，今称"籽骨"。由两块或两块以上的骨间接连接起来并保持一定的活动机能而形成关节。人体的骨，具有新陈代谢及生长发育变化的特点。如骨质可随人的年龄的增长而逐步发生变化，婴幼儿期骨质较软者多，其后随年龄递增而逐步变硬，至老年则骨质硬而缺乏韧性。

骨的功能：一是支持形体和保护脏腑。骨具有一定的形态，具有很大的硬度和一定的弹性，故能支撑人的形体，维持人体的一定形态。而骨的结构，如骨性颅腔、胸廓等，又能保护内脏，使之不易受到外来的损伤。二是主司运动的机能。如由骨骼组成的关节是肢体等运动的杠杆与枢纽，骨关节的收展，筋膜、肌肉的收缩与舒张，便形成了肢体等的运动。其三是贮藏骨髓，故说"骨者，髓之府"（《素问·脉要精微论》）。

4. 脉

脉即血脉，为血液运行的通道。脉遍布周身，且与心脏在结构上直接通连，并且，百脉"朝会于肺"。

脉的功能：其一是运行气血。脉是血行的通道，它能配合心气的运动，促进血液沿着一定的轨道与方向运行，具有约束营气、血液防止其流逸散失的作用，故说"壅遏营气，令无所避，是谓脉"（《灵枢·决气》）。水谷精微、营气、津液、清气进入血脉，通过血液的运行而输布于周身，从而为各脏腑组织的生理功能活动提供了物质基础。其二体现为脉象及其变化可以反映脏腑气血的生理、病理信息。心脏的搏动推动血液在脉管中流动时产生的搏动，谓之脉搏。脉象的形成及其变化，不仅与心搏、脉搏有关，而且与血液、营气及脏腑通络的功能状态密切相关，因而，它可以反映其生理、病理信息，可以通过切脉来测候人体的病理变化，诊察疾病。

5．女子胞

女子胞，又称胞宫、胞脏、子宫等。它位于小腹部，在直肠之前，膀胱之后，下口（即胞门）与阴道相连。呈倒置的梨形。子宫的形态、大小、位置可随年龄而异，并在妊娠后随胎儿的发育需要而发生变化。

女子胞的生理功能：一是通行月经。女子十四岁左右，随着肾中精气的充盛，天癸至，冲、任二脉通盛，则月经按时来潮，并具备受孕生育能力。二是孕育胎儿。男女成年后，阴阳媾精，生殖之精在胞宫中结合，发育形成胚胎，并在女子胞中接受母体气血滋养，胎儿得以正常生长发育。在母体中妊育九个半月左右，由胞门娩出体外，子代由此进入后天阶段的生理活动过程。女子胞是女性生殖器官的主要组成部分，其功能的发挥依赖于人体各脏腑组织功能的整体配合才能得以实现。

【附】　精室

《医经精义·男女天癸》说："女子之胞，名血海，名子宫；男子之胞……名精室……乃藏精之所也。"精室，为男性生殖器官的主要组成部分。它为肾所主，与冲、任二脉及肝之功能密切相关。精室，具有贮藏精液，溢泻精气，参与生殖活动的功能。

（二）奇恒之腑共同的生理特性

《素问·五藏别论》言："脑、髓、骨、脉、胆、女子胞，此六者地气之所生也，皆藏于阴而象于地，故藏而不泻，名曰奇恒之腑。"奇恒之腑主藏蓄阴精，宜藏守而不宜妄泻，宜调护而不宜耗伤，故说奇恒之腑的共同生理特性为藏而不泻。当然，藏也是相对而言，并非绝对不泻，如胆之施泻精汁，精室的精满则溢等，又说明是以藏为主，藏中寓泻。

第二节　以五脏为中心的整体联系

一、脏腑之间的联系

（一）五脏之间的联系

五脏之间的联系，前人往往以五行生克规律来说明五脏间在生理方面的相互促进与制约的关系，以五行的生克与胜复调节来说明五脏内部的协调平衡机制，以五行的乘侮关系来说明五脏的病理传变规律等。这种认识，对于五脏某些病变的认识与治疗有着一定的指导意义。

实际上，五脏间的联系并不囿于五行生克乘侮关系的范围。一般说来，五脏之间的联系，主要反映或体现于人体精气血津液的化生、运行分布及其转化过程中脏与脏之间的功能联系。为了表述的方便，每以两脏的主要生理功能为基础，运用双向联系法来说明两脏间的互促或互制互用的关系。并以两脏间生理联系的否定式展开论述，来说明病理上的相互影响。其病理格局往往是两脏同病（有先后与主次之分），其病理表现往往是两脏病变的若干症状、体征的加和。

1. 心与肺

心与肺的关系，主要反映为气血之间的互根互用关系。一方面，心行血，心血充养于肺则肺气得养；肺吸入之清气亦须以血液为载体，赖心行血而敷布濡养于全身。因而心主血脉有利于肺主气司呼吸功能的发挥。另一方面，肺主气司呼吸，生成宗气，宗气贯心肺之脉而行气血，又有助于心行血的功能。心肺两脏功能上密切配合，互为促进，从而维持了气血的正常运行。也可以说，心肺两脏的联系主要是心主血与肺主气功能之间互促互用的关系。

2. 心与脾

心与脾的关系，主要反映为血液生成与运行方面相辅相成的关系。

(1) 血液的化生：脾主运化水谷精微与水液，化生营气，则气血生化有源；心血得以充盈，则心有所养，心有所主。心火"化赤"生血以濡脾土，心阳温养脾土，心神调节脏腑功能，则脾司健运之职得以正常。

(2) 血液的运行：心气充沛，维持心脏的正常搏动，是血液运行输布的基本动力。而脾气统血，使血行脉中而不致逸出于脉外，也起到了维持正常血行的作用。因而说心脾在血液运行方面存在着相辅相成的关系。

3. 心与肝

心与肝之间的关系，主要体现为血液运行和精神情志活动的相互关系。

(1) 血液的运行：一方面，心生血则心血充盈，心行血则血行正常，进而能濡养肝脏，并制约肝气、肝阳使勿过亢，使肝司疏泄，肝有所藏。另一方面，肝主疏泄，气机调畅，贮藏血液与调节血量，亦有益于心主血功能的发挥。

(2) 精神情志活动：肝藏血，血舍魂，肝血济心，则神得血养，肝司疏泄，调节精神情志，均有益于心神活动。心产生和主宰人的精神意识思维活动，驾驭魂魄活动，则魂随心神往来而不致魂不守舍。心主喜，肝主怒，心肝之功能协调配合，则喜怒有节，神志活动正常。

4. 心与肾

心肾之间的关系，主要体现为心肾相交和精与神互用的关系。

(1) 心肾相交：心肾相交，包括双向联系：肾水（肾阴）必须上济于心，以济心阴，与心阴共同濡养制约心阳，则心阳不亢；心火（心阳）亦须下降于肾，以温肾阳，与肾阳共同温煦肾阴，则肾水不寒。心肾之间阴阳水火的这种上下互济互制的关系，就称为心肾相交，亦称为水火既济。心（心阳）为人身"火之源"，肾（肾阴）为人身"水之主"，心肾间水火既济，才能维持人体生命活动的正常进行。

(2) 精与神互用：心藏神，为人体生命活动的主宰。心神可以协调脏腑功能，维持肾中精气，故说神全可以益精。肾藏精，精舍志，肾精生髓充养于脑，故说积精可以全神。神赖血养，志须精舍，心神肾精，相交互用，故说精神互用。

5. 肺与脾

肺与脾的关系，主要体现在气的生成与津液的输布两个方面。

（1）气的生成：一方面，肺主气司呼吸，吸入自然界中的清气，关系到宗气的生成。另一方面，脾运化水谷化生水谷精气，并化生营气、卫气、宗气、元气等，并且水谷精气充养于肺，具有助肺益气的作用。所以说，气的生成依赖于肺脾之间功能的协调共济。

（2）水液代谢：脾在运化水液的过程中，化生、吸收并转输津液，同时供养肺所需之津气，促进肺的功能活动。肺通过肺气的宣发与肃降协调配合来通调水道，布散由脾上输之津液，从而起到防止内湿困脾的作用。所以说，肺脾功能的协调共济是维持人体正常水液代谢的重要生理环节。

6．肺与肝

肺与肝的关系，主要体现为气机的升降协调和气血运行上的协同作用。

（1）气机调节：肺居膈上，其气以下行为顺，具肃降之性；肝居膈下，其气以升发为特性。肺降肝升，升降协调，是脏腑气机联系的重要内容，是关系到人身气机调畅的一个重要的生理环节。

（2）气血运行：肺与肝在气血运行方面存在着协同为用的关系。一方面，肺司呼吸，生成宗气，促进气血的运行；肺朝百脉，助心行血，有利于肝藏血功能的发挥。另一方面，肝主疏泄，调畅气机，有助于肺气的宣发与肃降。

7．肺与肾

肺与肾的关系，主要反映在水液代谢、呼吸功能及脏阴互滋三个方面。

（1）水液代谢：由脾上输于肺的津液，通过肺气的宣发作用，可随卫气散布于体表，"熏肤、充身、泽毛"，一部分水液在阳气作用下可由玄府外泄而为汗。通过肺气的肃降作用，津液下行布散，并由三焦下输于肾及膀胱。由于肺参与人体的水液代谢，且肺位最高，故有"肺为水之上源"之说。下输于肾的水液，通过肾气的蒸腾气化作用，升清降浊，司膀胱之开合，并对津液的输布与排泄起着主宰的作用，故说"肾为主水之脏"。

（2）呼吸运动：肺是主司呼吸运动的器官，又是人体内外气体交换的场所，却又依赖肾主纳气的协助。肾气充沛，则能摄纳肺从自然界中吸入的清气，防止呼吸表浅，共同保证人体各脏腑组织对清气的需要。因而，又有"肺为气之主，肾为气之根"的说法。

（3）阴液互滋：肾阴乃人身阴液之根本，肾阴充足可濡养肺脏，此称"水润金"。肺气之肃降，将水谷精微与津液下行布散，滋养于肾，则肾阴得充，又称为"金生水"。肺肾之间阴液互滋的关系，被称为"金水相生"。

8．脾与肝

脾与肝之间的关系，主要体现在对饮食物的消化和血液的生成、运行、贮藏两个方面。

（1）消化方面：肝胆之气疏泄胆汁入小肠中以助消化，肝气之疏泄，协调脾升胃降，使运化纳腐功能健旺，故说"土得木而达"。脾胃化生水谷精微，散精于肝，水谷精微化血，肝得血养则疏泄条达，故说"木赖土以培之"。肝脾两脏在消化功能方面协同促进，紧密配合。

（2）血液的化生、运行与贮藏：一方面，肝主贮藏血液和调节血量，肝主疏泄促进血之运行，并疏泄水谷使气血生化有源。另一方面，脾气健运，水谷精微化血，则生血有源，肝有所藏；脾之统血能防止血逸脉外，有助于血液的正常循环。

9．脾与肾

脾与肾的关系，主要体现为先天与后天的资生促进关系和水液代谢方面的协同作用。

（1）先天与后天的资生促进关系：肾为先天之本，肾阳温煦脾阳则脾司健运之职，先天之精的活力亦能促进后天之精的化生，这种关系，称为先天促后天。脾运化水谷之精，不断地充养培养先天之精，则肾中精气充旺，得以发挥其生理作用，这种关系则称为后天滋先天。

（2）水液代谢：命门之火（即肾阳）温煦脾阳，有助于脾之运化水液，脾的运化水液的功能，亦能参与调节人体的水液代谢，防止体内的水湿潴留为患，故说在人体水液代谢与脏腑关系中"其本在肾，其制在脾"。

10．肝与肾

肝肾之间的关系，主要体现为肝肾同源与藏泄互用。

（1）肝肾同源：肝与肾的关系常概括为肝肾同源，它包涵有以下几个方面的内容：其一是脏阴互滋。肝血滋养肾精，肾精化髓以生肝血，此为肾肝的精血互化。肾阴充盈，滋养肝阴，则肝阳不亢，此称为水能涵木。并且，肝血与肾精同源于脾胃所化生的水谷精微。其二是相火同源于命门，肝与肾均内寄相火，其生理之火寄寓于肝肾阴液之中，宜潜藏而不宜外露，相火上逆与亢盛均可出现相应的病理现象。肝肾内寄的相火又同源于命门，因为肾阳（命门之火）乃人身阳气之根本，这种关系即称为肝肾同源，又称为"乙癸同源"。

（2）藏泄互用：肾司封藏，肾气固摄肾精，使生殖之精不致妄泄；肝肾之阴液充足可涵养制约肝气肝阳，令肝之疏泄免于太过或不及。肝司疏泄，当人体生长发育到一定年龄阶段，肾中精气充盛，天癸至，通过肝疏泄之用，在男子精满则溢，藏泄适度，在女子则月事以时下，并按时排卵。在男女交媾受胎，实现生殖活动的过程中，肝肾的藏泄互用是其重要的生理机制之一。

（二）六腑之间的联系

《灵枢·本藏》说："六腑者，所以化水谷而行津液者也。"六腑之间的关系，主要体现于"化水谷"和"行津液"这两个方面的分工协作及其连续性，与脾密切相关。

1．"化水谷"的配合关系

即是体现于对饮食物受纳、消化吸收、通降传导一系列过程中的相互联系和紧密配合。饮食入胃，经胃的受纳腐熟初步消化，并由胃气通降下移于小肠，小肠受盛化物，泌别清浊，将食物残渣下传于大肠，复经大肠燥化，传导糟粕于体外；胆施泄胆汁入小肠以助消化。在此过程中，上焦主纳，中焦主化，下焦主出。六腑以通降为顺，因而水谷摄入后，必须保持由上而下依次递送、虚实更替的连续过程，这一过程是由六腑分工协作完成的。

2．行津液的紧密配合

津液来源于饮食物，通过胃、脾、小肠的作用化生津液。此外，大肠也有燥化重吸收水分的功能。三焦气化而"决渎"行水。因而，脾与六腑"行津液"方面的紧密配合，也是维持人体水液代谢协调平衡的重要环节。

（三）奇恒之腑之间的联系

奇恒之腑之间的联系，主要体现为其所藏蓄的阴精之间互滋互化的关系。

髓养骨，髓足则促进骨的生长发育，以及骨折、骨裂后的修复。髓充则脑海得养，得以发挥"精明之府"的功能。精髓血液充足，则通盛冲、任二脉，是维持女子胞、精室功能正常发挥的重要生理因素。骨构成颅腔以保护"元神之府"。脉运行气血等营养物质，奠定了奇恒之腑功能活动的物质基础。脑与骨髓相通，主精神意识思维与感觉、运动的功能，也具有统一协调奇恒之腑功能活动的作用。故说奇恒之腑之间的关系，主要体现为阴精上的互滋互化，功能上的紧密配合。

（四）五脏与六腑之间的联系

五脏与六腑之间的联系，主要是由经脉络属的表里相合关系，即一脏一腑生理上协调共济、病理上互为影响的关系。这种关系，《素问·血气形志》称为"为表里"，《灵枢·本输》则称为相"合"关系：心合小肠，肺合大肠，脾合胃，肝合胆，肾合膀胱。

1. 心与小肠为表里

心为火脏，小肠为火腑；手少阴心经属心络小肠，手太阳小肠经属小肠络心。

（1）生理联系：心之阳气可循经脉下降于小肠，发挥其推动温煦作用，协助小肠履行其受盛化物、泌别清浊的功能。小肠进一步消化食糜，吸收水谷精微、津液以滋血液生化之源，则使心有所主，神得其养，二者间共济为用。

（2）病理影响：心之实火可循经移热于小肠，致小肠实热而出现小便短赤、灼热疼痛、尿血等症；小肠实热，亦可循经而上熏于心，致心火上炎而出现心烦，舌尖红赤疼痛，或口舌糜烂生疮等病症。

2. 肺与大肠为表里

肺为金脏，大肠为金腑；手太阴肺经属肺络大肠，手阳明大肠经属大肠络肺。

（1）生理联系：主要体现在两个方面：一是体现在呼吸功能方面，大肠之气通降，则腑气通畅，有利于肺气的清肃下降，使呼吸调匀，功能正常。二是体现在传导功能方面，肺气的清肃下降，使津气下行布散，肠道得其濡润，有利于促进大肠的传导功能。

（2）病理影响：肺气虚，或肺热灼津，津液不能下润肠道，可致大肠传导不利，出现便秘等症；反之，大肠实热壅滞而腑气不通，又可影响到肺气不利，出现气急、喘促、胸满等病症。

3. 脾与胃为表里

脾为土脏，胃为土腑；足太阴脾经属脾络胃，足阳明胃经属胃络脾；脾胃同居中焦，以膜相连。

（1）生理联系：脾与胃共同完成对饮食物的受纳腐熟运化，其生理联系可归纳为三个方面：其一是纳运协调。胃主受纳、腐熟水谷，吸收水谷精微与津液，"游溢精气，上输于脾"，为脾之运化奠定基础。脾运化水谷与水液，上归于肺，宣降于周身，故说"为胃行其津液"。其二是升降相因。脾主升清，将水谷精微等营养物质上输于心肺头目，"实四肢"、"发腠理"、"出上窍"，并营养周身。胃主降浊，使饮食物得以受纳，食糜、食物残渣、糟粕得以传导和排泄，从而保持胃肠虚实更替的连续过程。脾升胃降，互为根据，互制互用，相反相成，其地位十分重要，故有脾胃为"气机升降之枢纽"的说法。其三是燥润相济。脾为阴土，喜燥恶湿，胃为阳土，喜润而恶燥，燥润相济，共司其健运。

（2）病理影响：也相应体现为三个方面：一是纳运失调。脾虚失运则纳谷不馨，胃不受纳则脾之运化失其基础。二是升降失调。脾气不升则健运失职，可致食滞胃脘而浊气不降，从而胃气上逆；胃气不降，不能游溢精气，上输于脾，致脾气虚、脾不升清或脾气下陷。三是燥湿不济。湿邪困脾，脾阳不振，则脘腹胀满，食欲不振，口甜口腻，舌苔厚腻；胃燥伤津，则大便秘结。

此外，藏象学说十分重视"胃气"，提出了"人以胃气为本"的思想。胃气的内涵十分广泛，但主要是指脾与胃的生理功能及其特性的综合概念，有时仅指胃的生理功能及其特性，故有"胃气强则五脏皆盛，胃气弱则五脏皆衰"之说。

胃气在人体生命活动过程中的重要性，主要体现在两个方面：一是认为胃气的盛衰决定整个消化系统的功能状态。饮食物的消化过程，饮食的受纳、腐熟、消化、吸收、转输需要口腔、食道、胃、脾、小肠、肝、胆、肾等一系列脏腑组织功能活动的紧密配合，脾胃的功能又起着关键性的作用。其中胃气的盛衰存亡关系到整个人体的生命活动过程，这是因为水谷精微的化生主要依赖于脾胃的功能，而水谷精微是人体生命物质——精、气、血、津液的生化之源，是神志活动的物质基础，是人体生长发育和维持生命活动的营养物质与能量的主要来源。因而说胃气壮则五脏俱旺，胃气衰则五脏皆衰，有胃气则生，无胃气则死。并认为胃气具有扶正抗邪的作用。这是因为，胃气壮则不致形成食滞而继发产生诸疾，胃气壮则能滋养元气，元气壮则能更好地发挥抗御外邪、驱除病邪、促进患病机体康复的作用。此外，胃气壮还有助于行药祛邪，更好地发挥药物的祛邪或扶正的作用。

因而，历代医家十分强调饮食宜忌，在治疗中注重调理脾胃，处方用药"勿伤胃气"，把"保胃气"作为重要的施治原则。

4．肝与胆为表里

肝为木脏，胆为木腑；足厥阴肝经属肝络胆，足少阳胆经属胆络肝；肝胆同居于右胁内，胆在肝之短叶间。

（1）生理联系：肝胆的生理联系，主要体现在两个方面：其一疏泄相关。肝主疏泄，分泌胆汁，藏之于胆。肝胆同主疏泄，使胆汁施泄于小肠中以助消化。故说肝与胆疏泄相关。其二是谋虑与决断相辅相成。智谋、策略、思考等心神活动与肝之生理病理密切相关，故说肝主谋虑；胆具有准确判断事物、作出决定的能力，称胆主决断。二者相互配合，相辅相成，人则表现为谋而有决，决而无误。

（2）病理影响：肝失疏泄，可致胆汁运行失常或致胆胃之气上逆；胆气失疏泄之能，胆汁运行障碍，亦可累及于肝，致肝胆同病。肝气疏泄失常，可表现为决而无谋的武断，胆气虚，又可表现为谋而不决的优柔寡断。此外，肝或胆的病变在临床常相互影响，出现肝胆气虚、肝胆火旺或肝胆湿热的种种病理表现。

5．肾与膀胱为表里

肾为水脏，膀胱为水腑；足少阴肾经属肾络膀胱，足太阳膀胱经属膀胱络肾；肾与膀胱同居于下焦。

（1）生理联系：肾主水液，肾气的推动作用使膀胱得以排泄尿液。肾气的封藏固摄，又使膀胱能在一定限度内贮藏尿液，及时自主地排出小便，而不致发生膀胱不约的病症。膀胱贮藏津液和排泄小便的功能，主要取决于肾气的盛衰。

（2）病理影响：若肾气虚，气化无权，推动无力，可致膀胱气化不利，尿液潴留，或继发形成水肿；肾气虚，固摄无权，可致膀胱不约，出现遗尿、尿失禁，以及津亏的种种病理表现。若膀胱湿热，可出现尿短赤涩痛、尿血或癃闭，日久亦可累及肾，导致脏腑同病。此外，肾为三焦气化之源。肾中精气充盈则元气充沛，推动三焦气化功能，共同维持人体水液代谢。反之，若肾中精气虚衰，元气不足，则三焦气化功能减退，致人体水液代谢障碍而发生种种病变。故《灵枢·本藏》又有"肾合三焦、膀胱"之说。

（五）五脏与奇恒之腑之间的联系

五脏与奇恒之腑之间的关系，主要体现在奇恒之腑所藏的阴精来源于五脏，其功能必属于五脏。

1．脑与五脏

藏象学说将脑的功能分属于五脏。以五神、五志言：心藏神，主喜；肺藏魄，主悲（忧）；脾藏意，主思；肝藏魂，主怒；肾藏志，主恐。其中，又与心、肝、肾的关系最为密切。由于心主血，血生神，心为神明之所出，精神之所舍，肝主疏泄，能调畅人的精神情志，肾藏精生髓充养于脑，因而在临床上，脑之病变亦常从心、肝、肾诸脏议治。

2．女子胞与五脏

五脏功能活动的协调平衡，是女子胞主持月经来潮和妊育胎儿的重要生理因素。例如：肾中精气充盛发展到一定阶段时产生"天癸"，促进女子胞等生殖器官发育成熟，使月经来潮，并为孕育胎儿提供了条件。冲、任二脉同起于胞中，隶属于肝肾，冲、任二脉气血通盛，经过其调节作用下达胞中使月经正常来潮。但冲、任二脉之通盛又与肾中精气的盛衰以及心、肝、脾胃功能密切相关。月经的主要成分是血，心、肝、脾等脏腑的功能活动对全身血液的化生与运行具有重要的作用，因而，月经的来潮，又与心、肝、脾等脏腑功能密切相关。

3．髓、骨、脉与五脏

髓，以先天之精为基础，赖后天之精的不断充养，因而髓之来源及其生理作用的发挥，与肾、脾的功能联系十分密切。同样，骨之生长、发育、修复，以及骨的坚刚之性、韧性与骨的功能的发挥，离不开肾中精气的滋养和脾胃的运化、受纳腐熟的功能。脉是气血运行的通道，水谷精微是营、血化生的主要来源，血液在脉中的运行也离不开心、肺、肝等脏的功能的协同作用。

二、五脏与身形的联系

身形，即指形体。形体有广义、狭义之分：广义之形体，指一切有一定形态结构的脏腑组织器官；狭义之形体，系指有着特定含义的"五体"——皮、肉、筋、骨、脉。这里所述的"身形"，主要是指五体、五华、五官、五液等内容。

藏象学说，以五脏为中心，借助五行学说中事物属性的五行归类及其演绎推理方法，来构筑五脏系统的理论框架，说明五脏与身形之间的系统联系。

五脏与身形的系统联系，体现出两个基本特点：其一是身形的功能从属于五脏。五脏的精气充养五体、五官，五脏的功能作用于五脏、五官，五脏功能的协调配合是身形各部生理功能得以正常发挥的关键。因而身形的作用可以视为五脏的联属功能。其二是身形的功能状态及其变化可以反映五脏精气及其功能的盛衰。

（一）肝与身形的联系

1．肝主筋，其华在爪

筋（筋膜），是附着骨而聚于关节，联结肌肉关节的一种组织，包括现代医学所称的肌腱、韧带之类。全身的筋肉可按十二经脉的循行部位而划分为十二个系统，称为"十二经筋"。膝为"筋之府"，前阴为"宗筋"所聚之处。

由于筋膜有赖于肝血的滋养，得以维持其约束骨节、联结肌肉和主司运动的正常功能活动，故说肝主筋。爪甲（指甲和趾甲）的荣枯，是肝血的荣华外露的表现，并反映肝之功能的盛衰，故说"肝，其华在爪"。

肝主藏血，肝血充盈，调节血量功能正常，则筋爪得其滋养。筋得其养，则能正常地弛张和收缩，使全身关节及肢体运动俯仰屈伸自如，灵活有力，且能耐受疲劳，故称肝为"罢极之本"（《素问·六节藏象论》）。足厥阴肝经绕阴器抵小腹，前阴为"宗筋"之所聚，肝司疏泄，肝血滋养宗筋，则生殖系统机能正常。爪得其养，则爪甲坚韧且红润光泽。

若肝之疏泄、藏血功能失职，肝血虚衰，则筋爪失养，出现躯体四肢俯仰屈伸不利，伛偻，筋脉挛急，弛缓不收，或出现阳痿、月经不调，以及爪甲软薄变形、脆裂、干枯、色瘁不泽等。

2．肝开窍于目，其液为泪

目是人体的视觉器官，又称为"精明"。目的视觉功能的正常发挥与肝、肾、心等一系列脏腑的精气及其功能活动关系密切，其中，与肝之关系尤为密切。

目主视觉的功能有赖于肝血的濡养与肝气之疏泄条达，故说肝开窍于目。肝气疏泄促进津液运行而淖注于目，泪自目出，故说泪为肝之液。

足厥阴肝经"连目系"，肝血濡养于目，肝气通于目。在这些生理因素下，目则能视万物、别黑白、审短长。泪液的正常分泌，可以濡润双目使其清润精明，此外泪液还可起到清除目中异物的作用。

若肝阴血虚，目失濡养，则两目干涩，视物不清，或致夜盲；肝经风热上干目窍，可致目赤肿痛；肝风内动，可出现眩晕、黑睛上视等病症。

3．肝，其应在胁

胁部，指腋下至肋骨尽处的部位。肝胆位居右胁下腹中，足厥阴肝经"布胁肋"自下而上行分布。胁部不仅是肝胆重要的外廓保护组织，并通过经脉的联结，反映肝的生理、病理表现。故说胁为肝之外应的部位。

若肝气郁滞，可致胁肋胀满疼痛；肝火炽盛，可出现胁肋灼痛；瘀血内阻，可出现胁肋刺痛，以及癥积等病症。

（二）心与身形的联系

1．心主脉，其华在面

心主脉，是说心与血脉在生理、病理上密切相关，全身血脉统属于心。心主血脉的功能状态，常显现为面部的色泽变化，故说心其华在面。

心与脉在结构上直接通连，血液在脉中运行。心主血脉功能正常，心气充沛，血液充盈，脉道通利，则表现为寸口三部之脉从容和缓，节律均匀，面色微黄红润而有光泽。

若心血不足，血脉则虚，则脉象多细弱无力，面白无华或萎黄；若心血瘀阻，可出现面色灰暗青紫，脉来间歇或呈涩脉等。

2. 舌乃心之苗，汗为心之液

舌从属于口，其功能一是辨五味，二是具有参与言语活动的功能。心与舌在生理、病理上关系尤为密切，故说舌乃心之苗，心开窍于舌。心气通于舌，心血上荣于舌，则舌能辨五味，味觉灵敏。舌得其养，舌体红活荣润，柔软灵活。口腔的共鸣作用有助于形成种种语言音调，而且心神担负着特异性的各种不同的言语功能，神明则言语清晰。若心血不足则舌质淡白不泽；心血瘀阻则舌质紫黯或有瘀点、瘀斑；心火亢盛可致口舌生疮或舌赤疼痛；心神失常可出现谵语、郑声或失语等病症。

汗为津液所化。人体阳气蒸化津液，通过肺气宣发，卫气司腠理开合的作用，从体表的"玄府"排出体外。生理性排汗，具有排泄剩余水液及废物、调节体温的作用。汗为津液所化，而津液与血液同源于水谷精微，且津、血之间相互转化，而心主血，故说"汗血同源"，汗为心之液。若心气虚，则表卫不固，腠理开泄而自汗；心阴虚，内热迫津外泄，可致盗汗；心阳虚脱，可致大汗淋漓、肢冷脉伏等危重病症。反之，汗出过多，可致耗伤心气心阴，出现心悸怔忡、肢冷、精神萎顿等病症。

3. 心，其应在"虚里"

虚里，位于左乳下方的心尖搏动之处。在胸前壁左侧第5肋间隙，锁骨中线内侧1～2厘米处，常可看到或扪及心尖的搏动。心的生理、病理的某些表现可反映于虚里处，诊察"虚里"处的变化，在一定程度上能测候心搏的变化和宗气的盛衰，故说心的外应部位在"虚里"。

在"虚里"部扪及的心尖搏动，其动应手，缓而不急（成年人每分钟安静情况下约为60～80次），节律均匀，这是宗气内守、心搏正常的表现。若"虚里"搏动甚、急促，或间有歇止，失去正常节律者，多是心的病变反映；若"虚里"处望之其动应衣，说明心搏太过，宗气失藏而外泄；若"虚里"处搏动断绝不续，说明宗气已绝，即为死征。因而，诊察"虚里"处搏动的情况，可以反映宗气的藏泄与盛衰，可以反映心气及心主血脉的功能状态。

（三）脾与身形的关系

1. 脾主肌肉、四肢，其华在唇

肌肉居于皮下，附着于骨骼关节。肌肉之中，均有纹理。肌肉的功能主要是防御外邪侵袭，保护内脏，以及辅助人体运动机能。人体肌肉、四肢的生长发育及其功能活动取决于脾主运化功能的盛衰，故说脾主肌肉、四肢。口唇的色泽反映了脾主运化的功能状态，故说脾其华在唇。

脾气健运，水谷精微充盛以生养肌肉，则肌肉发达丰满，健壮结实，腠理致密；脾"为胃行其津液"，四肢得以禀受水谷精气的滋养，则四肢运动灵活，轻劲有力，肢体温暖。水谷精微充足，则气血生化有源，口唇得其所养而红润光泽。若脾虚失运，则水谷精微不足，肌肉、四肢、口唇失其所养，因而可出现肌肉消瘦或弛软、肢体懈怠、四末不温、痿废失用、唇色淡白无华等症。

2．脾开窍于口，其液为涎

口腔的主要功能是摄入水谷，辨五味，泌津液，磨谷食，并有参与言语活动的功能。其中食欲、口味、涎液等与脾之运化密切相关，故说脾开窍于口。涎为口津，系唾液中较清稀的部分，有润泽、清洁口腔和保护粘膜的作用。在进食时涎分泌较多，能溶解、润湿水谷以利于吞咽，并溢入胃中以助消化。脾运化水液，转输而上行于口，由口腔分泌而为涎，故说涎为脾之液。

脾司健运，则食欲良好，涎之分泌正常。若脾虚失运，则纳呆，口淡乏味；气不摄津，则口涎多而自出；津液无以上承，则口干舌燥；湿邪困脾，可致口甜、口腻、纳差等。

3．脾，其应在大腹

大腹，指腹部的横膈膜以下、脐部以上的部位（一说其指脐周的部位）。大腹，是足太阴脾经所分布的地方，脾之生理、病理表现，在大腹部往往有所反映，故说脾外应的部位在大腹。例如：脾虚失运或中焦气滞，可见腹胀满；脾胃虚寒，可出现脘腹隐痛，喜暖喜按；脾胃湿热，可出现腹部胀满疼痛，舌苔黄腻等。

（四）肺与身形的联系

1．肺主皮，其华在毛

皮肤覆盖于体表，肤表有毫毛、汗孔等。汗孔又称为"玄府"、"气门"、"鬼门"，此外，将腠理视为汗孔亦为临床上所习惯。皮肤的生理功能：一是防御外邪。皮腠致密则能抵御外邪的侵袭。二是调节水液代谢。腠理的开合，汗液的排泄，参与调节人体的水液代谢。三是调节体温。体温的恒定与调节，与皮肤的散热与保温、卫气的温养、汗液的渗泄密切相关。四是皮毛"宣肺气"以调节呼吸的作用。五是体现于皮肤对冷热痛痒的感受作用。

由于肺通过宣发作用输精于皮毛，充养皮毛，而且肺藏气，气舍魄，皮毛才得以发挥其生理作用，皮毛又能"宣肺气"，二者在生理、病理上密切联系，故说肺主皮，其华在毛。

若肺气虚，则宣发失职。腠理开泄太过，汗出过多，可致气津两伤；腠理郁滞，阳气郁则发热；卫气不固，则易自汗出，易感冒。肺气虚，卫气不通则皮肤感觉迟钝，甚或麻木不仁；宣发无力，或肺阴津亏损，津液不布，则皮毛憔悴枯槁。由于肺与皮毛功能上相互配合，故说"肺合皮毛"。

2．肺开窍于鼻，其液为涕

鼻，又称"明堂"。鼻是呼吸道的起始部，为清浊之气出入之道路，具有通气和司嗅觉的功能。涕系鼻隧分泌之津液，具有滋润鼻隧、净化清气的作用。由于鼻为肺系的组成部分，鼻的通气、司嗅觉功能与肺功能密切相关，故说肺开窍于鼻。涕出于鼻，赖肺气宣发布散津液，故说肺之液为涕。

鼻通过肺系与肺相通连，肺气调畅，气通于鼻，则呼吸调畅，嗅觉灵敏。肺气宣发布散津液，则鼻常润不干。邪气外袭，鼻亦易成为外邪犯肺的重要途径之一，并往往内舍于肺，影响肺之功能失调。如风寒袭肺，可出现鼻塞，流清涕，嗅觉失灵；邪热壅肺，可出现喘促、鼻翼煽动、发热，或鼻流黄浊涕、头痛等病症。

3. 肺，其应在胸膺

胸由骨性胸廓与胸部肌肉等所组成，膺指胸之两侧部位（在前胸部，今称胸大肌部位）。肺居胸腔之中。胸膺起到保护肺、心、心包的作用。并且，胸廓的正常形态，胸膺的运动，与肺的呼吸功能密切相关。肺的生理、病理变化可反映于胸膺，故说肺的外应部位在胸膺。

人的骨性胸廓近圆锥形，胸廓与肺脏的扩张与收缩，肋骨与横膈膜的运动，并在肺气的推动作用下，呼浊吸清，实现机体内外气体的交换，从而维持人体新陈代谢的正常进行。胸廓形态正常，两膺宽实，扩张与收缩运动调匀，反映了肺气充沛和司呼吸的功能健旺。

若胸廓下塌、变窄变长，或呈扁平形，或呈圆桶状，膺部肌肉瘦削，扩张与收缩无力，则往往反映肺气虚衰，或兼有肾不纳气的病理变化。另一方面，肺的病变，亦常在胸膺部位有所反映，出现相关的症状与体征。如：外邪犯肺，可致胸闷、胸痛；肺阴虚火旺，可见胸痛、咳血；痰湿犯肺，则胸闷胀满、咳喘痰多；饮停胸胁，则出现胸胁胀满、咳唾引痛诸症。

（五）肾与身形的联系

1. 肾主骨，其华在发

骨的生长发育及其功能状态，发之生长及其色泽，均取决于肾中精气的盛衰，故说肾主骨，其华在发。

肾中精气充足，精生髓养骨，则能促进骨的生长发育，保持骨的坚刚之性与韧性，并利于骨病的修复。"齿为骨之余"，齿的生长更换及其功能之发挥，亦赖于精髓之充养。发之生长及其正常的色泽，亦赖肾中精气与人身血液的营养，并成为反映肾中精气盛衰的标志之一，故又说发为肾之外候。

若肾中精气虚衰，精髓衰减，可导致小儿囟门迟闭，齿迟；中年人齿松牙落，头发稀疏、枯萎、早白、早秃；老年阶段骨质脆弱易折，或者骨折、骨裂发生后不易按时修复愈合等。因而，在临床上，常常通过对齿、骨、发的观察来了解肾中精气的盛衰。

2. 肾开窍于耳及二阴，其液为唾

（1）肾开窍于耳：耳位于头之两侧部，其外壳为耳廓（耳轮）。耳的功能主要是司听觉。肾精充沛，上濡耳窍，则听觉聪敏。若肾精不足，髓海失养，则易出现耳鸣、耳聋。人在老年阶段，肾中精气渐衰，故听力日渐减退。

（2）肾开窍于二阴：二阴，指前阴与后阴而言。前阴，男性包括阴茎、阴囊（又称"外肾"）等，在女性则包括阴户、溺孔等。后阴，即肛门（"魄门"）。二阴的功能，前阴主排尿，并参与生殖活动过程；后阴是排泄粪便的通道。二阴的功能状态与肾密切相关，且由肾所主司，故说肾开窍于二阴。

肾与前阴的联系，主要体现于排尿与生殖活动两方面。前阴的排尿功能，依赖于肾气的推动与封藏作用以司膀胱之开合。若肾与膀胱气化失司，则表现为小便增多、尿失禁、遗尿，或表现为小便不利、尿少、水肿等症。前阴参与生殖活动，也依赖于肾之功能的发挥。肾中精气充盛，则化生"天癸"，促进前阴器官的发育和功能完善。若肾中精气虚衰，可导致阳痿、早泄、月经失调，以及不孕、不育等病症。

肾与后阴的关系，主要体现在肛门排泄大便方面。肾阳温煦脾阳，肾阴濡润肠道，则按

时排便润爽。反之，若肾脾阳衰，可致泄泻、飧泄、五更泄、冷秘或久泻滑脱诸症；肾阴虚，肠液枯槁，又可致大便秘结难解。由于肾司二便，故又有"肾为胃之关"之说。

（3）唾为肾之液：唾，是唾液中较为稠厚的部分。足少阴肾经循喉咙，夹舌本，唾出于舌下，乃肾精所化。唾也能滋润口腔，湿润水谷以利吞咽并助消化。同时，在中医古代的导引吐纳功法中，每主张舌抵上腭，待唾津盈满，将之徐徐咽下，认为可以滋养肾中精气。若肾阴不足，则导致口干咽燥；若久唾、多唾，则可耗及肾中精气。由于唾液的分泌及其功能与肾密切相关，故说唾为肾之液。

3. 肾，其应在腰

腰部，指躯体背部，十二肋骨之下、髂嵴以上部位。肾位于腰部，腰部是肾重要的外廓保护组织。肾的生理、病理变化，常可在腰部反映出来，故说肾的外应部位在腰部。

若肾中精气不足，骨髓不充，腰部失养，则可表现为腰部绵绵作痛，腰膝酸软；若肾之功能失常，或邪气侵袭及其他因素导致腰部经气不利，气血失和，又可出现腰痛，俯仰、转侧不利等病症。因而，在临床上，亦常从腰部的异常感觉及功能异常变化来测候肾的病理变化。

三、五脏与自然界的联系

人类生活于自然界中，自然界是人类赖以生存的源泉。自然界将其强大的时间周期性节律作用于人体，自然界的运动变化，直接或者间接地影响着人体生命活动的全过程。在漫长的进化过程中，人体逐渐形成了与自然界及其变化基本上相适应的生理反应性，并主要表现为机体对外界环境刺激的反应性，自身调节能力，以及耐受性、适应性等等。故说"人与天地相参也，与日月相应也"（《灵枢·岁露》）。

五脏与自然界的联系，是中医学"天人相应观"的重要思想。它认为五脏的生理功能、病理变化与自然界的变化同步，二者间有"通应"的联系。下面，以自然界的五时、五味为例，来说明人体生命活动过程中五脏与自然界的"通应"联系。

（一）五脏与五时相应

四时，主要是指一年之中的春夏秋冬四季。四时是自然界周期性变化的天时之序，加上"长夏"，合称五时。五脏的生理、病理变化与五时变化息息相通，其基本规律是：肝通于春气，心通于夏气，脾通于长夏之气，肺通于秋气，肾通于冬气。故说人体"内有五脏，以应五时"（《灵枢·经别》）。

1. 五脏生理与五时相应

五脏的生理活动与五时变化的"相应"关系，一是体现为"藏真"应五时而旺。例如：《素问·平人气象论》说：春季，"藏真散于肝"；夏季，"藏真通于心"；长夏，"藏真濡于脾"；秋季，"藏真高于肺"；冬季，"藏真下于肾"。说明在不同的季节里，真气常较多地分布、通达、濡养于相应的脏。随着五时之气的影响，真气在五脏的分布具有相应的旺衰变化规律。二是体现于五脏得时气之助得以维持其正常生理功能及特性。例如：一年之中"春夏则阳气多而阴气少，秋冬则阴气盛而阳气衰"（《素问·厥论》）。人体五脏阴阳之气亦随之而消长。春季，阳气外发，天温气和，万物萌生，有助于肝之升发，遂其疏泄条达之性，故说肝应春；夏日气候炎热，万物繁茂，心阳得时气阳旺之助，因而心之功能活动在夏季最为旺盛，称为心应夏；长夏居夏秋之交，气候潮湿而热，阳气仍旺，万物充实，脾气得时气之助而健运，故称脾应长夏；秋季阳气渐衰，天气凉降，有助于肺气之肃降，故称肺应秋；严冬寒冽，万物蛰藏，阴气盛而阳气藏，有益于肾司封藏之职，故说肾应冬。三是体现在色脉合五时而变化。人的面色、肤色是五脏精气的外华，脉象是内脏功能变化的反映，也有着随时序而变易的大体规律。例如：我国人种面色、肤色均微黄，故以黄色为正色（主色）。在微黄的基础上，面色等又随五时气候之影响而微有变化，这种色泽变化称为时色（客色）。至于脉象，也常可随时序变化而发生相应的变化。如《素问·脉要精微论》说："四变之动，脉与之上下，以春应中规，夏应中矩，秋应中衡，冬应中权。"这里的"规"、"矩"、"衡"、"权"是对弦、洪、浮、沉四种脉象的类比。这种脉象变化，即是四时气候变迁影响内脏气血功能活动的具体表现。

2．五脏病理与五时相关

不同季节的时气影响，可导致不同的邪气致病；不同性质和致病作用的病邪对不同脏腑有着特殊的亲和性；五脏的生理功能与特性各异对外邪也有着不同的易感受性。因而，五脏的病症可因四时而异，病位可随四时而别；不同的时气影响到五脏，可以出现季节性多发病症。例如：肝应春，春令时气太过则多风邪，风气通于肝，肝先受邪，故春季多风病，多肝病，肝恶风；心应夏，夏令时气太过则多暑邪，暑易扰心神，心先受邪，故夏季多暑病，多心疾，心恶热；脾应长夏，长夏时气太过则多湿邪，湿为阴邪，易困脾阳，脾先受邪，故长夏多脾病，多湿证，脾恶湿；肺应秋，秋季时气太过则多燥邪，燥易伤肺之阴津，肺先受邪，故秋季燥气大行之时多肺病，多燥证，肺恶燥；肾应冬，冬令时气太过则多寒邪，寒易伤阳，肾先受邪，故冬令易伤肾阳，多寒病，肾恶寒。因而说"天之邪气，感则害人五脏"（《素问·阴阳应象大论》）。

因而，中医学把因时制宜作为防治原则之一，主张养生防病顺四时之序，治疗用药适四时之宜，"顺天之时，而病可与期"（《灵枢·顺气一日分为四时》）。五时与五脏相应这一思想，贯穿于藏象、病机、诊法、防治之中，从而形成了比较系统而具特色的时间医学理论。

（二）五味归五藏各有宜忌

五味，系指饮食物和药物的酸、苦、甘、辛、咸等味。它是药食性能与人的味觉形成的综合概念，并用以作为说明药食功效的依据。一般认为，酸味有收敛、固涩等作用；苦味有通降、清泄、燥湿与坚阴（泻火存阴）的作用；甘味有补益、缓急、和调药性的作用；辛味有发散、行气、活血的作用；咸味有泻下、软坚、散结的作用等。饮食五味化生精、气、血、津液等，藏于五脏，内养五脏，外濡身形，从而维持人体生命活动。五味调和则化精养脏，五味失宜则伤脏致病。因而，五味与五脏之间存在着宜与忌、利与害的辩证关系。

1．五味各归其所喜之脏

五味在化精养脏和补偏救弊过程中，具有一定的选择性，表现为不同的味对特定的脏具有特殊的亲和性，《素问·至真要大论》称之为"五味入胃，各归所喜"。它主要包涵着两个方面的内容：其一是指五味按其五行属性归类各归其所合的脏（或归五脏所主的形体或气血）。如《素问·宣明五气》归纳的"五入"："酸入肝"，"苦入心"，"甘入脾"，"辛入肺"，

"咸入肾";《灵枢·九针》归纳的"五走":"酸走筋","辛走气","苦走血","咸走骨","甘走肉"等。其二是说五味在各归所喜的基础上又有一个先入与后布的过程。例如:《素问·至真要大论》说:"酸先入肝,苦先入心,甘先入脾,辛先入肺,咸先入肾。"这里的"先入",是说本味先入本脏以养本脏气,后布于五脏,从而维持内脏之气的平衡协调。

2．五脏各有其所宜之味

五脏之脏性各有"苦"、"欲"。例如:《素问·藏气法时论》中即曾提出:"肝苦急,急食甘以缓之";"心苦缓,急食酸以收之";"脾苦湿,急食苦以燥之";"肺苦气上逆,急食苦以泄之";"肾苦燥,急食辛以润之"。进而还提出了运用药物调理和五谷、五果、五畜、五菜补益五脏精气的"病随五味所宜"的原则:肝色青,宜食甘,心色赤,宜食酸,脾色黄,宜食咸,肺色白,宜食苦,肾色黑,宜食辛,合称"五宜"。

3．五味偏嗜致伤五脏

五味调和,才能化精养脏,外濡身形。如果饮食习惯不良,长期偏嗜某一性味的食物,或因病而嗜食,就会造成某一脏气偏盛,破坏脏腑功能的平衡协调,或者导致营养缺乏、营养不全面而发病,或加重病情,久则夭折寿命。五味偏嗜伤脏,主要包含以下几方面的内容:一是"自伤"。所谓"自伤",是说长期偏嗜某一性味的食物,不仅不能"以养五脏气",且反伤本脏。如:过食酸味则伤肝,过食咸味则伤肾,过食甘味则伤脾等等。二是五味偏嗜可以表现为"伤其所胜"的病理变化。如《素问·五藏生成》说:"多食咸,则脉凝泣而变色;多食苦,则皮槁而毛拔;多食辛,则筋急而爪枯;多食酸,则肉胝胎而唇揭;多食甘,则骨痛而发落。"

从临床上看,长期偏嗜五味确能伤脏致病,但并不拘泥于上述的两种伤脏模式。例如:久嗜肥甘厚味,可化热、聚湿、生痰、致瘀,引起中风、心悸、消渴、痈肿疮毒诸病症的发生;多食咸味,可致伤肾发生水肿或加重病情;苦味太过,易伤脾胃;辛辣发物,易致目疾、齿患、痔疾的发生与加重,或诱发哮喘、引发瘾疹等等。此外,长期五味偏嗜,易使人体必需营养物质匮乏或不合理,引起夜盲、脚气、瘿瘤、解颅等病症。

五脏与自然界的联系,除了五时、五味外,还与地理、居处环境以及虫兽等因素密切相关。不同的地理环境,自然条件不同,对五脏生理、病理的影响亦不相同。人们的居室及其周围环境亦与健康密切相关。特别是现代工农业生产过程中产生的废液、废气、废渣、噪声等对生活与工作环境的污染,常常可以严重地影响五脏的功能活动和人的寿命。至于自然界中的虫兽,许多均为人类所利用,对人类的生活与健康产生着积极的作用。但是,也确有部分虫兽,如疟蚊、鼠类、跳蚤、蟑螂、钉螺、毒蛇、狂犬等,常是人类产生疾病的原因,或是传播多种疾病的主要媒介,对五脏的功能和人体健康构成威胁。

五脏与自然界相"通应",人与天地相应,不是消极被动的,人类不仅能主动地适应自然界的变化,更能积极主动地改造自然,从而减少疾病,提高健康水平。中医学提出了许多改造和适应自然环境的措施,积累了丰富的经验,说明中医学已经注意到人对自然的能动作用。

第四章　精神气血津液

　　精、气、血、津液，是构成人体的基本物质，是脏腑经络等组织器官进行生理活动的物质基础。精是具有生命活力的基本物质；气是不断运动着的、活力很强的、极细微的物质；血是运行于脉中的、并对全身起濡养作用的赤色液体；津液是人体一切正常水液的总称。以精、气、血、津液的相对属性来分阴阳，气主动而具推动、温煦作用，故属阳；精、血、津液主静而具有滋润及濡养作用，故属阴。神是人体生命活动的总体现，包括精神、意识、思维活动。

　　精、神、气、血、津液，是人体脏腑、经络等组织器官进行生理活动的产物，它们的生成都依赖于脏腑、经络等组织器官的生理活动，而脏腑组织器官所进行的生理活动，又必须依靠神的主导、协调，气的推动、温煦，以及津液的滋润、濡养。所以，无论是在生理还是在病理状态下，精、神、气、血、津液与脏腑、经络等组织器官之间，始终存在着互相依存的密切关系。《灵枢·本藏》说："人之血气精神者，所以奉生而周于性命者也。"所以，古人对精、神、气、血、津液非常重视，强调人们要"呼吸精气，独立守神"，"积精全神"（《素问·上古天真论》），以延寿却病。

第一节　精

一、精的基本概念

　　精是构成人体的基本物质之一，也是维持人体生命活动的物质基础。正如《素问·金匮真言论》所说："夫精者，身之本也。"精有广义和狭义之分。狭义的精即指肾中所藏的生殖之精，包括禀受于父母的生殖之精，因其与生俱来，常先身生，故称"先天之精"；亦包括机体发育成熟后，自身产生的生殖之精。广义的精，是指一切精微物质，包括气、血、津液和从饮食物中摄取的营养物质。总之，精是对体内一切精微物质的概括，凡构成人体及体内一切具有支持生命活动和生殖机能的精微物质，统称为精。

二、精的生成

　　根据精的生成来源，可将其分为两个方面，一为先天之精，一为后天之精。先天之精是指禀受于父母，与生俱来，具有生命活力，能形成胚胎构成人体的原始物质，为生命的基础。由于它与"天癸"有密切关系，因而也是繁衍后代的基本物质。万物化生，必从精始，男女之精相合，便能构成身形。由于精是先身而生，人身即由此精而生成，故先天之精又称生殖之精，其藏于肾中。后天之精源于水谷，水谷入胃，经脾胃运化从而化生为精微物质，经脾上输于肺，由肺输布全身，以营养人体各脏腑组织，维持人体的生命活动。其中输布到脏腑的水谷精气，成为脏腑功能的物质基础，故又称为"脏腑之精"。脏腑之精充盛，其剩余部分归藏于肾，成为肾精的组成部分。如《素问·上古天真论》说："肾者主水，受五脏六腑之精而藏之，故五脏盛乃能泻。"由于后天之精源于饮食水谷，故又称之为"水谷之精"。

在构成人体与营养人体的整个生命活动过程中，先天之精与后天之精虽来源和作用特点不同，但二者是相互依存、相互为用的。先天之精依赖后天之精的不断培育和充养，才得以滋养、壮大，从而使人体完成生、长、壮、老、已的整个生命过程；而后天之精亦需先天之精的活力资助，才能不断摄入和化生，以发挥其营养全身组织器官的作用。先天之精与后天之精的相辅相成，是充分发挥其生理效应的基础。

此外，血液是化生精的基本物质。肝藏血，肾藏精，肝血充盛则肾有所藏，精始得资生，肾精就充足。而精之生成，在脏腑则又与脾、胃、肝、肾等脏腑密切相关。脾胃能化生水谷精微，使气血生化有源；肝藏血充足，肾能藏精，则精之化源充足。若脾、胃、肝、肾失其正常生理功能，均可引起精的生成不足，影响其发挥正常的生理功能，从而出现精气亏虚等病理变化。

三、精的主要生理功能

精是人体生命的基础，不仅能促进人体的生长、发育，而且能化生气血，同时与人体抗御外邪侵袭的能力有关，所以精又是养生防病、延年益寿的基础。

（一）精是人体生命的基础

古代哲学家和医学家都已认识到生命的起源来自精。如《易·系辞下》说："男女媾精，万物化生。"此"男女"，乃泛指自然界生物的雌雄，说明了自然界新生命的起源是阴阳两性精气交合而成，即说明了精产生于个体之前。早在《内经》中就已论述了人的生命亦来源于精。如《灵枢·决气》说："两精相搏，合而成形，常先身生，是谓精。"《灵枢·经脉》又说："人始生，先成精，精成而脑髓生。"明确指出了精是构成人体胚胎的原始物质。

人体出生之后，先天之精又赖后天之精的滋养，以发挥其主生长发育及生殖的生理功能。在《素问·上古天真论》中明确阐释了人从幼年开始，随着肾中精气的逐渐充盛而出现"齿更、发长"等逐步发育的现象。以后又随着肾中精气的不断充盛而产生了一种"天癸"的物质。由于"天癸"的作用，促使机体性机能成熟并具备生殖能力，在女子则"月事以时下"，在男子则出现"精气溢泻"的生理现象。人到中年以后，随着肾中精气的逐渐衰少，"天癸"也随之衰少而渐至耗竭。到老年时期，"男不过尽八八，女不过尽七七，而天地之精气皆竭矣"，"地道不通，故形坏而无子也"（《素问·上古天真论》）。由于生命全过程都要依靠精进行各种生理活动，所以在《素问·上古天真论》中把"肾气"的盛衰作为机体生、长、壮、已之本；把机体的齿、骨、发的生长状态作为观察肾中精气盛衰的外候，和判断机体生长发育状况和衰老程度的客观标志。这些论述，至今仍有较高的科学意义和实用价值，为临床防治某些先天性疾病、生长发育异常、性机能障碍和抗衰老等，均提供了理论依据。

（二）精是人体正气之本

精不仅是构成人体生命活动的物质基础，是生命之本，而且在化生气血以维持人体脏腑经络机能活动、抗御病邪损害、延年益寿等方面也起到重要的作用。所以精又是正气之本。

精化气、化血、生神。《素问·阴阳应象大论》说："气归精……精化为气。"肾精充盈，在肾阳的温煦蒸化下，则化为元气，以激发、推动脏腑经络的功能活动。肾精充足，则元气充沛；肾精亏虚，则元气虚弱。肾藏精，精生髓，精髓是化生血液的原始物质；肝藏血，血又可化精。因此，肾中精气充盈，则肝有所养，血有所藏，肝中所藏血量充盛，则肾有所滋，精有所藏，故有"精血同源"之说。精，又是神志活动的物质基础，故精足则神旺，精亏则神衰。人体精、气、血、津液充足，脏腑、经络、组织器官就会得到充分的物质供养，从而维持其正常的生理活动，表现出旺盛的精力。

精是正气之本。正气既与邪气相对而言，又是脏腑、经络、组织器官正常的功能活动、机体的抗病能力和修复能力。正气充沛与否，与精气的盛衰有着密切的关系。精气充盛，则脏腑健壮而气血津液化生有源，气血津液的运行和代谢正常，因而正气亦就强盛。正气强盛是防病抗邪的重要保证。一方面，使卫气固密，用以抵御外邪的侵袭，正如《素问·遗篇·刺法论》所说，"正气存内，邪不可干"；另一方面，即使患病，病情也轻，易于康复。同时，正气还能够防止和消除人体各种内在的病变。若精气亏虚，正气亦衰，抗病力也随之低下，不仅外邪易侵入机体而发病，而且人体内部还会产生各种病变。

总之，精是构成人体和维持人体生命活动的基本物质，并关系着生长发育、衰老和死亡的整个生命过程，也是养生防病、延年益寿的根本。所以要注意对精气的保养，特别是对肾精的保养，只有这样，才能保持人体健康，却病延年。

第二节　神

一、神的基本概念

《灵枢·天年》说："何者为神？岐伯曰：血气已和，荣卫已通，五脏已成，神气舍心，魂魄毕具，乃成为人。"说明神是人的特征，唯有人才有思维、意识活动，精神相合，乃构成人。

神有广义和狭义之分。广义的神，是指整个人体内在生命活动的外在表现。诸如整个人体的形象，以及面色、眼神、表情、感觉反应、言语应答和肢体的活动姿态等外在表现，均属于"神"的范畴。由于神以脏腑形体和气血津液为物质基础，所以，当脏腑的生理活动和气血津液的功能反映于外时，神又有不同的表现形式。例如，以人体内部脏腑生理活动及外部表现而产生生命现象的机理称"神机"，人体生命活动的正常与否都可以从神表现出来，故《素问·五常政大论》说"神去则机息"；精、气、血、津液充养全身时，精与色合，现于面部称"神色"；精气滋养心脑，精与神合，称"精神"，又称"神志"、"神明"；注之于目，目睛灵活，称"眼神"；充于脉道，称"脉有神"等等。在诊断疾病时，也强调注重人体的

"神气"、"神色"、"眼神"和"脉有神"等，故称"得神者昌，失神者亡"（《素问·移精变气论》）。而在治疗疾病时，又当察神气的变化。以上所说的"神"，都是指广义的神。

狭义的神，指精神、意识、思维活动，包括魂、魄、意、志、思、虑、智等，属于心神的功能。人的精神、意识、思维活动，是大脑的生理功能，即大脑对外界事物的反映。但由于藏象学说以五脏为中心，所以认为人的精神、意识、思维活动归属于五脏，故《灵枢·本藏》说："五脏者，所以藏精、神、血、气、魂、魄者也。"而在五脏之中又以心为"君主之官"，成为人的精神、意识、思维活动的主宰。如张介宾在《类经·藏象类》中说："心为脏腑之主，而总统魂魄，并赅意志。"精神、意识、思维高级活动，是人类特有的生命活动的体现形式，存在于生命活动之中。

广义的神和狭义的神，二者都是生命活动的主宰，又都以脏腑和气、血、津液作为物质基础。

至于喜、怒、忧、思、悲、恐、惊七种情志变化，虽然也赅括于神的范畴，因已在"藏象"一章讨论过，此节不再赘述。

二、神的生成

神的物质基础是精。神生于先天之精，故《灵枢·本神》说："生之来，谓之精，两精相搏谓之神。"当胚胎形成之际，生命之神也就产生了。其中神、魂、魄也与生俱来，随着人的成长逐渐发展着，派生为意、志、思、虑、智等精神、意识、思维活动。神虽生于先天之精，但必须赖后天之精的滋养，所以《灵枢·平人绝谷》说："故神者，水谷之精气也。"

神还与气血存在着密切关系。人的精神、意识、思维活动，有赖于气血的正常运行，尤其需要血液为其提供充分的养料，因而气血是产生神和维持神活动的物质基础。气血的充盈与否和运行的正常与否，足以影响人的精神、意识、思维活动。如李梴在《医学入门·脏腑总论·心脏》中说："神者，血气所化，生之本也。万物由之盛长，不着色象；谓有何有，谓无复存。主宰万事万物，虚灵不昧者是也。"形象指出了神的生成和功能。

三、神的内容及其生理作用

（一）神

神对整个人体的生命活动起着主宰作用。生命之神是人体生命活动的总体现，神旺则身强，神衰则体弱，神存则生，神去则死，唯有神的存在，才有生命活动。心神主持人的精神、意识、思维活动，并统领协调五脏六腑的生理功能和气血津液的运行。心神的作用，实际上是大脑的机能，是大脑对机体的统帅作用和对外界事物的反映。历代医家基于中医学理论及长期生活实践和医疗实践经验的总结，将人的精神、意识、思维活动和脏腑、气血的功能归心所主宰，认为神明之心具有"君主之官"（《素问·灵兰秘典论》）的作用，因而是"五脏六腑之大主，精神之所舍也"（《灵枢·邪客》）。

（二）魂

魂属精神活动范畴，归肝所藏，所以《灵枢·本神》说："肝藏血，血舍魂。"

魂与精神活动有关。《灵枢·本神》说："随神往来谓之魂。"魂的随神往来，说明魂和神都是精神活动。魂的功能，一是反映不自主的思维活动，调节心理平衡。如做梦，就是这种心理活动的反映之一。二是与神思的集中和神志的清醒状态有关。魂的以上功能是精神活动的重要组成部分，也是反映精神心理健康的重要方面，故神清则魂安，神静则魂藏。若神不清静，魂也不安藏，常易引起神思恍惚，注意力不集中，或者失眠多梦等病症；若魂未随神活动，则会出现各种幻视、幻听，或梦中的种种梦觉，以及梦语、梦游等现象。

（三）魄

魄是神功能活动的一部分，藏于肺中。

魄的功能，主要是主司人体本能的感觉和动作。张介宾在《类经·藏象类》中说："魄之为用，能动能作，痛痒由之而觉也。"故耳的听觉，目的视觉，鼻的嗅觉，皮肤的冷热、痛痒感觉，以及手足的运动，初生儿的吸吮和啼哭等，都与魄有关。人体这种本能的感觉和动作，是魄以精为基础的外在反映，所以《灵枢·本神》说："并精而出入者，谓之魄。"若精血旺盛，则形健而魄全，魄全则感觉灵敏、动作灵活；精血不足，则体弱而魄衰，可表现感觉不灵敏、动作迟钝等症状。

（四）意、志、思、虑、智

意、志、思、虑、智，具有意识、思维作用，为心神所主。

1．意、志

意是意识，回忆，或未成定见的思维。志是志向，对事业完成的决心，或形成定见之后的存记。因此，意、志都属于意识思维范畴。意识思维能够使人们从客观现实中引出概念、思维和计划等，来指导自己的行动，使行动具有目的性、方向性和预见性，是人类自觉的和能动的生理活动。

《灵枢·本神》说："心有所忆谓之意，意之所存谓之志。"意、志具有萌发事物行动动机及其对动机存记的作用。意的回忆或一念之生而尚未形成定见及志对定见的存记，是对事业的初步规划和完成的决心。此外，志还有对知识和经验等的存记作用。意志的功能与肾中精气的充沛与否有密切关系。如小儿肾中精气未充盛，就尚无完善的意识、记忆功能；年老肾中精气衰少，就会出现健忘。病理性的健忘也多与肾中精气不足有关。

2．思、虑、智

思是反复思考。虑是深谋远虑。智是智慧。

思和虑，是对事物处理或行动之前认识事物的思维活动，具有在事物行动之前作一再思考，远谋未来，并不断修改调整计划，使其尽可能符合客观实际的作用。智，是为达到处理事物目的所进行的思维活动。智的作用，是在意、志、思、虑的基础上，为实现事物行动的目的所要采取的正确处理方法和步骤。《灵枢·本神》说："因志而存变谓之思，因思而远慕谓之虑，因虑而处物谓之智。"古人对思、虑、智所下的定义，是符合思维活动规律的，其思维过程是一级高一级的深化过程。

魂、魄、意、志、思、虑、智的功能活动虽各有区别，但其总的主宰是心神。若心神的功能失常，则魂、魄、意、志等精神、意识、思维活动就会紊乱，所以《灵枢·大惑论》说：

"神劳则魂魄散,志意乱。"

第三节 气

一、气的基本概念

中国古代哲学家认为,气是构成世界的最基本物质,宇宙间的一切事物都是由气的运动变化而产生。《易·系辞传上》说:"精气为物。"孔颖达疏云:"精气为物者,谓阴阳精灵之气,氤氲积聚而成为万物也。"阴阳二气在此世界里时时刻刻都在运动着,从而衍化出了形形色色的大千世界。故《周易·系辞》说:"天地氤氲,万物化醇。"

古代哲学的气学理论引进到医学领域,形成了中医学中气的基本理论。中医学认为,气是构成人体的最基本物质,如《素问·宝命全形论》说:"人以天地之气生,四时之法成。""天地合气,命之曰人。"指出了人是天地之气相合而产生,即人是自然界的产物。气,又是维持人体生命活动的最基本物质。自然界存在着人类赖以生存的精微之气,而人体必须不断从自然界中摄取精气,才能维持生命活动。如《素问·六节藏象论》说:"天食人以五气,地食人以五味,五气入鼻,藏于心肺,上使五色修明,音声能彰;五味入口,藏于肠胃,味有所藏,以养五气,气和而生,津液相成,神乃自生。"指出了人体需要不断地从"天地之气"中摄取营养成分,以养五脏之气,从而维持机体的生理活动。

气,概括起来有两个含义:一是构成人体和维持生命活动的具有很强活力的精微物质,如呼吸之气、水谷之气等。二是指脏腑组织的生理功能,如脏腑之气、经络之气等。两者是相互联系的,前者是后者的物质基础和动力,后者是前者的功能表现。脏腑组织的生理功能已在"藏象"一章中分别讨论过,本节主要论述构成人体和维持生命活动的气。

在中医学理论中,气的名称很多,除了"脏腑之气"、"经络之气"外,还有把正常气候称作"六气",把整个机体的生理功能和抗病能力称作"正气",把致病因素称作"邪气",把中药的寒、热、温、凉四种性质称作"四气",把机体内不正常的水液称作"水气",把温病发热过程中的一个病理阶段称作"气分"等等。这些"气"与本节所论述的构成人体和维持生命活动的"气"是有区别的。

二、气的生成

人体的气,来源于禀受父母的先天之精气、饮食物中的营养物质(即水谷之精气,简称"谷气")和存在于自然界中的清气。通过肺、脾、肾等脏腑的生理功能的综合作用,将三者结合起来而生成。其中肾中精气来自父母,为先天之精,在人尚未出生之前已经形成。父母之精交合,形成人体的胚胎。因此,胚胎自身就包含着受之于父母的先天之精气,从而成为促进人体生长发育的原动力和繁衍后代的最根本的物质基础。水谷之精气,来源于饮食物。饮食入胃,经脾之运化,其精微者由脾上输于肺,在心肺的共同作用下,敷布全身,成为人体气血化生的主要来源。自然界之清气,通过肺的呼吸功能被吸入人体。人一降生便开始呼吸,由肺吸入的自然界清气成为人体气生成的重要来源之一。所以,气的生成,与先天之精是否充足，后天之精是否盈盛，肺、脾、胃、肾等脏腑功能是否正常有密切关系。其中以脾胃的运化功能尤为重要，因为人出生后，机体生命活动的持续和气血津液的化生都依赖于脾胃运化的水谷精微；先天之精气，也必须依赖于水谷精气的充养，才能发挥其生理效应。

所以，《灵枢·五味》说："故谷不入半日则气衰，一日则气少矣。"

三、气的生理功能

气既是人体的组成部分，又对人体具有十分重要的生理作用，所以《难经·八难》说："气者，人之根本也。"《类经·摄生类》说："人之有生，全赖此气。"故气充形，则人体生机旺盛；形无气，则"形骸独居而终矣"（《灵枢·天年》）。充分说明气在人体的重要性。气的生理功能，主要有六个方面：

（一）推动作用

气是活力很强的精微物质，对于人体的生长发育，各脏腑、经络等组织器官的生理活动，血的生成和运行，津液的生成、输布和排泄，均起着推动作用和激发其运动的作用。如果气虚衰而导致推动、激发作用减弱，则影响机体的生长、发育，或出现早衰，或使脏腑、经络等组织器官的生理活动减弱，或使血和津液的生成不足，运行迟缓，从而引起血虚、血液运行不利和水液停滞等病理变化。

（二）温煦作用

《难经·二十二难》说："气主煦之。"就是说，气有熏蒸、温煦作用。人体体温要依靠气的温煦作用来维持恒定；各脏腑、经络等组织器官也要在气的温煦作用下进行正常的生理活动；血和津液等液态物质也须靠气的温煦作用才能进行正常的循环运行，故说"血得温而行，得寒则凝"。如果气的温煦作用失常，就会出现温煦太过和不及的病证。若温煦太过，即所谓"气有余便是火"，就会因气郁不散而化热，出现发热、恶热喜冷等热象；温煦不足，即所谓"气不足便是寒"，就会出现畏寒喜热、四肢不温、体温低下、血和津液运行迟缓等寒象。

（三）防御作用

机体的防御作用非常复杂，虽然包括气、血、津液和脏腑、经络等组织器官的多方面的综合作用，但是气在其中起着相当重要的作用。气的防御作用，主要体现在两个方面：一方面保卫全身的肌表，防御外邪的侵入；另一方面驱除邪气于体外。若气旺、体健，则能抗御外邪的入侵，即使病后，也易驱邪外出。若气虚羸弱，气的防御作用减弱，全身抗病能力就要下降，机体也易罹患疾病，病后也难以速愈。故《素问·评热病论》说："邪之所凑，其气必虚。"

（四）固摄作用

固摄作用，是指气具有对体内液态物质的固护、统摄和控制，防止其无故流失的作用。另外，还具有固摄脏腑，使之固定于一定部位的作用。气的固摄作用主要表现在：固摄血液，防止血液溢出脉外；固摄汗液、尿液、唾液、胃液、肠液等，使之有规律地正常排泄；固摄精液，防止其妄泄耗损；固摄脏腑，防止脏器下垂。若气的固摄作用减弱，可致出血、多汗、多尿、滑精，以及胃、肾等内脏下垂证。

（五）气化作用

气化作用，是通过气的升降出入运动而实现的。气化，是指气的运动而产生的各种物质和能量的转化。具体地说，即精、气、血、津液各自的新陈代谢及其转化。气促进机体内精微物质的化生和相互转化：一方面，气本身可充养形体，并积蓄热能；形体内的物质也可部分地转化为气，以供人体热能之需；精微之气在供养脏腑组织器官的过程中转化为废物、浊气。另一方面，在气的作用下，饮食物转化为水谷精微，然后再生成气、血、津液；津液转化为汗和尿液；饮食物经过消化吸收后，其残渣转化为糟粕等。这些都是气化形式的具体体现。因此，气化运动是生命活动最基本的特征。如果气化功能失常，则影响饮食物的消化、吸收，影响气、血、津液的正常转化，影响汗液、尿液和粪便的排泄，形成各种代谢失常的病变。

（六）联系调节作用

气是运动着的精微物质。气的联系作用，是指气具有使人体本身和人与自然界之间保持完整性、统一性的作用；气的调节作用，是指气能够调节人体的生理功能，使其达到阴阳的相对平衡状态。气的联系、调节作用表现在：一方面，人体脏腑、经络、形体和诸窍，通过气的升降出入运动而密切相联，相互维系和调节，形成了人体组织结构之间和生理功能之间的整体性和协调性。如《灵枢·卫气》说："其气内干五脏，而外络肢节。"另一方面，人体与自然界不断进行着"精气"与"废气"的交换，即吸收天地之精气，并排出浊气和汗、尿、粪便等废气、废物。气的以上作用，对于维持人体生命活动，调节人体的生理平衡，都有着重要意义。一旦气的联系调节作用受到影响，则脏腑组织之间就会出现各种病理性影响，人体与自然界的平衡关系就会受到破坏而出现种种病变。

四、气的运动

人体的气，是不断运动着的精微物质，它流行全身，无处不到。正是由于气的不断运动变化，才产生了人体的各种生理活动。气的运动，称为"气机"。

气的运动形式，可归纳为升、降、出、入四种最基本的运动形式。升，是指气自下而上运行；降，是气自上而下运行；出，即气由内向外运行；入，即气由外向内运行。这四种运动形式体现在气的激发、推动下的脏腑组织器官的生理活动中。脏腑、经络等组织器官都是气升降出入的场所，故《素问·六微旨大论》说："升降出入，无器不有。"由于各脏腑、经络等组织器官的生理特性和位置不同，其升降出入运动的表现形式也不同。一般地说，心肺在上，其气下降；肝肾在下，其气上升；脾胃居中，为升降出入的枢纽。具体到各个脏腑，则又各有不同。如肺气的呼吸与宣降，其生理活动就体现出升、降、出、入四种形式，即呼气是出，吸气是入，宣发是升，肃降是降。脾胃的受纳和运化功能，脾气主升，胃气主降。饮食入胃后，经过脾和肠的消化作用，分化为精微和糟粕两部分，其精微者由脾上升于肺，布散全身，体现了脾气主升；其浊者由胃肠传导下行，经肛门排出，体现了胃气主降。又如肾脏，肾精所化的元气输布全身和肾对水液的蒸腾气化，水液之清者升腾向上，表现为升；水液之浊者下达膀胱，气化为尿液排出，则表现为降与出；肾主纳气，能协助肺呼吸，吸气时，使气下达"丹田"，这是主降与入等。此外，气的升降出入还表现在脏腑之间的协调关系上，如肺主呼气，肾主纳气；肺气下降，肝气上升；心火下降，肾水上腾；脾升胃降等等。脏腑气机的升降出入虽各有特性，但从整个机体的生理活动来看，升与降、出与入之间必须协调平衡。

气机的升降出入，对于人体的生命活动至关重要。人的生命活动离不开气的运动，如肾中精气，水谷之精微，呼吸之精气，都必须通过升降出入才能布散全身。而血与津液，亦必须通过气的运动，才能不断运动和流行。脏腑、形体、官窍、经络之间的相互联系，也只有通过气的升降出入运动，才能得以实现。另外，人与自然界之间，也是依靠气的运动来实现清气的吸入、浊气的排出、食物的摄入、粪便的排出、水液的饮入、汗与尿液的排出等生命活动。故《素问·六微旨大论》说："出入废则神机化灭，升降息则气立孤危。故非出入，则无以生长壮老已；非升降，则无以生长化收藏。"

脏腑气机的升降出入之间协调平衡，气的运动畅通无阻，气的升降出入运动正常，称为"气机调畅"。若升降出入平衡失调，称"气机失调"。气机失调有多种形式，如气的局部停滞，称"气滞"；气的上升太过或下降不及，称"气逆"；气的下降太过或上升不及，称"气陷"；气不能内守而脱失，称"气脱"；气郁结于内而不通达，称"气郁"、"气结"、"气闭"等。这些情况多由于某脏腑的气机失调，进而影响到脏腑之间的功能失调。《素问·六微旨大论》说："故无不出入，无不升降。化有大小，期有近远，四者之有，而贵常守，反常则灾害至矣。"因此，正确认识气机的正常状态与病变机理，对于指导临床"气机失调"病变的治疗有重要意义。

五、气的分类与分布

人体的气，是生理的主要组成部分，由于其分布部位和功能特点不同，因而有元气、宗气、营气、卫气等不同名称。现分述如下：

（一）元气

元气，又名"原气"、"元真之气"。因其功能特征不同，而有元阴和元阳之别。元气是人体最基本、最重要的气，它发自于肾，通行全身，为人体生命活动的原动力。

1. 组成与分布

元气根于肾，由肾中先天之精气所化生，又赖后天水谷精气的滋养和补充。因为肾中精气禀受于父母之精，胚胎时即已存在，出生之后，它不断气化生成为元气，布散全身，推动机体的生长发育和各种生理活动，而在化生元气过程中，精又不断地被消耗，所以必须赖后天水谷精气的滋养和补充。因此，对于先天之精不足而元气虚弱者，也可通过后天培养之力，以补先天。如张景岳说："故人之自生至老，凡先天之精不足者，但得后天培养之力，则补天之功，亦可居其强半。"（《景岳全书·杂证谟·脾胃》）故元气的盛衰，除与先天禀赋密切相关外，与后天脾胃运化功能及饮食营养亦密切相关。元气下藏于肾，并通过三焦而流行于全身，内至五脏六腑，外至形体百骸、五官九窍，无处不到，故《难经·六十六难》说："三焦者，元气之别使也，主通行元气，经历于五脏六腑。"《金匮要略·脏腑经络先后病脉证第一》也说："腠者，是三焦通会元真之处。"

2. **主要生理功能**

元气的主要功能，是推动人体的生长和发育，温煦和激发各脏腑、经络等组织器官的生理功能，其中元阳之气，能助长一身之阳气；元阴之气，能滋养一身之阴气。故元气是人体生命活动的原动力，也是人体维持生命活动的物质基础。元气充沛，则人体生长发育佳良，生殖机能旺盛，脏腑功能强盛，抗病能力强，健康长寿；反之，元气衰惫，就常会生出种种病变。

（二）宗气

宗气有汇总之义。宗气居于胸中，又称大气、动气。宗气在胸中积聚之处，称作"气海"，又曰"膻中"，故《灵枢·五味》说："其大气之抟而不行者，积于胸中，命曰气海。"

1. **组成与分布**

宗气是胸中之气，由肺所吸入的自然界之清气和脾胃化生的水谷精气结合而成。因此，宗气属于后天之气。《灵枢·邪客》说："宗气积于胸中，出于喉咙，以贯心脉而行呼吸焉。"就是说，宗气聚集于胸中，由肺贯入心脉并布散周身；同时，经肺的宣发、肃降，上出咽喉，下蓄丹田，并由气街注入足阳明经而布散全身。

2. **主要生理功能**

宗气的主要生理功能有两个方面：一是走息道以助呼吸，兼司嗅觉。《灵枢·邪气脏腑病形》说："其宗气上出于鼻而为臭。"凡语言、声音、呼吸的强弱，嗅觉的灵敏与否，都与宗气的盛衰有关。二是贯心脉以推动血行。凡血液的运行，肢体的寒温和活动能力，视听的感觉能力，心搏的强弱及其节律等，皆与宗气的盛衰有关。故《素问·平人气象论》说："胃之大络，名曰虚里，贯膈络肺，出于左乳下，其动应手，脉宗气也。盛喘数绝者，其病在中……绝不至，曰死；乳之下，其动应衣，宗气泄也。"充分说明了宗气具有推动心脏搏动及调节心率和心律等功能。所以，在临床上常常以虚里（相当于心尖搏动部位）的搏动状况和脉象来测知宗气的盛衰。

（三）营气

营气是与血共行于脉中之气，富有营养而营周不休，故名营气。营气与血关系密切，故常"营血"并称。营气与卫气相对而言，属于阴，故又称"营阴"。

1. **组成与分布**

营气主要来自脾胃运化的水谷精气，由水谷精气中的"精专之气"化为营气。营气产生后，出于中焦，注入手太阴肺经，循十四经之道运行全身，终而复始，营周不休。《素问·痹论》说："营者，水谷之精气也，和调于五脏，洒陈于六腑，乃能入于脉也，故循脉上下，贯五脏，络六腑也。"指出化生于水谷精气的营气循经脉运行而营养五脏六腑。

2. **主要生理功能**

营气的主要生理功能有营养机体和化生血液两个方面。营气对机体的营养作用，在于它是水谷精微中的精专部分，富含营养。营气随血由脉运行于全身上下，外达肌腠与四肢百骸，内至五脏六腑，为脏腑经络及组织器官的生理活动提供营养物质。故《灵枢·邪客》说："营气者……以荣四末，内注五脏六腑。"营气还是形成血液的重要组成部分。营气运行于经脉之中，与渗注于经脉之中的津液相结合，形成血液，然后汇入肺脏输布全身。《灵枢·营卫生会》说："此所受气者，泌糟粕，蒸津液，化其精微，上注于肺脉，乃化而为血，以奉生身，莫贵于此，故独得行于经隧，命曰营气。"就是对营气的营养作用和形成血液过程的具体说明。

（四）卫气

卫气是行于脉外之气。由于它具有保卫机体，不使外邪侵犯的作用，故曰卫气。卫气与营气相对而言，则卫属阳，故称"卫阳"。

1. 组成与分布

卫气主要由水谷精微化生，它的特性是"慓悍滑利"。也就是说，它的活动特别强，流动很迅速，故《素问·痹论》说："卫者，水谷之悍气也。"《灵枢·营卫生会》亦说："其浊者为卫。""浊"，就是指刚悍之义。卫气的运行不受脉道的约束，行于脉外，内而胸腹脏腑，外而皮肤肌腠及分肉，无处不到。故《素问·痹论》又说："其气慓疾滑利，不能入于脉也，故循皮肤之中，分肉之间，熏于肓膜，散于胸腹。"卫气的循行规律是：昼行于阳二十五周，夜行于阴二十五周，周而复始，运行全身。

2. 主要生理功能

卫气的主要生理功能有三个方面：一是卫护肌表，防御外邪入侵。卫气这一功能是气的防御作用的具体体现。卫气由肺宣发，外达于肌表，充沛于皮肤之中，抗御着外来的邪气，使之不能侵入人体，故有"肺主卫"之说。孙一奎在《医旨绪余·宗气营气卫气》中说："卫气者，为言护卫周身……不使外邪侵犯也。"卫气虚者，常易感受外邪而发病。二是温养脏腑、肌肉、皮毛等。卫气的这一生理功能是气的温煦作用的具体体现，卫气温煦全身，内温脏腑，外暖肌腠皮毛。卫气不仅有温煦作用，而且还有温养作用。卫气和，则人体内外的温度适中，以利于脏腑、九窍生理功能的正常进行。正如《灵枢·本藏》说："卫气和，则分肉解利，皮肤调柔，腠理致密矣。"若卫气虚弱，各脏腑组织得不到正常的温煦，则可出现畏寒；卫气运行受阻，郁则发热。三是调节控制肌腠的玄府开合，汗液的排泄，以维持体温的相对恒定。卫气的这一功能是气的固摄作用和气化作用的具体体现。卫气往来于肌腠皮毛之间，有节律地启闭玄府（汗孔），以调节汗液的排泄和体温的恒定。汗孔开合失调，可见自汗、多汗或无汗等症。

卫气的上述三项功能是相互联系与协调的，所以《灵枢·本藏》说："卫气者，所以温分肉，充皮肤，肥腠理，司开合者也。"这是对卫气生理功能的具体说明。

营气和卫气，都是以水谷精气为主要生成来源，但是"营行脉中"，"卫行脉外"（《灵枢·营卫生会》）；营性柔顺，主内守而属阴，卫阳慓悍，主卫外而属阳。二者之间的运行相互协调，不失其常，才能维持正常的腠理开合，调节体温使其恒定，"昼精夜瞑"（《灵枢·营卫生会》），以及正常的防御外邪的能力。反之，若外邪所侵，或其他因素致使营卫不和，则会出现恶寒发热，无汗或汗多，"昼不精夜不瞑"，以及防御外邪能力减弱等病变。

第四节　血

一、血的概念

血是循行于脉道中的富有营养的赤色液态物质，具有很强的营养和滋润作用，是构成和维持人体生命活动的基本物质之一。

脉是血液运行的管道，全身的血液都在脉中流动，故有"血府"之称。血由心所主，由肝所藏，由脾所统，循行于脉中。在正常情况下，血运行于脉中，周而复始，如环无端，充分发挥它的生理效应。如因某些原因使血逸出脉外，这种现象称出血，而逸出脉外的血，则称"离经之血"。

二、血的生成

血的生成，来源于水谷精微，主要由营气和津液所组成。而营气和津液，都是饮食物经过脾胃消化、吸收而生成的水谷精微，由脾上输于肺，再由肺上贯心脉，化赤为血。所以，《灵枢·决气》说："中焦受气取汁，变化而赤，是谓血。""中焦"，即脾胃。"受气取汁"，指脾胃接受水谷，经腐熟、消化之后，摄取水谷之精气和精汁，进而化生为营气和津液，成为构成血液的最基本物质。其中营气是血液的重要组成部分，不但对血液的生成有重要作用，同时又具有营养的作用。此外，精血之间相互资生，精可转化为血，血亦可转化为精。如《张氏医通·诸见血证》说："气不耗，归精于肾而为精；精不泄，归精于肝而化清血。"《诸病源候论·虚劳精血出候》又说："肾藏精，精者，血之所成也。"由此可知，血和精是相互化生的，故后世有"精血同源"之说。

血的生成，在脏腑则与脾胃、心肺、肝肾有密切关系。营气和津液是化生血液的主要物质基础，而营气和津液又是由脾胃消化、吸收的水谷精微所化生，如《景岳全书·血证》说："血即精之属也，盖其源源而来，生化于脾。"因此，脾胃是气血生化之源。脾胃功能的强弱，饮食营养的佳良和合理与否，均直接影响着血液的生成。因饮食营养长期摄入不足，或脾胃功能的长期失调，均可导致血液的生成不足，而形成血虚的病理变化。故对血液化生不足的治疗，除了应注意饮食营养的合理调配之外，更要注意调理脾胃的运化功能。在血液的生成过程中，还需要心肺的共同作用。脾胃消化的水谷精微，化生为营气和津液，由脾上输入肺，与肺吸入的自然界之清气相结合，下贯注于心脉，在心阳的作用下变化而赤成为血液。可见，由水谷精微生成为血液，除脾胃的作用外，还必须经过心肺的作用，方能化赤为血。此外，肾藏精，肝藏血，精和血之间存在着相互资生、相互转化的关系。肾藏精，精生髓，精髓是化生血液的原始物质。肾中精气充足，则肝血得养，血之化生有根，血液就充盈。若肾精不足，肝失所养，则会导致肝血亏损；肝之藏血功能不固，且心不主血，脾不统血，可发生血虚、血瘀或出血等病理变化。因此，脾胃为血液生成之源，心肺乃血液生成之所，肝肾是血液生成之根。临床上脾胃、心肺、肝肾等脏腑，其中任何一脏腑的功能失常，都会影响血液的生成。若血的生成不足，就会出现面色苍白或萎黄、唇舌色淡、头晕耳鸣、两目干涩、心悸失眠、手足麻木、脉细弱等血虚表现。因此，在治疗上也离不开脾胃、心肺、肝肾等脏腑。

三、血的功能

血，具有营养和滋润全身的功能。血液主要由水谷精微所化生，含有人体所需要的各种营养物质。血在脉中循行，在心肺之气的共同作用下，内至五脏六腑，外达肌肉皮毛，如环无端地循脉运行，流动不息，不断地对全身脏腑、肢体、官窍等组织器官起着充分的营养和滋润作用，以维持正常的生理活动，故《难经·二十二难》说："血主濡之。"这是对血的营养和滋润作用的简要概括。《素问·五藏生成》说："肝受血而能视，足受血而能步，掌受血而能握，指受血而能摄。"《灵枢·本藏》又说："血和则……筋骨劲强，关节清利矣。"进一步阐释了机体的感觉和运动必须赖于血的营养和滋润才能维持正常的机能活动。血的功能正常，则面色红润，皮肤和毛发润泽有华，肌肉丰满壮实，筋骨劲强，脏腑坚固，感觉和运动灵活等。如果血不足，失去了濡养作用，就可能出现头昏目花、面色不华或萎黄、毛发干枯、肌肤干燥、肢体或肢端麻木等临床表现。

血，是神志活动的重要物质基础。神志活动由心所主，但神志活动的产生和维持必须以心血为物质基础。心血充足，神志得养而内守，才能神志清晰，精神充沛，思维敏捷。故《素问·八正神明论》说："血气者，人之神，不可不谨养。"《灵枢·平人绝谷》说："血脉和利，精神乃居。"所以，不论何种原因所形成的血虚、血热，或血液运行失常，均可以出现精神衰退，健忘多梦，失眠，烦躁，甚则可见神志恍惚，惊悸不安，以及谵狂、昏迷等神志失常的多种临床表现。

四、血的循行

血液运行于脉中，环周不休，运行不息。血液的正常循行，主要以气的推动、固摄和脉道的完整性与通利性为主要条件。同时，心、肺、肝、脾四脏对维持血液的正常循行也起着重要作用。

血，属阴而主静。血的运行，主要依赖气的推动作用；血行于脉中，而不致逸出脉外，主要依靠气的固摄作用。因此，血液的正常运行，取决于气的推动作用和固摄作用之间的协调平衡。脉道是一个相对密闭的管道系统，具有约束血液在脉道中循行的作用，在正常情况下，血液不会溢出脉外而导致出血。在病理情况下，气的推动作用太过或固摄作用不及，则血行加快，甚至溢出脉外而出血；反之，气的推动作用不及或固摄太过，则血行迟缓，流通不利，甚则形成血瘀。治疗时应根据吴鞠通在《温病条辨·治血论》中所说的原则，"故善治血者，不求之有形之血，而求之无形之气"，方能取得疗效。

血液的正常运行，不仅需要气的固摄、推动和脉道的约束作用，还需要各个脏腑生理功能的协调平衡作用。心主血脉，心气是推动脉中血液向前循行的基本动力，而循行于周身的血脉，皆汇聚于肺，肺主治节，通过肺气的作用以贯注心脉，使心有节律地将血布散全身。血的循行，又必须赖脾气的统摄，以及肝藏血、主疏泄功能的推动和调节。因而其中任何一个脏器的功能失调，都可能引起血行失常的病变。如：心气不足，血液运行无力，进而导致"心血瘀阻"证；肺气虚弱，不能促进血的运行，可导致血液运行失常、迟滞，而出现胸闷和心率的改变，甚则唇青、舌紫等瘀血之病理表现；脾气虚不能摄血，可致便血、崩漏以及肌衄发斑等各种出血证；肝血不足，可见妇女月经量少，甚则经闭；肝气横逆或上逆，又可致吐血、衄血及妇女崩漏等病证。

第五节 津 液

一、津液的概念

津液，是机体一切正常水液的总称，包括各脏腑组织器官的内在体液及其正常的分泌物，如胃液、肠液和涕、泪等。津液以水液为主体，同时还包含着大量宝贵的营养物质，所以是构成人体和维持人体生命活动的基本物质。

津和液，同属于水液，同源于水谷精微，但在性状、功能及其分布等方面又有所不同。布散于体表皮肤、肌肉和孔窍，并渗入血液，起滋润作用，性质较清稀，流动性较大的，称作津；灌注于骨节、脏腑、脑髓等组织，起濡养作用，质地较稠厚，流动性比较小的，称作"液"。津和液之间，相互补充，相互转化，所以一般情况下，往往津液并称。只是在"伤津"与"脱液"的病理变化时，在辨证论治中，须加以区分。

二、津液的生成、输布和排泄

津液来源于饮食水谷，通过脾胃运化及有关脏腑的气化功能而生成。《素问·经脉别论》说："饮入于胃，游溢精气，上输于脾，脾气散精，上归于肺，通调水道，下输膀胱，水精四布，五经并行。"这是对津液生成和输布的简要说明。

津液的生成，首先靠胃、小肠、大肠吸收饮食水谷的水分和营养。具体地说，靠胃的"游溢精气"吸收水谷中的部分精微；小肠主液，分别清浊，将水谷之营养和水分大部分吸收；大肠主津，即吸收糟粕中的残余水分。胃、小肠、大肠所吸收的水谷精微，一起"上输于脾"。而胃肠中的饮食水谷，必须经过脾的运化，才能成为津液。其次，靠肾的蒸腾气化作用，使全身水液中的清者重新上升返流全身。

津液的输布和排泄，主要靠脾的转输，肺的宣发、肃降和通调水道，肾的蒸腾气化等生理功能的协同作用，以三焦为通道，输布于全身。

脾对津液的转输主要表现在两个方面：一方面脾将津液上输于肺，通过肺的宣发肃降，将津液输布全身各脏腑、清窍及形体，即"脾气散精，上归于肺"。另一方面，将津液直接向四周布散至全身，濡养四肢。由于津液的生成有赖于脾的运化，津液的输布亦必经脾的转输，所以脾在津液的生成和输布过程中起着重要作用。若脾失健运，就会造成津液的生成和输布障碍，或生成不足，或停聚成痰成饮。

肺具有"通调水道"的作用，其功能是通过肺的宣发和肃降作用而完成的。肺接受从脾转输来的津液后，通过其宣发作用，经上焦将津液向上向外周布散至人体上部和形体体表，以发挥津液的营养和滋润作用，津液通过代谢化为汗液而排出体外；通过其肃降作用，经下焦把津液向下向内输布至人体下部、肾和膀胱等。此外，肺在呼气中也排出大量的水分。肺的宣发、肃降功能失常，则可能发生津液运行障碍，停聚于体内而成痰成饮，甚至水泛为肿。

肾在津液的输布排泄过程中则起着主宰作用，主要体现在两个方面：一是肾气蒸腾气化，推动着津液的生成、输布和排泄。从饮食水谷入胃后的腐熟，脾的运化和吸收，肺的宣降和通调水道，到肾脏将津液化生为尿液贮存于膀胱等生理过程，都有赖于肾气蒸腾气化的推动和调节，它贯穿于津液代谢的全过程。二是肾脏本身通过气化作用使代谢后的津液化为尿液，下注于膀胱而排出体外。所以肾脏主宰水液的代谢。同时，肾有主闭藏精气的作用，在生成尿液的过程中，肾在其中吸收其精微物质，防止精微物质流失。由此可见，肾主津液，除肾气的蒸腾气化作用影响着津液的生成、输布和排泄外，还直接主宰着尿液的生成和排泄，以调节全身津液的代谢平衡。

另外，三焦是津液运行输布的道路。《素问·灵兰秘典论》说："三焦者，决渎之官，水道出焉。"是说三焦是水液运行的道路，具有运行水液的作用，也是人体水液升降出入的道路，即人体水液的上行下达，外出内入，皆以三焦为道路。

总之，津液的生成、输布和排泄是一个复杂的过程，是许多脏腑相互协调配合共同完成的。津液的生成，依赖于脾胃对饮食物的运化功能；津液的输布，依赖于脾的转输和肺的宣发肃降功能；津液的排泄，亦须依赖于肺的宣发肃降和肾的气化以及三焦"决渎水道"的功能。津液的排泄途径，除了尿以外，还有汗、呼气和粪便三个方面。由于肺气宣发，将津液输布于皮毛，阳气蒸腾，从汗孔排泄，肺在呼气时，也带走一部分津液，这二者都与肺的宣发功能有关。经大肠排泄的粪便中亦含有少量的水分。可见津液的生成、输布和排泄及其维持代谢平衡，均依赖于气和许多脏腑一系列生理功能的协调作用，其中以肺、脾、肾三脏和三焦为主，尤以肾脏最为重要。故有"肺为水之上源"，"肾为水之下源"之称，以及"脾为胃行其津液"之说。因此，这些脏腑的病变可影响津液的生成、输布和排泄。

三、津液的功能

津液的功能有三：

（一）滋润和濡养作用

津液广泛地存在于形体所有脏腑、官窍等组织器官之内和组织器官之间，它不但含有大量的水分，还含有多种营养物质，对一切组织器官起着滋润和濡养作用。布散于体表的津液，滋养肌肤毛发，使肌肤丰润，毛发光泽；流注于孔窍的津液，滋养和保护眼、鼻、口等孔窍，津液充足则九窍滋润；渗入于血脉的津液，充养和滑利血脉，而且也是组成血液的基本物质；渗注于骨髓的津液，可滑利关节，濡润并充养骨髓、脊髓和脑髓；注入于内脏组织器官的津液，濡养和滋润各脏腑组织器官。若津液生成不足，则可出现肌肤干燥，毛发枯槁，口干咽燥，唇裂，鼻干无涕，甚则出血，眼睛干涩，视物不清等等。

（二）参与血液生成，调节血液浓度

津液与营气共同组成血液，如《灵枢·邪客》说："营气者，泌其津液，注之于脉，化以为血。"指出津液在营气的作用下，渗注于脉中，与营气共同化生血液。津液可根据血液浓

度的变化，出入脉道内外，以调节血液的浓度：当血液浓度增高时，津液就渗入脉中而稀释血液；当机体的津液亏乏时，血液可从脉中渗出，以补充津液。

（三）调节机体的阴阳平衡

人体津液的生成和代谢，对调节机体阴阳的相对平衡起着十分重要的作用。在生理情况下，津液的代谢常随着体内的生理情况和外界气候的变化而变化，并通过这种变化来调节体内阴液与阳气之间的动态平衡。如夏季气候炎热，则汗多，尿少；秋冬季节气候寒冷，则尿多，汗少。这种生理性调节作用，保持了人与自然界的统一，维持了自身体温的相对恒定，从而达到机体阴阳的相对平衡状态。

第六节　精神气血津液之间的关系

人体是一个有机整体，精、神、气、血、津液之间相互依存，相互制约。从人体的生命活动来看，人体可分为形、神两部分。精、气、血、津液（有形或无形而细微有质）为体内的精微物质，是产生一切机能、维持生命活动的物质基础，故可用"精"字概括之。神则是人体生命活动的总体现，包括精神、意识、思维活动，它是在精微物质的基础上产生的。

一、神与精、气、血、津液的关系

神以精（包括气、血、津液）为物质基础。神是人体生命活动的表现，而精神、意识和思维活动则是精的高级机能活动。神不能脱离物质的精而存在，如《灵枢·平人绝谷》说："神者，水谷之精气也。"《素问·八正神明论》说："血气者，人之神。"都说明精、气、血、津液是产生神的物质基础。神寓于精之中，人的精气充足，就表现为精神充沛，面色红润光泽，两目炯炯有神等。反之，精气不足，则表现为健忘，失眠多梦，神思恍惚，甚或表现为精神萎靡、面无光泽、目无神采等神气衰微的表现。

神主宰精、气、血、津液。张景岳说："虽神由精气而生，然所以统驭精气而为运用之主者，则又在吾心之神。"（《类经·藏象类》）神能内守，则气、血、津液的运行有序，脏腑组织器官得其充养而生理活动正常。否则，神悲伤则气消，常见泣涕易流；神惊恐则气乱，或血气下走，见面色㿠白、汗出、尿遗等症；神恼怒则血气俱逆，见面色红赤，甚至吐血等症。

二、气与血的关系

气与血是构成人体的两大类基本物质，故《素问·调经论》说："人之所有者，血与气耳。"《景岳全书·血证》说："人有阴阳，即为血气。阳主气，故气全则神旺；阴主血，故血盛而形强。人生所赖，惟斯而已。"皆指出了气血在人体的重要性。气和血皆为水谷精微所化生，气属阳而偏动，血属阴而偏静，二者不可分离，气是血液生成和运行的动力，血是气的物质基础和载体。"气主煦之，血主濡之"（《难经·二十二难》）。气和血的关系可概括为"气为血之帅"和"血为气之母"的关系。气和血无论在生理上还是在病理上，都是互相依存、互相资生、互相影响的。

（一）气为血之帅

1. 气能生血

是指血液的生成及其生成过程中均离不开气和气的运动变化——气化作用。气能生血，包括两个方面：一方面，营气是血液的主要组成部分。营气运行于经脉之中，与渗注于脉中的津液相结合，构成血液。另一方面，脏腑之气可化生血液。在脏腑之气的作用下，饮食物化生出水谷精微，水谷精微又分化成营气和卫气、津液等，营气和津液渗入脉中，相合而变化为血。因此说，气是化生血液的动力，气旺则化生功能自强而血生；气虚则化生血液的功能衰弱而血亏。所以，气虚常进一步导致血虚，而见气短乏力、面色不华、头晕目眩、心悸怔忡等气血两虚的病证。在临床治疗时，常于补血药中配以益气之品，即是取"气能生血"之义。另外，在大失血的情况下，更需急速补气，以恢复机体之机能，气得生则血得固，新血才能渐生。故程国彭在《医学心悟·论补法》中说："有形之血不能速生，无形之气所当急固。"

2. 气能行血

是指气具有推动血液在经脉中运行的作用。血属阴而主静，血的运行必须依赖气的推动。气行则血行，气滞则血瘀，气乱则血亦乱。具体地说，血是靠心气与经气的推动而流行的；肺主气而朝百脉，治理调节和促进血的运行；肝的疏泄作用则保持了血行通畅。此三脏协同作用，共同推动血液运行。气的推动作用正常，则血行通畅，运行无阻。若气的功能障碍，如气滞气虚，常可引起血行不利，甚至导致血瘀。故在临床上治疗血瘀证时，常于活血化瘀药中加入行气导滞之品，才能获得较好的疗效。因气虚导致的心血瘀阻证，在治疗时必须以补气为主，再配以活血化瘀之品。

3. 气能摄血

摄，即统摄，固摄。气能摄血，是指气具有统摄血液，使血行脉中而不溢出脉外的作用。气的固摄功能是通过脾来完成的。若脾气统摄作用正常，血液才能正常行于经脉之中而不溢出脉外。若脾气虚弱，统摄无权，则常导致各种出血证，如崩漏、便血、衄血、皮下紫斑等，称之为"气不摄血"或"脾不统血"。在治疗中必须用补益脾气之法，使其恢复摄血功能，方能达到止血的目的。

（二）血为气之母

血为气之母有两个含义：一是气附于血，血是气的载体。二是血是产生气的物质基础。气属阳而动，必须附着于有形之血才能行于脉中而不散失。若气不附于血中，则将漂浮而无根。气存在于血中，血在载气的同时不断为气的功能活动提供物质，使其持续得到补充，所以气不能离开血和津液而存在。血液充足则气得以载，气得以养，气才能正常运行，发挥其生理功能。大失血时，气随之而丧失；大汗出时，气亦随之而耗散。二者皆可导致亡阴基础上的亡阳证。故曰"血为气之母"。

总之，气属阳，血属阴，在正常生理情况下，气血阴阳是相对平衡的，正如《素问·生气通天论》所说："阴平阳秘，精神乃治。"反之，如血气不和，气血阴阳平衡失调，则会出现各种疾病，甚则"阴阳离决，精气乃绝"。在治疗时，应调整气血之间的关系，使之恢复平衡协调的状态，正如《素问·至真要大论》说："疏其血气，令其条达，而致和平。"

三、气与津液的关系

气属阳，津液属阴，故气与津液的关系，与气和血的关系极为相似。津液的生成、输布和排泄，全赖气的升降出入运动和气的气化、推动、固摄作用，而气在体内的存在形式及其运动变化，不仅附着于血液，而且亦附着于津液。因此，津液也是气的载体，是气存在、运动、变化的场所。

（一）气能生津

气能生津，是指津液的生成要依赖于气的气化作用。津液主要来源于饮食水谷。饮食入口，通过胃的受纳腐熟，小肠的泌别清浊，被分为精微和糟粕，其精微中的津液部分，经过脾的转输和"散精"作用，输布于全身。因此，饮食水谷化生津液的过程，离不开脾胃的气化功能。所以，脾胃气旺，则津液化生有源。若脾胃气衰，则津液化生不足，可出现津液亏乏之证，甚至出现气津两亏证。

（二）气能行（化）津

津液的输布与排泄，依赖于气的升降出入运动。津液的输布，首先由脾气的转输和"散精"作用将其布于全身，以"灌溉四旁"。同时，脾又将津液上归于肺。肺气通过宣发，将津液向外向上散布；通过肃降，把津液向下输送到肾与膀胱。肾中精气的蒸腾气化，是津液代谢的一个重要环节。由于脾、肺、肾与三焦之气的升降出入，不断推动着津液在体内的运行、输布，以发挥其滋润和濡养作用，多余的水液则转化为尿与汗排出体外，以维持津液的相对平衡。若气机不利，则津液的输布、排泄不畅，可导致水液停留，而出现痰饮、水肿等病证。所以，治疗痰饮、水肿等病证，常以行气利水为法。

（三）气能摄津

气具有固摄作用，可控制津液的排泄，防止其无故流失。具体而言，是指卫气对汗液及肾气对尿液的控制、调节作用。正常情况下，卫气强盛，主司汗孔开合有度，汗液排泄正常；肾气充足，气化作用旺盛，摄纳有权，则膀胱正常贮存和排泄尿液。若卫气亏虚，卫外不固，汗孔开合失司，则多汗漏汗；肾气不足，气化作用低下，摄纳无权，则常见尿频、多尿、遗尿，甚至小便失禁等症。

（四）津能载气

津能载气，是指津液是气的载体，是气运动变化的场所。气无形而动，必须附着于有形之津液，才能存在于人体内，故曰"津能载气"。如津液的生成、输布、排泄正常，津液充足，则气得以正常存在于体内。当由于多汗、多尿、大吐大泻等津液大量丢失时，气亦随之丧失，而引起"气随津脱"，出现气短息微、身倦乏力、面色㿠白、脉微欲绝等表现。如《金匮要略心典·妇人杂病注》所说："下多者，脾必伤也。"下伤津亦伤脾，故气弱。在临床治疗时，应急以益气固津、回阳救逆之法治之。

四、血与津液的关系

从广义上讲，血属于津液的范畴；就狭义而言，津液又为血的组成部分。可见二者相互交融，密不可分。血与津液的关系，可概括为以下两个方面：

（一）津血同源

血和津液同为液体，均属阴性，都来源于水谷精微，皆具有滋润濡养作用。二者相互为用，相互补充，共同完成滋养人体的作用，故有"津血同源"之称。

（二）津血互化

由于血和津液都有形而静，属阴，且功用一致，所以在循行、输布过程中，津液从脉外注入脉内则成为血，血中的津液渗出脉外则成为津液。

因为血和津液密切相关，所以在病机上也相互影响。如失血过多，则津液渗入脉中，使脉外津液不足，就会导致津亏血燥证。若因汗、吐、下等伤亡津液，则脉中津液渗出脉外，就会导致血燥津伤证。因此，临床上，出血的病人不宜用发汗法，以免再伤津液；而多汗津亏的病人，不宜用辛燥耗血的药物，以免更伤阴血。所以《灵枢·营卫生会》说："夺血者无汗，夺汗者无血。"张仲景也曾告诫"衄家不可发汗"，"亡血家不可发汗"。

第五章 经 络

经络学说，是研究人体经络的循行规律、生理功能、病理变化及其与脏腑相互关系的学说，是中医学理论体系的重要内容之一。

经络学说的产生，是古人在长期的医疗实践中，从针灸、推拿、气功等方面积累了经验，并结合当时的解剖学知识而逐渐形成的。

经络学说与藏象学说、气血津液理论等内容共同构成了中医学理论体系的核心，用以阐释人体的生理功能、病理变化等，并指导临床实践。它不仅是针灸、推拿等学科的理论基础，而且对于指导中医临床各科都具有十分重要的作用，故《灵枢·经脉》说："经脉者，所以决死生，处百病，调虚实，不可不通。"

第一节　络络的概念和经络系统的组成

一、经络的概念

经络，是运行全身气血，联络脏腑肢节，沟通上下内外的通路。

经脉和络脉总称为经络，二者是有区别的。《医学入门·经穴起止》说："经者，径也，径直者为经；经之支脉旁出者为络。"说明经脉是主干，有路径之意；络脉是分支，有网络之意。经脉大多循行于深部；络脉则循行于较浅的部位。经脉有一定的循行径路，而络脉则纵横交错，网络全身，共同把人体的脏腑、器官、孔窍以及皮肉筋骨等组织联结成一个统一的有机整体。

二、经络系统的组成

经络系统，由经脉和络脉组成。经脉可分为正经和奇经。正经有十二，即手足三阴经和手足三阳经，合称"十二经脉"，是气血运行的主要通道。奇经即督脉、任脉、冲脉、带脉、阴跷脉、阳跷脉、阴维脉、阳维脉八条经脉，合称"奇经八脉"，有统率、联络和调节十二经脉的作用。十二经别是从十二经脉别出的正经，也属于经脉范围，它们分别起自四肢，循行于体腔脏腑深部，上出于颈项浅部。阳经的经别从本经别出循行体内后，仍回到本经；阴经的经别从本经别出循行体内后，却与相为表里的阳经相合。十二经别的作用，主要是加强十二经脉相互表里的两经之间的联系，还由于它通达某些正经未循行到的器官与形体部位，因而能补正经之不足。

络脉是经脉的分支，有别络、孙络和浮络之分。别络有别走邻经之意，是较大的和主要的络脉。十二经脉与督脉、任脉各分出一支别络，再加上脾之大络，合为"十五别络"。别络的主要功能是加强相为表里的两条经脉之间在体表的联系。别络与经别的区别是：经别主内，没有所属穴位，也没有所主病证，主要是加强表里两经在人体深部的联系；别络则主外，各有一络穴，并有所主病证，主要是加强表里两经在体表的联系。浮络是循行于人体浅表部位而常浮现的络脉。孙络是最细小的络脉，《素问·气穴论》称它有"溢奇邪"、"通荣卫"的作用。

经筋和皮部，是十二经脉与筋肉和体表的连属部分。经络学说认为，人体的经筋是十二经脉之气"结、聚、散、络"于筋肉、关节的体系，是十二经脉的附属部分，所以称"十二经筋"。经筋有联缀四肢百骸、主司关节运动的作用。全身的皮肤，是十二经脉的功能活动反映于体表的部位，也是经络之气的散布所在。所以全身皮肤分为十二个部分，分属于十二经脉，称"十二皮部"。现将经络系统的主要内容列表如下（表5-1）：

表5-1 　　　　　　　　　　　　　**经络系统简表**

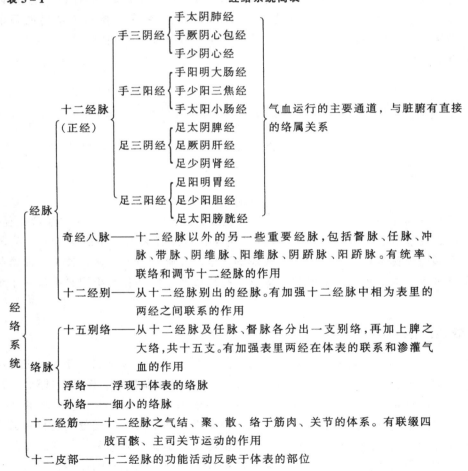

第二节 十二经脉

一、命名原则和名称

（一）命名原则

十二经脉分为手三阴经、手三阳经、足三阴经、足三阳经四组。每一经都是依据分布手足内外和所属脏腑的名称、阴阳属性而命名的。凡是行于上肢的为手经；行于下肢的为足经。行于手足内侧，属脏的，为阴经，阴经有太阴、少阴、厥阴；行于手足外侧，属腑的，为阳经，阳经有阳明、少阳、太阳。同时结合所连属脏腑名称而命名。因此，十二经中每一经脉的名称包括手或足、阴或阳、脏或腑三个部分。

（二）十二经脉名称

详见表 5－2：

表 5－2　　　　　　　　　　　　十二经脉名称分类表

	阴经（属脏）	阳经（属腑）	循 行 部 位（阴经行于内侧，阳经行于外侧）	
手	太阴肺经	阳明大肠经	上肢	前　缘
	厥阴心包经	少阳三焦经		中　线
	少阴心经	太阳小肠经		后　缘
足	太阴脾经*	阳明胃经	下肢	前　缘
	厥阴肝经*	少阳胆经		中　线
	少阴肾经	太阳膀胱经		后　缘

　＊在小腿下半部和足背部，肝经在前缘，脾经在中线；至内踝上八寸交叉之后，脾经在前缘，肝经在中线。

二、走向、交接、分布、表里关系及流注次序

（一）走向与交接规律

手足三阴三阳经脉的走行方向和相互交接是有一定规律的。十二经脉循行走向的一般规律是：阴经向上升而行于内侧，阳经向下降而行于外侧，即手之三阴经，从胸走手，交手三阳经；手之三阳经，从手走头，交足三阳经；足之三阳经，从头走足，交足三阴经；足之三阴经，从足走腹（胸），交手三阴经。

十二经脉在其循行过程中的交接规律是：相为表里的阴经与阳经在四肢部衔接；同名的

手足阳经在头面部交接；手足阴经在胸部相接。正如《灵枢·营卫生会》所说："阴阳相贯，如环无端。"（见图 5－1）

（二）分布规律

十二经脉在体表的分布（循行部位）也有一定的规律。

在四肢部：手足三阴经分布在内侧，手足三阳经分布在外侧。每侧又分前、中、后三条线，即手足经的太阴、阳明在前缘；手足经的厥阴、少阳在中线；手足经的少阴、太阳在后缘。在头面部：阳明经行于面部、额部；太阳经行于面颊、头顶及头后部；少阳经行于头侧部。在躯干部：手三阳经行于肩胛部；足三阳经则阳明经行于前（胸腹面），太阳经行于后（背面），少阳经行于侧面；手三阴经均从腋下走出；足三阴经均行于腹面。循于腹面的经脉，自内向外的顺序为：足少阴、足阳明、足太阴、足厥阴。

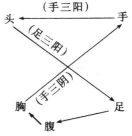

图 5－1　经络走向与交接规律示意图

（三）表里关系

十二经脉的表里相合关系，称"属"、"络"关系，十二经脉各与其本身的脏腑直接相连，称之为"属"；十二经脉各与其相为表里的脏腑相联系，称之为"络"。阳经皆属腑而络脏，阴经皆属脏而络腑。手足三阴三阳经，通过经别和别络相互沟通，组成六对"表里相合"关系。相为表里的两条经脉，都在四肢末端交接，都分别循行于四肢内外两个侧面的相对位置，分别络属于相为表里的脏腑，如足太阳经属膀胱络肾，足少阴经属肾络膀胱（参看十二经脉名称分类表）。十二经脉的表里关系，不仅由于相为表里的两条经脉的衔接而加强了联系，而且由于相互络属于同一对脏腑，因而相互表里的一脏一腑在生理上相互配合，在病理上相互影响。如肺主肃降，有利于大肠的传导；肺气不足，可影响大肠的传导，出现大便干结或便泄等。

（四）流注次序

十二经脉分布在人体内外，经脉中气血的运行是循环贯注的。因而，经脉在中焦受气之后，上布于肺，自手太阴肺经始，依次传至足厥阴肝经，再复传至手太阴肺经，首尾相贯，如环无端。其流注次序见表 5－3。

三、循行部位

（一）手太阴肺经

起于中焦，下络大肠，还循胃口，上行通过膈肌，属肺，横行至胸部外上方（中府穴），出腋下，沿上肢内侧前缘下行，过肘窝入寸口上鱼际，直出拇指内侧之端（少商穴）。

分支：从手腕的后方（列缺穴）分出，沿掌背侧走向食指桡侧端（商阳穴），交于手阳明大肠经。（见图 5－2）

表5-3 十二经脉流注次序表

手太阴肺经 ——食指端→ 手阳明大肠经 ——鼻翼旁→ 足阳明胃经 ——足大趾端→ 足太阴脾经

——心中——

手少阴心经 ——小指端→ 手太阳小肠经 ——目内眦→ 足太阳膀胱经 ——足小趾端→ 足少阴肾经

——胸中——

手厥阴心包经 ——无名指端→ 手少阳三焦经 ——目外眦→ 足少阳胆经 ——足大趾→ 足厥阴肝经

——肺中——

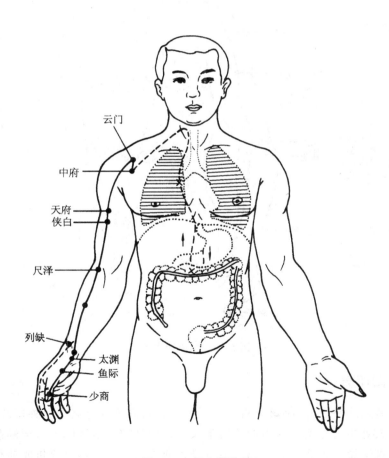

云门
中府
天府
侠白
尺泽
列缺
太渊
鱼际
少商

图5-2 手太阴肺经

（二）手阳明大肠经

起于食指桡侧端（商阳穴），经过上肢前缘至肩关节前缘，向后到第 7 颈椎棘突（大椎穴），再向前下行入锁骨上窝（缺盆），进入胸腔络肺，向下行至大肠，属大肠。

分支：从锁骨上窝上行，经颈部至面颊，入下齿中，还出夹口两旁，左右交叉于人中，至对侧鼻翼旁（迎香穴），交于足阳明胃经。（见图 5 – 3）

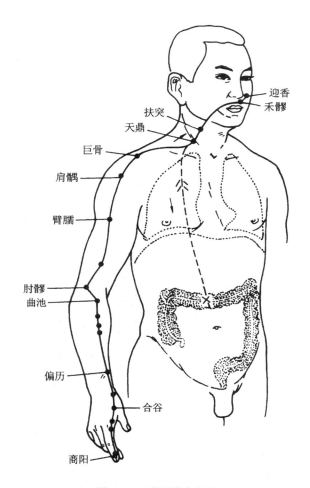

图 5 – 3 手阳明大肠经

（三）足阳明胃经

起于鼻翼旁（迎香穴），夹鼻上行，入目内眦，再向下入上齿中，夹口两旁，环绕嘴唇，在颏唇沟承浆穴处左右相交，沿下颌骨后下缘上行到耳前，沿发际上行至额前角（头维穴）。

分支：从颌下缘（大迎穴）分出，下行经人迎穴后行至大椎，再折向前行，入缺盆，下行穿过膈肌，属胃，络脾。

直行者：从缺盆出体表，沿乳中线下行至腹股沟处的气街穴。

分支：从胃下口幽门处分出，下行至气街穴，出体表，与直行脉会合，沿大腿内侧前缘下行至足背，入足第2趾外侧端（厉兑穴）。又从膝下3寸处（足三里穴）分出，下行入中趾外侧端。又一分支从足背上冲阳穴分出入足大趾内侧端（隐白穴），交足太阴脾经。（见图5－4）

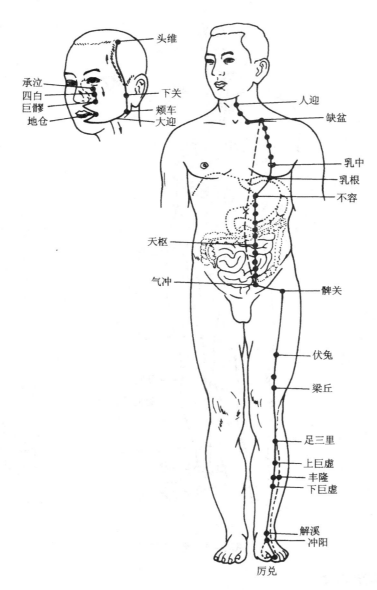

头维
承泣
四白
巨髎
地仓
下关
颊车
大迎
人迎
缺盆
乳中
乳根
不容
天枢
气冲
髀关
伏兔
梁丘
足三里
上巨虚
丰隆
下巨虚
解溪
冲阳
厉兑

图5－4 足阳明胃经

（四）足太阴脾经

起于隐白穴，沿足内侧赤白肉际上行，过内踝的前缘，沿小腿内侧正中线行至内踝上8寸处，交出足厥阴肝经之前，上行沿大腿内侧前缘，进入腹中，属脾，络胃。向上穿过膈肌，沿食道两旁，连舌本，散舌下。

分支：从胃别出，上行通过膈肌，注入心中，交于手少阴心经。（见图 5 – 5）

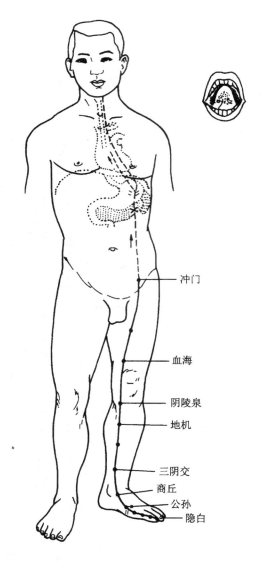

图 5 – 5　足太阴脾经

（五）手少阴心经

起于心中，走出后属心系，向下穿过膈肌，络小肠。

分支：从心系分出，夹食道上行，连于目系。

直行者：从心系出来，退回上行经过肺，向下浅出腋下（极泉穴），沿上肢内侧后缘过肘中至小指桡侧，出小指桡侧端（少冲穴），交于手太阳小肠经。（见图 5 – 6）

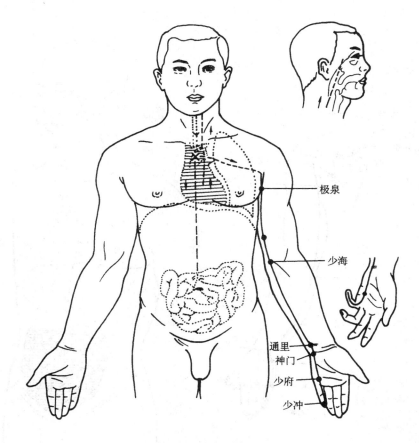

图 5 - 6 手少阴心经

（六）手太阳小肠经

起于小指外侧端（少泽穴），沿手背上肢外侧后缘到肩关节后面，绕肩胛部，交肩上后入大椎穴，再前行入缺盆，深入体腔，络心，沿食道下行，穿过膈肌，到达胃部，下行属小肠。

分支：从缺盆出来，沿颈部上行到面颊，至目外眦后，退行进入耳中（听宫穴）。

分支：从面颊部分出，向上行于眼下，至目内眦（睛明穴），交于足太阳膀胱经。（见图5－7）

（七）足太阳膀胱经

起于睛明穴，向上到达额部，左右交会于头顶部（百会穴）。

分支：从头顶部分出，到耳上角部。

直行者：从头顶部分别向后行至枕骨处，进入颅腔，络脑，回出分别下行到项部（天柱穴），下行交会于大椎穴，再分左右沿肩胛内侧，脊柱两旁（1.5寸），到达腰部（肾俞穴），进入脊柱两旁的肌肉（膂），深入体腔，络肾，属膀胱。

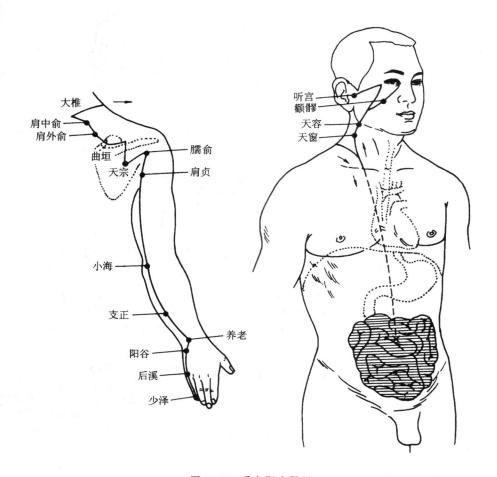

图 5 - 7　手太阳小肠经

　　分支：从腰部分出，沿脊柱两旁下行，从大腿外侧后缘下行至腘窝中（委中穴）。

　　分支：从项部分出下行，经肩胛内侧，从脊柱正中旁开 3 寸下行，经大腿后侧至腘窝中与前一支脉会合，然后下行到足外踝后，沿足背外侧缘至小趾外侧端（至阴穴），交于足少阴肾经。（见图 5 - 8）

（八）足少阴肾经

　　起于足小趾下，斜行于足心（涌泉穴），出行于舟骨粗隆下，沿内踝后，分出进入足跟，向上沿小腿内侧后缘，至腘窝内侧，上股内侧后缘入脊内（长强穴），穿过脊柱，属肾，络膀胱。

　　直行者：从肾上行，穿过肝和膈肌，进入肺，沿喉咙，到舌根两旁。

　　分支：从肺中分出，络心，注入胸中，交于手厥阴心包经。（见图 5 - 9）

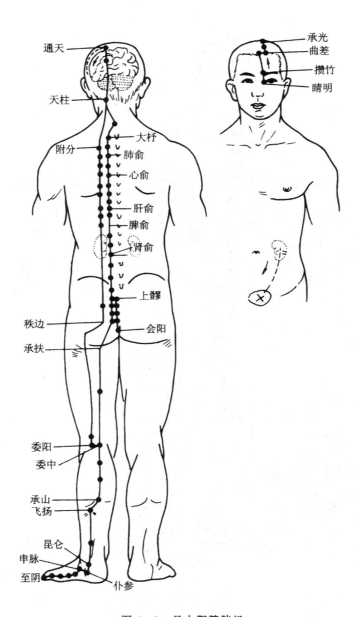

图 5－8　足太阳膀胱经

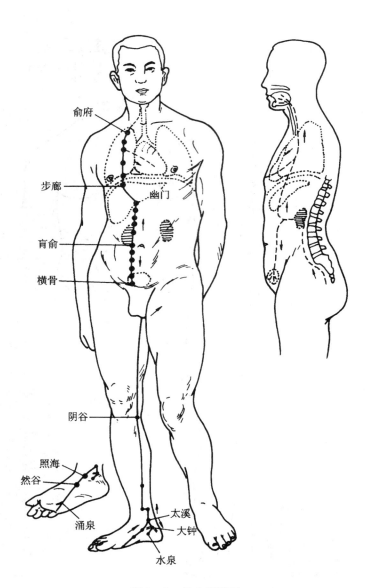

图 5-9　足少阴肾经

（九）手厥阴心包经

起于胸中，出属心包络，向下穿过膈肌，依次络于上、中、下三焦。

分支：从胸中分出，沿胸浅出胁部，当腋下3寸处（天池穴），向上至腋窝下，沿上肢内侧中线入肘，过腕部，入掌中（劳宫穴），沿中指桡侧，出中指桡侧端（中冲穴）。

分支：从掌中分出，沿无名指出其尺侧端（关冲穴），交手少阳三焦经。（见图5－10）

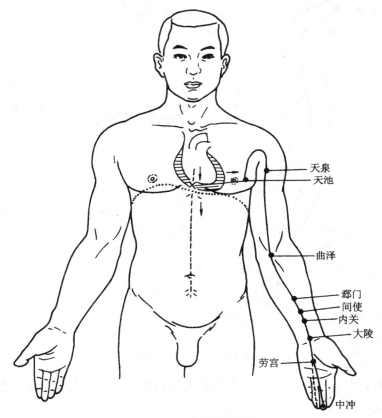

天泉
天池

曲泽

郄门
间使
内关
大陵
劳宫

中冲

图5－10 手厥阴心包经

（十）手少阳三焦经

起于无名指尺侧端（关冲穴），向上沿无名指尺侧经手腕背面，沿上肢外侧至肩部，前入缺盆，布于膻中，散络心包，穿过膈肌，依次属上、中、下三焦。

分支：从膻中分出，上行出缺盆，至肩部，左右交会于大椎，上行到项，沿耳后（翳风穴），直上出耳上角，然后屈曲向下，经面颊部至目眶下。

分支：从耳后分出，进入耳中，出走耳前，经上关穴前，在面颊部与前一支相交，至目外眦（瞳子髎穴），交于足少阳胆经。（见图5－11）

（十一）足少阳胆经

起于目外眦（瞳子髎穴），向上到达额角部（颔厌穴），再向下到耳后（完骨穴），再折

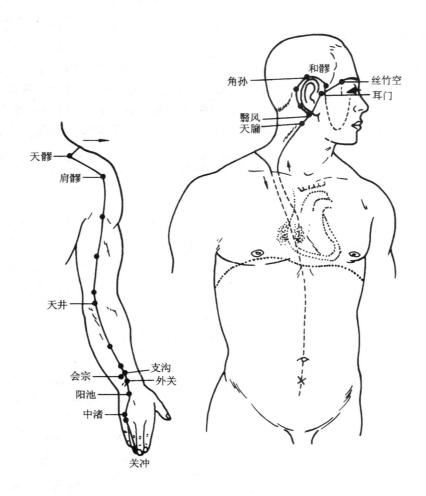

图 5 - 11　手少阳三焦经

向上行，经额部至眉上（阳白穴），又向后折至风池穴，沿颈下行至肩上，左右交会于大椎穴，前行入缺盆。

分支：从耳后完骨穴处分出，经过翳风穴进入耳中，再出走于耳前，过听宫穴至目外眦后方。

分支：从目外眦分出，下行至下颌部的大迎穴处，同手少阳经分布于面颊部的支脉相合，复行至目眶下，再向下经过下颌角部（颊车穴），下行到颈部，经颈前人迎穴处，与前脉会合于缺盆后，下行入胸腔，穿过膈肌，络于肝，属于胆。沿胁里浅出气街，绕毛际，横向至髋关节的环跳穴处。

直行者：从缺盆下行至腋，过渊腋穴，沿胸侧部（日月穴），经过季胁，下行至环跳处与前脉会合，再向下沿大腿外侧、膝关节外缘，行于腓骨前面，直下至腓骨下端，浅出外踝之前，沿足背行出于足第 4 趾外侧端（窍阴穴）。

分支：从足背（足临泣穴）分出，前行足大趾外侧端，折回穿过爪甲，分布于足大趾爪甲丛毛处，交于足厥阴肝经。（见图 5 - 12）

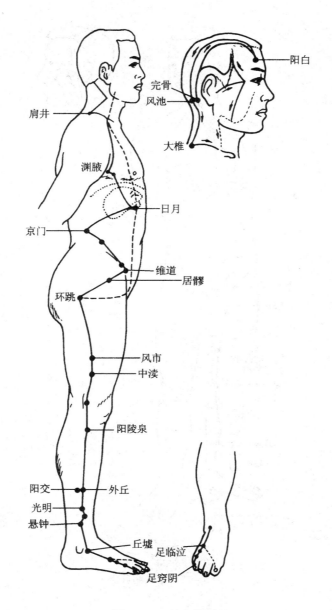

图 5－12 足少阳胆经

（十二）足厥阴肝经

起于足大趾爪甲后丛毛处，向上沿足背至内踝前 1 寸处（中封穴），向上沿胫骨内缘，在内踝上 8 寸处交出足太阴脾经之后，上行过膝内侧，沿大腿内侧中线进入阴毛中，绕阴器至小腹，夹胃两旁，属肝络胆，向上过膈肌，分布于胁肋部，沿喉咙的后边，向上进入鼻咽部，上行连接目系，出于额，上行与督脉会于头顶部。

分支：从目系分出，下行颊里，环绕在口唇的里边。

分支：从肝分出，穿过膈肌，向上注入肺，交于手太阴肺经。（见图 5－13）

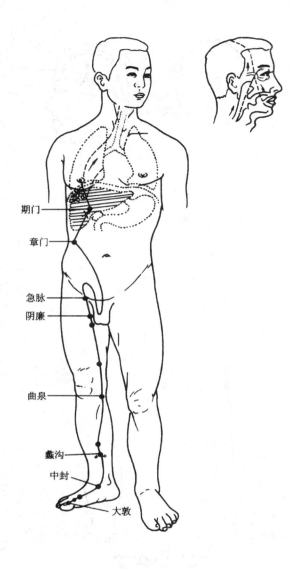

期门

章门

急脉
阴廉

曲泉

蠡沟
中封

大敦

图 5 – 13　足厥阴肝经

第三节　奇 经 八 脉

一、奇经的含义

　　奇经八脉是督脉、任脉、冲脉、带脉、阴跷脉、阳跷脉、阴维脉、阳维脉的总称。由于它们的分布不像十二经那样规则，同脏腑没有直接的相互络属，相互之间也没有表里关系，与十二正经不同，故称"奇经"。

二、奇经的主要作用

奇经八脉的主要作用是：①交叉贯穿于十二经脉之间，密切同十二经脉之间的联系。如十二经脉中的阳经和阴经，通过阳维脉和阴维脉把它们组合起来。督脉能联系手足三阳经，使阳经经气交会于督脉的大椎穴。带脉则有约束躯干、腰腹部经脉，调节经气的作用。任脉为"诸阴之海"，冲脉渗灌三阴、三阳。而阳跷脉、阴跷脉有协调分布于腿膝内外侧的阴经和阳经的作用。②调节十二经脉的气血。十二经脉中气血满溢时，则流注于奇经八脉，蓄以备用；不足时，可由奇经"溢出"给予补充。③奇经与肝、肾等脏及女子胞、脑、髓等奇恒之腑的联系较为密切，相互之间在生理、病理上有一定联系。

奇经八脉中，只有任、督二脉在体表有自己的穴位，后人将此二脉并入十二正经而称为"十四经"。

三、督脉、任脉、冲脉、带脉的循行部位及功能

（一）督脉

1. 循行部位

起于胞中，下出会阴，沿脊柱里面上行，至项后风府穴处进入颅内，络脑，并由项沿头

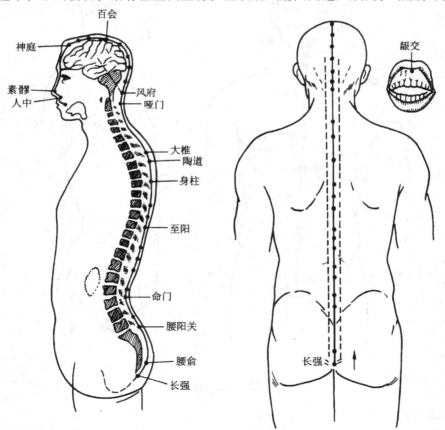

图 5－14 督脉

部正中线，经头顶、额部、鼻部、上唇，到上唇系带处。

分支：从脊柱里面分出，属肾。

分支：从小腹内部直上，贯脐中央，上贯心，到喉部，再向上到下颌部，环绕口唇，向上至两眼下部的中央。（见图5－14）

2．基本功能

督，有总管、统帅的意思。督脉行于背部正中，其脉多次与手足三阳经及阳维脉交会，能总督一身之阳经，故又称为"阳脉之海"。其次，督脉行于脊里，上行入脑，并从脊里分出，属肾，所以与脑、脊髓和肾有密切联系。

（二）任脉

1．循行部位

起于胞中，下出会阴，经阴阜，沿腹部和胸部正中线上行，至咽喉，上行至下颌部，环绕口唇，沿面颊，分行至目眶下。（见图5－15）

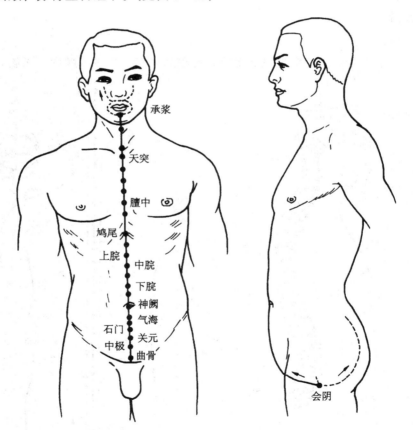

图5－15　任脉

2．基本功能

任，有担任、任受的意思。任脉行于腹面正中线，其脉多次与手足三阴经及阴维脉交会，能总任一身之阴经，故又称"阴脉之海"。任，又与"妊"意义相通。其脉起于胞中，与女子妊娠有关，故称"任主胞胎"。

（三）冲脉

1．循行部位

起于胞中，下出会阴后，从气街起与足少阴经相并，夹脐上行，散布于胸中，再向上行经喉，环绕口唇，到目眶下。

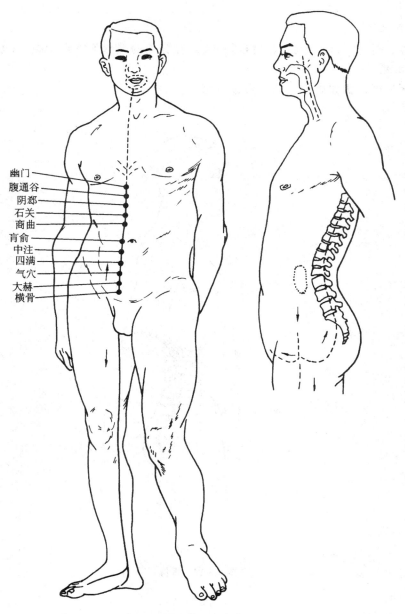

幽门
腹通谷
阴都
石关
商曲
肓俞
中注
四满
气穴
大赫
横骨

图 5 - 16　冲脉

分支：与足少阴之大络同起于肾，向下从气街部浅出体表，沿大腿内侧进入腘窝，再沿胫骨内缘，下行到足底；又有支脉从内踝后分出，向前斜入足背，进入足大趾。

分支：从胞中出，向后与督脉相通，上行于脊柱内。（见图 5 – 16）

2．基本功能

冲，有要冲的意思。冲脉上至头，下至于足，贯穿全身，成为气血的要冲，能调节十二经气血，故有"十二经脉之海"之称。冲脉又称"血海"，与妇女的月经有密切关系。

（四）带脉

1．循行部位

起于季胁，斜向下行到带脉穴，绕身一周。在腹面的带脉下垂到少腹。（见图5 – 17）

2．基本功能

带脉围腰一周，犹如束带，能约束纵行诸脉。

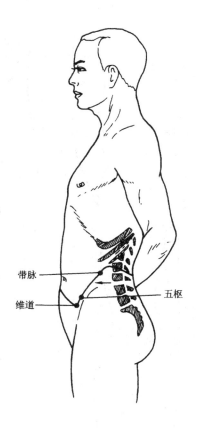

图 5 – 17　带脉

第四节　经络的生理功能及经络学说的应用

一、经络的生理功能

（一）联系联络作用

经络具有沟通表里上下、联系脏腑器官的作用。人体是由五脏六腑、四肢百骸、五官九窍、皮肉筋骨等组成的。通过经络的沟通、联络作用，构成了一个有机的整体。由于十二经脉及其分支的纵横交错，入里出表，通上达下，相互络属脏腑，奇经八脉联系沟通于十二正经，十二经筋、十二皮部联络筋脉皮肉，从而使人体的各个脏腑组织器官有机地联系起来，构成了一个表里、上下彼此紧密联系，生理功能协调共济的统一整体。经络对全身脏腑组织器官的沟通和联系，有如下四个方面：

1．脏腑同外周肢节之间的联系

十二经脉内行与五脏六腑络属，其经脉之气又向外散、络、结、聚于经筋，并散布于"皮部"。这样，就通过十二经脉的沟通而使皮肤、筋肉组织与内脏联系起来。

2．脏腑与五官九窍之间的联系

耳、目、口、鼻、舌和前后阴，是脏腑所属经脉循行所过的部位。这样，五官九窍同内脏就通过经络的沟通而联系起来。例如：手少阴心经属心，络小肠，上连"目系"，其别络上行于舌；足厥阴肝经属肝，络胆，上连"目系"；足阳明胃经属胃，络脾，环绕口唇等。

3．脏腑之间的联系

十二经脉中每一条经脉都分别络属一脏一腑，从而加强了相为表里的一脏一腑之间的联系。有的经脉还联系多个脏腑，如胃经的经别上通于心，脾经注心中，胆的经别贯心，肾经出络心，心经上入肺，肾经上入肺，肝经注肺中，小肠经抵胃，肝经夹胃，肺经循胃口，肾经贯肝等等。这样，就构成了脏腑之间的多种联系，成为水谷精微和精气血津液吸收转输和相互之间转化代谢的通道。

4．经脉与经脉之间的联系

十二正经的阴阳表里相接，有一定的交接和流注次序。十二正经与奇经八脉之间的纵横交错，奇经八脉之间又彼此相互联系，构成了经脉与经脉之间的多种联系。例如，十二正经的手三阳经与足三阳经均会于督脉的大椎穴，阳维脉与督脉会于风府穴，故称督脉为"阳脉之海"；十二正经的足三阴经以及奇经中的阴维脉、冲脉均会于任脉，足三阴经又上接手三阴经，所以称任脉为"阴脉之海"；冲脉，前与任脉相并于胸中，后则通督脉，而督、任两脉通会于十二经脉，加上冲脉上出于咽喉，渗灌诸阳经，下并于少阴经，渗灌三阴经，容纳了来自十二经脉的气血，故称冲脉为"十二经脉之海"；督、任、冲三脉同起于胞中，而称"一源而三歧"等等。

（二）运行气血的作用

人体各个组织器官均需气血的濡养才能维持其正常的生理活动。而气血之所以能通达全身，发挥其营养脏腑组织器官、抗御外邪、保卫机体的作用，则必须依赖于经络的传注。所以《灵枢·本藏》说："经脉者，所以行气血而营阴阳，濡筋骨利关节者也。"

（三）感应传导作用

感应传导，是指经络系统对于针刺或其他刺激的感觉传递和通导作用。针刺中的"得气"现象和"行气"现象，就是经络传导感应作用的表现。

（四）调节作用

经络能运行气血和协调阴阳，使人体内部机能活动保持相对协调平衡。当人体发生疾病时，就会出现气血不和及阴阳偏盛偏衰的证候，即可运用针灸治疗等治法来激发经络的调节作用，以达到"泻其有余，补其不足，阴阳平复"（《灵枢·刺节真邪》）的目的。

二、经络学说的应用

（一）对病理变化的阐释

在正常情况下，经络有运行气血、感应传导的作用。而在发生病变时，经络就成为传播病邪和反映病变的途径。当经络失去其正常机能时，经气不利，外邪就乘机侵袭而发病；既病之后，经络又是外邪从皮毛、肌腠内传五脏六腑的途径。其传变规律是邪从皮毛依次流传孙络、络脉、经脉和五脏六腑。由于脏腑之间通过经脉沟通联系，所以经络还可成为脏腑之间病变相互影响、传变的途径。如肝气郁结，常见两胁、少腹胀痛，并可出现脘痛、腹泻等。此外，内脏病变也可通过经络反映于体表，如真心痛，不仅表现为心前区（或胸骨后）疼痛，且常放射至上肢内侧尺侧缘等。

（二）指导疾病的诊断和治疗

1．指导疾病的诊断

由于经络有一定的循行部位和络属脏腑，因而可以反映所属脏腑的病证。临床上可根据症状出现的部位，结合经络循行的部位及所联系的脏腑，作为疾病诊断的依据。例如：两胁疼痛，多为肝胆疾病；缺盆中痛，常是肺的病变。又如头痛，痛在前额者，多与阳明经有关；痛在两侧者，多与少阳经有关；痛在后头部及项部者，多与太阳经有关；痛在巅顶者，多与厥阴经有关。

2．指导临床治疗

（1）循经取穴：经络按其络属脏腑和循行部位，其经穴都有相应的主治范围和作用部位。所有经穴对经脉循行的肢体部位的疾病都有治疗作用。针灸和按摩疗法，主要是对某一经或某一脏腑的病变，在其病变的邻近部位或经络循行的远隔部位上取穴，通过针灸或按摩以调整经络气血的功能活动，从而达到治疗的目的。而穴位的选取，首先必须按经络学说进行辨证，断定疾病属于何经之后，再根据经络的循行分布路线和联系范围来选穴，这就是"循经取穴"。

（2）分经用药：药物治疗也是以经络为渠道，通过经络的传导转输，才能使药到病所，发挥其治疗作用。古代医家根据某些药物对某一脏腑的特殊选择作用，逐渐创立形成了"药物归经"理论。还根据经络学说，创立了"引经报使"理论。如治头痛，属太阳经的可用羌活，属阳明经的可用白芷，属少阳经的可用柴胡。羌活、白芷、柴胡，还能作为他药的向导，引导他药归入上述各经而发挥治疗作用。

此外，当前被广泛用于临床的针刺麻醉，以及耳针、电针、穴位埋针、穴位结扎等，亦都是在经络理论的指导下创立和发展起来的。

第六章 病 因

　　凡能破坏人体相对平衡状态而引起疾病的原因就是病因，又称致病因素。致病因素是多种多样的，诸如气候异常、疫病传染、精神刺激、饮食劳逸失度、持重劳伤、跌仆金刃外伤、虫兽所伤等等，均可导致疾病的发生。此外，在疾病过程中，原因和结果又是相互作用着的，在某一病理阶段是结果的东西，在另一阶段则可能成为原因。如痰饮、瘀血等，既是脏腑气血津液失调所形成的病理性产物，反过来又能成为某些病变的致病因素。为了说明这些致病因素的性质及其致病特点，古代医家曾对病因作过一定的归类。《黄帝内经》首次将其分为阴阳两类。如《素问·调经论》说："夫邪之生也，或生于阴，或生于阳。其生于阳者，得之风雨寒暑；其生于阴者，得之饮食居处，阴阳喜怒。"汉代张仲景《金匮要略·脏腑经络先后病》指出疾病发生有三个途径："千般疢难，不越三条，一者，经络受邪入脏腑，为内所因也；二者，四肢九窍，血脉相传，壅塞不通，为外皮肤所中也；三者，房室、金刃、虫兽所伤。以此详之，病由都尽。"宋代陈无择《三因极一病证方论·三因论》引申《金匮要略》"千般疢难，不越三条"之意，提出了"三因学说"："六淫，天之常气，冒之则先自经络流入，内合于脏腑，为外所因；七情，人之常性，动之则先自脏腑郁发，外形于肢体，为内所因；其如饮食饥饱，叫呼伤气……金疮踒折，疰忤附着，畏压溺等，有悖常理，为不内外因。"即六淫邪气侵袭为外因，情志所伤为内因，而饮食劳倦、跌仆金刃，以及虫兽所伤等，则为不内外因。古人这种把致病因素和发病途径结合起来的分类方法，对于临床辨别病证，确有一定的指导意义。

　　中医学历来重视病因在疾病发生、发展过程中的作用，认为疾病都是在某种原因的影响和作用下，人体生理状态在某种程度上失调和破坏的结果。中医认识病因，除了解可能作为致病因素的客观条件外，主要是以疾病的临床表现为依据，通过分析疾病的症状、体征来推求病因，为治疗用药提供依据。这种方法称为"辨证求因"。这是中医学特有的认识病因的方法。所以，中医病因学，不但研究病因的性质和致病特点，同时也探讨各种致病因素所致疾病的临床表现，以便更好地指导临床诊断和治疗。

第一节　六淫、疠气

一、六淫的概念及致病特点

（一）六淫的概念

　　六淫，即风、寒、暑、湿、燥、火六种外感病邪的统称。风、寒、暑、湿、燥、火，在正常的情况下，称为"六气"，是自然界六种不同的气候变化。"六气"是万物生长的条件，一般对人体是无害的。《素问·宝命全形论》说："人以天地之气生，四时之法成。"即是说人依靠天地之间的大气、水谷之气而生存，亦循四时变化规律而发育成长。同时，人们在生活实践中逐步认识了它们的变化特点，产生了一定的适应能力，所以正常的六气不易于使人致病。只有在气候变化异常，超过人体的适应能力，或人体的正气不足，抵抗力下降，不能适应自然界气候变化时，六气才能成为致病因素，侵犯人体而发生疾病。这种情况下的六气，便称为"六淫"。淫，即太过和浸淫之意。由于六淫是指能够导致疾病发生的不正之气，所以又称其为"六邪"。

六淫固然是四时气候反常变化所形成的致病因素，但所谓气候异常则是相对的，一般是以该地区常年同期的气候特点作对照。气候变化的异常，主要是指气候变化过于强烈或急骤，如严寒酷暑、暴冷暴热等；或者是非其时而有其气，如春季应温而反寒，秋季应凉而反热等。更重要的是，由于人体的个体差异，正气有强弱不同，对自然界气候变化的适应能力也就各不相同。如气候变化过于急骤，暴冷暴热，但正气强盛，尚能自调者，可以不病；相反，即使是风调雨顺，而素体虚弱，正气不足者，适应能力低下，也可以感受邪气而发病。因此，任何气候的变化，都具有致病性和非致病性两个方面。六淫作为致病因素，与六气相比较，区别的关键就在于其致病与否。

（二）六淫致病的共同特点

六淫致病，一般具有下列几个共同特点：

1．六淫致病与季节气候、居处环境有关。如春季多风病，夏季多暑病，长夏初秋多湿病，深秋多燥病，冬季多寒病。另外，久居湿地常有湿邪为病，高温环境作业又常有燥热或火邪为病等。

2．六淫邪气既可单独侵袭人体而致病，又可两种以上同时侵犯人体而致病。如风寒感冒、湿热泄泻、风寒湿痹等。

3．六淫在发病过程中，不仅可以相互影响，而且在一定条件下可以相互转化。如寒邪入里可以化热，湿邪郁久可以化火伤阴等。

4．六淫邪气为病，其发病途径多是侵犯人体肌表，或从口鼻而入，或两者同时受邪，然后由表入里，由浅入深，故有"外感六淫"之称。

（三）六淫致病的各自特点

1．风

风为春季的主气，但四季皆有风。自然界的风，无形，质轻上浮，善动多变。它时而轻微柔和，时而狂风大作，风雨交加。因此，自然界的风是气候变化的重要因素。

当"风"这种自然气候使人发生疾病时，就称之为"风邪"。风邪是外感发病的一种极为重要的因素。风邪外袭多自皮毛肌腠而入，从而产生外风病证。《素问·风论》说："风气藏于皮肤之间，腠理开则洒然寒，闭则热而闷。"由于"风"终岁常在，四时皆有，故风邪引起的疾病，并非仅限于春季，在其他季节亦可发生。

风邪的性质及致病特点如下：

（1）风为阳邪，其性开泄，易袭阳位：风邪善动而不居，质轻而上浮，具有升发、向上、向外的特性，故属于阳邪。其性开泄，是指风邪升散，其为病易使腠理疏松而开张。阳位，包括人体的上部（头面）、肌表和阳经。由于风性轻扬，善于向上向外，所以，风邪为病常侵犯人体上部、肌表和阳经，并使皮毛腠理开泄，而出现头痛、汗出、恶风等症状。《素问·太阴阳明论》说："故犯贼风虚邪者，阳受之。""伤于风者，上先受之。"

（2）风性主动，善行而数变：风性主动、善行，是指风邪具有善动而不居、游走、动摇不定的特点。风邪致病常表现为病位游移，行无定处。如风寒湿三气杂至而引起的"痹证"，若见游走性关节疼痛，痛无定处者，属于以风气偏盛为主的病变，故又称为"风痹"或"行痹"。又如风疹，皮肤瘙痒，起风团，发无定处，此起彼伏等，均与风性动摇、善行有关。"数变"，是指风邪致病具有变幻无常和发病迅速的特性而言。如风邪中于头面部的经络，突然发作口眼㖞斜等。总之，以风邪为先导的外感性疾病，通常都具有发病急、变化多、传变快、病位不定的特性。《素问·风论》说："风者，善行而数变。"即概括了风邪致病的这一特性。

（3）风为百病之长，易兼诸邪：风邪为外邪致病的先导，凡寒、湿、燥、热诸邪多依附于风而侵犯于人体，故称"百病之长"。如外感风热、风寒、风湿等。古人甚至把风邪当作是外感致病因素的总称。《素问·骨空论》说："风者，百病之始也。"《素问·风论》又说："风者，百病之长也。"清·叶天士《临证指南医案》也说："盖六气之中，惟风能全兼五气。如兼寒则曰风寒，兼暑则曰暑风，兼湿曰风湿，兼燥曰风燥，兼火曰风火。盖因风能鼓荡此五气而伤人，故曰百病之长。"所以说，六淫之中，风易与其他邪气相兼致病。

2．寒

寒为冬季的主气，但亦可见于其他季节气温骤降之时。自然界寒冷气候，主要表现为空气清冷，万物潜藏，水分难于蒸发，物品不易腐败，以及生物静卧蜷缩，皮毛紧束等。

当"寒冷"这种自然气候使人发生疾病时，就称之为"寒邪"。凡在气温较低的冬季，或由于气温骤降，不注意防寒保暖，则常易感受寒邪而致病。此外，淋雨涉水，或汗出当风，亦常是感受寒邪致病的重要原因。寒邪伤人致病有伤寒、中寒之别。寒邪伤于肌表，郁遏卫阳者，称为"伤寒"；寒邪直中于里，伤及脏腑阳气者，称为"中寒"。

寒邪的性质及致病特点如下：

（1）寒为阴邪，易伤阳气：寒为自然界阴气盛的表现，其性清冷，属阴，故寒为阴邪。阳气本可以制阴，但阴寒偏盛，则阳气不仅不足以驱除寒邪，反而可以被阴寒邪气所遏伤。《素问·阴阳应象大论》说："阴盛则寒。""阴盛则阳病。"所以，感受寒邪，最易损伤人体的阳气。阳气一旦受损，失其正常的温煦气化作用，机能活动减退，则可出现全身或局部的寒象。如寒邪束于肌表，卫阳被遏，津液不化，就会出现恶寒、无汗、鼻塞流清涕等；如寒邪直中脾胃，阳气受损，则脾胃纳运升降失常，就会出现吐泻清稀、脘腹冷痛等。

（2）寒性凝滞："凝滞"，即凝结、阻滞不通之意。人身气血津液之所以能运行不息，畅通无阻，全赖阳气的温煦推动。一旦阴寒之邪侵犯人体，阳气受损，经脉气血失于阳气的温煦，加之寒性凝滞，易使气血运行不畅或不通。气血阻滞，不通则痛，故疼痛是寒邪致病的重要象征，或者说寒邪是最易导致疼痛的外邪。如寒邪束于肌表，经脉气血凝滞不通，常见头身肢节疼痛等。《素问·痹论》说："痛者，寒气多也，有寒故痛也。"因此，寒邪的这一性质和致病特点亦可称为寒性凝滞而主痛。

（3）寒性收引："收引"，即收缩牵引之意。寒邪侵袭人体，不但凝结阻滞，可致气血津液运行不畅，而且，因其性收引，还可导致气机收敛，腠理、经络、筋脉收缩而挛急。如寒邪侵袭肌表，毛窍腠理收引闭塞，卫阳被郁而不得宣泄，则可见恶寒、发热、无汗等；寒邪客于经络关节，筋脉拘急收引，则可致肢体屈伸不利，或冷厥不仁等。《素问·举痛论》说："寒则气收。""寒气客于脉外则脉寒，脉寒则缩蜷，缩蜷则脉绌急，绌急则外引小络，故卒然而痛。"缩蜷、绌急、外引小络等，均是经络、血脉为寒邪所伤而收引的缘故。由此可知，寒邪伤人最易导致疼痛的机理，也与寒性收引，经络、筋脉挛缩拘急有关。

3．暑

暑为夏季的主气，乃火热所化。《素问·五运行大论》说："其在天为热，在地为火……其性为暑。"炎夏季节，昼长夜短，光照强度大，时间长，自然界阳气较盛，气温较高。如若雨水偏多，空气潮湿，往往可以出现持续高温、闷热的天气。

当"暑热"这种自然气候使人发生疾病时，就称之为"暑邪"。暑邪致病具有明显的季节性，即暑邪独见于夏令，主要发生在夏至以后，立秋以前。《素问·热论》说："先夏至日者为病温，后夏至日者为病暑。"而且，暑邪纯属于外邪，并无内暑之说。

暑邪的性质和致病特点如下：

（1）暑为阳邪，其性炎热：暑为盛夏火热之气所化，具有酷热之性，火热属阳，故暑属阳邪。暑邪伤人，则机体阳气偏盛，多出现一系列明显的阳热症状，如高热、面赤、肌肤灼热等。而且，暑热上炎，易于上扰心神，故暑邪致病，还常见心烦，甚至神志昏迷等。

（2）暑性升散，易伤津耗气："升散"，即上升发散之意。暑为阳邪，阳性升发，故暑邪侵犯人体，蒸发外散，可致腠理开泄，逼迫津液外出而多汗。汗出过多，则易耗伤津液，津液亏损，失于濡润，即可出现口渴喜饮、唇舌干燥、小便短赤、大便干结等。在大量出汗的同时，除直接损伤津液外，往往可因气随津泄而致气耗。所以，伤于暑邪者，还可见气短、神疲乏力等气虚之象。故《素问·举痛论》说："炅则腠理开，营卫通，汗大泄，故气泄矣。"

（3）暑易夹湿：暑季除气候炎热外，常多雨而潮湿，而且热蒸湿动，使空气中湿度增加，故暑邪致病，常易兼夹湿邪而侵犯人体。其临床表现，除发热、烦渴等暑热症状外，常兼见四肢困倦、胸闷呕恶、不思饮食、大便溏泄而不爽等湿阻的症状。暑易夹湿，虽为暑湿并见，但其为病一般仍以暑热为主，湿居其次。

4．湿

湿为长夏主气。长夏之时当夏秋之交，此时暑热余气未消，雨水较多，湿热熏蒸，气候潮湿，为一年之中湿气最盛的季节。但在其他季节，若长时间阴雨连绵，也可出现潮湿的气候。此外，在地势低洼，河流湖泊分布较多的区域，亦可形成局部的多湿气候。

当"湿"这种自然气候使人发生疾病时，就称之为"湿邪"。一般而言，在气候潮湿的长夏季节，因感受湿邪而病者居多。但在其他多湿的条件下，如阴雨连绵，或居处阴暗潮湿，或水上作业，或淋雨涉水，或汗出湿衣等，也可外感湿邪而致病。因此，湿邪为患，四季均可发生，并非仅限于长夏时节。

湿邪的性质和致病特点如下：

（1）湿为阴邪，易伤阳气：湿与水同类，由水气所化。水性寒而属阴，故湿为阴邪。由于湿属阴邪，阴盛则阳病，所以湿邪侵犯人体，亦易损伤阳气。脾为阴土，乃运化水湿的主要脏器，且性喜燥而恶湿，故湿邪外感，留滞体内，常先困脾，而使脾阳不振，运化无权，水湿停聚，发为腹泻、水肿、不思饮食等。因此说湿邪最易损伤脾脏的阳气。故《素问·六元正纪大论》说："湿胜则濡泄，甚则水闭胕肿。"

湿邪与寒邪，其伤人致病，均易损伤人体的阳气，但两者有所区别。一般而言，寒邪伤阳较重、较急；而湿邪伤阳则较轻、较缓。同时，由于脾脏对湿邪有着特殊的易感性，故湿邪比寒邪更易损伤脾阳。

（2）湿性重浊：六淫之中，湿为重浊有质之邪。所谓"重"，即沉重、重着之意。湿邪伤人，易于困阻阳气，以致清阳不振，故其临床症状大都具有沉重感或重着不移的特征。如湿邪外袭于肌表，可出现头昏沉重如裹布帛，身体困重如负重物，四肢酸懒等。故《素问·生气通天论》说："因于湿，首如裹。"又如湿邪留滞经络关节，可见肌肤麻木不仁，关节疼痛，重着难举等，称之为"湿痹"或"着痹"。"浊"，即秽浊、污浊之意，多指分泌物、排泄物秽浊不洁而言。湿邪为病可出现各种秽浊症状，如面垢眵多、大便溏泄、下痢粘液脓血、小便混浊、妇女白带过多、湿疹浸淫流水等。

（3）湿性粘滞，易阻气机："粘滞"即粘腻、停滞。湿邪致病，其粘腻停滞的性质主要表现在两个方面：一是湿邪侵入人体，留滞于脏腑经络，最易阻滞气机，从而使气机升降失常。如湿阻胸膈，气机不畅则胸闷；湿阻脾胃，纳运失职，升降失常则脘腹痞胀，便溏不爽等。二是湿邪致病，粘腻难解，病多缠绵难愈，病程较长或反复发作。如湿痹、湿疹、湿温病等，因其湿邪粘腻难去，故其病多表现为起病缓、传变慢、病程长、难速愈。

（4）湿性趋下，易袭阴位：湿性类水，水性就下，且其质重浊，故湿邪有下趋之势，易于伤及人体的阴位。"阴位"，指人体腰以下部位。因此，湿邪为病，多病起于下部，或以下部症状较为突出。如水肿多以下肢较为明显。又如妇女带下、小便混浊、泄泻下痢、阴部湿疹等，多是湿邪下注所致。故《素问·太阴阳明论》说："伤于湿者，下先受之。"《灵枢·百病始生》又说："清湿袭虚，则病起于下。"

5. 燥

燥为秋季的主气。燥与湿相反，以其天气收敛，空气中湿度降低，缺乏水分之濡润，故而出现秋凉而劲急干燥的气候。气候干燥，物体失润，所以金秋时节，自然界往往一派干燥、枯萎、开裂的现象。

当"干燥"这种自然气候使人发生疾病时，就称之为"燥邪"。凡秋季久晴不雨，气候干燥，均易发生燥邪为患。燥邪伤人，多自口鼻而入，侵犯肺卫。燥邪为病，还有温燥、凉燥之分。初秋有夏热之余气，气候较热，其为病多燥与温热相合而形成温燥邪气致病；深秋有近冬之寒气，气候较凉，其为病多燥与寒凉结合而形成凉燥邪气致病。

燥邪的性质和致病特点如下：

（1）燥性干涩，易伤津液：燥邪为干燥枯涩之病邪，故外感燥邪最易耗伤人体的津液，导致津亏失润的病变。其临床表现，多集中在头面官窍、皮肤、毛发及二便等，如口鼻干燥、咽干口渴、两目干涩、皮肤干燥甚则皲裂、毛发不荣、大便干结、小便短少等。故《素问·阴阳应象大论》说："燥胜则干。"

（2）燥易伤肺：肺为娇脏，性喜柔润而恶燥，既不耐湿，更不耐燥。湿则痰饮内停，燥则津伤失润。肺司呼吸，开窍于鼻，外合皮毛，与自然界直接相通。且燥邪伤人，多从口鼻而入，故燥邪最易耗伤肺津。肺津燥伤，失其柔润之性，则肺气宣降失调，可出现干咳少痰，或痰液胶粘难咯，或痰中带血，甚则喘息胸痛等。

6．火（热）

火（热）为自然界阳气较盛的气候，以温暖、炎热为特点。火热气候虽旺于炎热的夏季，但不像暑那样具有明显的季节性，在其他季节中，若自然界阳气偏胜，也可以出现火热气候，因此，火热气候没有特定的季节性。

当"火热"这种自然气候使人发生疾病时，就称之为"火热邪气"或"温热邪气"。一般来说，温邪、热邪、火邪、暑邪均是自然界阳盛所生，同属阳热邪气，性质基本相同，故常常火热、温热、暑热并称。但温、热、火、暑四者有所区别，除暑邪具有明显的季节性之外，温、热、火尚有程度上的不同，故而有"温为热之渐，火为热之极"的说法。外感火热致病，多为直接感受温热邪气所致。如在春夏季节，或在燥热的秋季，或在高温环境下作业，均易感受火热邪气而致病。此外，人体感受风、寒、湿、燥等邪气，在一定的条件下，如寒郁日久，或用药过于温燥等，也可以转化为火热邪气而致病，即所谓"五气化火"。

火热邪气的性质和致病特点如下：

（1）火为阳邪，其性炎上：火热邪气为自然界阳盛所生，具有燔灼躁动、升腾上炎之性，故火热属于阳邪。《素问·阴阳应象大论》说："阳胜则热。"因此，火热邪气伤人，则机体阳气偏盛，常表现一系列火热征象，如高热、恶热、小便短赤等。而且，因火邪具有蒸腾炎上的特性，其致病多发于人体的上部，常以头面部的火热症状表现尤其突出，如口舌生疮、牙龈肿痛、目赤肿痛、咽喉肿痛、面赤等。此外，由于火热具有躁动上炎之性，故其致病常易上扰心神，使神失宁静而躁，出现心烦，甚至神昏谵语等。

（2）火性燔灼，易伤津耗气：火为阳邪，具有烧灼蒸迫之性。火邪致病，机体阳热过盛，阳胜则阴病，既可直接消灼津液，又可蒸迫津液外泄而大汗出，使人体阴津耗伤。故火热邪气为病，除表现有热象外，往往伴有口渴喜饮、咽干舌燥、小便短赤、大便燥结等热甚伤津症状。而且，由于火热迫津外泄而大汗出，可致气随津脱，形成津气两伤，甚至津气两脱的病变。其临床表现，除高热、出汗、口渴外，又可见少气懒言、神疲乏力等气虚征象。故《素问·阴阳应象大论》说："壮火食气。"壮火，即指阳热亢盛之火；食气，即耗气。由此可见，火热邪气侵犯人体，既可伤津，亦能消耗人体的正气。

（3）火性急迫，易生风动血：火热邪气，除燔灼炎上之外，还具有躁动急迫之性。"急迫"，即急疾迫促之意。其致病特点主要表现在三个方面：一是火热邪气致病，多具有发病急骤，传变迅速的特点。如外感温热病，热势较盛者，可迅速导致神志昏迷等。二是易于生风。火热之邪侵犯人体，往往易于灼扰心肝和耗伤阴液。扰于心神，则神识昏迷而无主；窜扰于肝则肝失宁静而躁动，加之阴津耗损，筋脉失于濡养，从而形成阳升无制，运动失调而动风。常表现为高热、神昏谵语、四肢抽搐、目睛上视、颈项强直、角弓反张等。三是易于动血。火热邪气伤人，其急迫躁动之性，可使血行加速，脉流迫疾，甚至灼伤脉络，迫血妄行，而致各种出血，如吐血、衄血、皮肤发斑、妇女月经过多等。

（4）火毒结聚，易致肿疡：肿疡，即痈肿疮疡。火热邪气入于血中，可结聚于局部，使气血壅聚不散，进而败血腐肉，形成痈肿疮疡。其临床表现，除火热邪气致病的常见症状外，往往有局部红肿热痛，甚至化脓溃烂等。《灵枢·痈疽》说："大热不止，热盛则肉腐，肉腐则为脓，故名曰痈。"《医宗金鉴·痈疽总论歌》也说："痈疽原是火毒生。"

二、疠气的概念及致病特点

（一）疠气的概念

疠气，不同于外感六淫，这是一类具有强烈传染性和致病性的病邪。在中医文献记载中，又有"疫气"、"毒气"、"异气"、"乖戾之气"、"鬼厉之气"、"时行疫气"、"杂气"、"疫疠之气"等名称。隋·巢元方《诸病源候论·卷十》说："人感乖戾之气而生病，则病气转相染易，乃至灭门。"既指出疫疠病邪具有传染性，同时也指出疠气致病对人类的严重危害。

（二）疠气的形成

疠气的形成和致病是有一定条件的。一般认为与自然界气候异常、环境污染、饮食不洁，以及社会因素有关。自然界气候的反常变化，如非其时而有其气，尤其是久旱、酷热、涝渍、湿雾瘴气等，易生疠气而致病。《六科证治准绳·伤寒证治总则》说："此非其时而有其气，是以一岁之中，长幼之病，多相似者，此则时行之气也。"故疠气所导致的一类疾病，常称为"时疫"。除此之外，生活环境、空气、水源、食物的污染，以及对疠气所致疾病的预防隔离未予足够的重视等，均可导致疠气的生成和致病，甚至引起广泛流行。清·程钟龄《医学心悟·疫疠》说："疠气传染从口鼻入。"《温疫论·原病》说："疫者，感天地之疠气……此气之来，无论老少强弱，触之者即病，邪从口鼻而入。"明确指出疠气的强烈致病性和从口鼻而入这一致病途径。

（三）疠气的致病特点

疠气致病，一般具有以下特点：

1. 发病急骤，病情险恶

疠气为病，大多具有发病较急，来势凶猛，病情险恶，变化多端，传变较快的特点。其致病颇似六淫中的火热邪气，大都具有一派火热之象，但疠气比火邪的毒性更强，且常夹有湿毒秽浊之气等，故其致病作用更为强烈、险恶，而且死亡率也较高。

2. 传染性强，病状相似

疠气致病，具有强烈的传染性，可以通过口鼻等途径在人群中散在传播，也可形成疫病流行。故《伤寒总病论·天行温病论》说："天行之病，大则流毒天下，次则一方，次则一乡，次则偏著一家。"同时，由于疠气可以转相染易，故感染同一种疠气为病者，不分年龄、性别，其病情和症状表现则大致相同。《素问·遗篇·刺法论》说："五疫之至，皆相染易，无问大小，病状相似。"《诸病源候论·疫疠病候》也说："皆由一岁之内，节气不和，寒暑乖候，或有暴风疾雨，雾露不散，则民多疾疫，病无长少，率皆相似，如有鬼疠之气，故云疫疠病。"

3．一气一病

疠气是一类具有强烈致病性之邪气的总称，其所致疾病的种类很多。明·吴又可《瘟疫论·杂气论》就说：“其为病也，或时众人发颐，或时众人头面浮肿，俗名为大头瘟是也；或时众人咽痛，或时声哑，俗名虾蟆瘟是也；或时众人疟痢……为病种种，难以枚举。”这就是说，疠气有不同，人感之亦有不同，每一种疠气所导致的疫病，都有区别于他种疫病的临床特征和病变规律。因此，一种疠气具有导致相应的一种疫病的特异性。故《瘟疫论·杂气论》又说：“众人触之者，各随其气而为诸病焉。”

总之，六淫和疠气均属于外感病邪，其所导致的疾病，都属于外感病的范畴。但风、寒、暑、湿、燥、火（热）六邪和疠气，都具有各自不同的性质，因此，其致病特点也就各有区别。

第二节　七情、饮食、劳逸损伤

一、七情内伤

（一）七情内伤的概念

七情，即喜、怒、忧、思、悲、恐、惊七种情志活动，是人体对客观事物的不同情感反应。在正常情况下，一般不会使人致病。如心情舒畅，可以缓和紧张情绪，使人体气血和平，健康少病等。只有在突然的、强烈的或持久的精神刺激下，引起情感急剧波动，如暴怒、狂喜、悲哭、大惊、猝恐、过思、忧愁等，超过了人体的生理范围，使人体气机紊乱，脏腑气血阴阳失调，导致疾病发生时，七情才成为致病因素。由于七情异常，往往是直接影响内脏的生理功能，为内伤病的主要致病因素之一，因此，称为“七情内伤”或“内伤七情”。

（二）七情与内脏气血的关系

人的精神情志活动与内脏有着密切关系。情志活动是以五脏精气作为物质基础的，外界的各种精神刺激作用于人体，只有在五脏精气充足，功能协调的状态下，才能作出相应的、适度的情感反应。故《素问·阴阳应象大论》说：“人有五脏化五气，以生喜怒悲忧恐。”而且，五脏各有相应的情志变化联系，即心“在志为喜”，肝“在志为怒”，脾“在志为思”，肺“在志为悲”，肾“在志为恐”，这就是“五志”分属于五脏的具体说明。

脏腑的生理活动必须以气血作为物质基础，而精神情志活动是脏腑生理功能的反映，故人的情志活动与气血的关系非常密切。生理上，情志活动需要气的振奋，血的濡养，如果脏腑气血失调，则会影响情志活动，出现异常的情感变化。如《素问·调经论》说：“血有余则怒，不足则恐。”《灵枢·本神》也说：“肝气虚则恐，实则怒。心气虚则悲，实则笑不休。”反之，情志异常亦可影响气血的正常运行。因此，情志活动与内脏、气血密切相关。

（三）七情内伤的致病特点

七情致病，因其与内脏气血密切相关，故而决定了它能直接影响有关内脏，导致脏腑气机紊乱、气血失调这一主要致病特点。《灵枢·百病始生》说："喜怒不节则伤脏，脏伤则病起于阴也。"但是，由于外界的精神刺激不同，七种情志活动的性质有异，人体的性格差别，以及情志与内脏的不同联系，七情内伤致病的特点也就有所不同。

1. 直接伤及内脏

情志活动以五脏精气作为物质基础，外界的刺激可作用于相应的内脏，并表现出特定的情志变化。七情过极，超过常度，可以损伤相应的内脏，即不同的情志异常对内脏有不同的影响，如怒伤肝，喜伤心，思伤脾，悲伤肺，恐伤肾等。这种内伤致病，称为"反伤本脏"或"自伤"。情志致病的这种选择性，虽有一定的实际意义，但是并非绝对如此。因为人是一个有机的整体，精神情志活动即是各脏腑功能活动整体协调的反映。《灵枢·口问》说："心者，五脏六腑之大主也……故悲哀愁忧则心动，心动则五脏六腑皆摇。"即指出各种情志变化都与心神有关，各种情志异常均可以伤心，心神受损则又可分别影响其他脏腑，而出现各种不同的病证。

七情内伤致病，不一定只反伤本脏，其主要表现在两个方面：一是一种情志可以伤及多脏。如暴怒伤肝，肝气逆乱，可以横逆脾胃；思虑伤脾，亦可耗伤心血等。二是多种情志可同伤一脏。由于心主血而藏神，主宰人体的精神情志活动，为五脏六腑之大主，故七情伤脏，均易影响心神。此外，肝藏血，肝主疏泄而调达情志，脾胃为气血生化之源，全身气机升降的枢纽，故七情伤脏，影响脏腑气血，亦常易损伤肝、脾、胃等脏腑。所以说，七情内伤为病，以心、肝、脾、胃的功能失调尤为多见。

2. 影响脏腑气机

七情致病，直接伤及内脏，主要是导致脏腑气机紊乱，升降出入运动失常，脏腑功能活动失调。《素问·举痛论》说："百病生于气也，怒则气上，喜则气缓，悲则气消，恐则气下……惊则气乱……思则气结矣。"由此说明，不同的情志刺激，对内脏气机的影响也各不相同。

（1）怒则气上：指过度愤怒而伤肝，肝气疏泄太过，导致肝气上逆，气血不宁，甚者血随气逆，以致气血冲逆于上，蒙蔽神明的病变。临床可见面红目赤、头晕头痛、急躁易怒，甚则呕血，或卒然昏厥等。故《素问·生气通天论》说："大怒则形气绝，而血菀于上，使人薄厥。"《素问·举痛论》也说："怒则气逆，甚则呕血及飧泄，故气上矣。"

（2）喜则气缓：指暴喜过度而伤心，气机弛缓，导致心气涣散而不收，神气失守的病变。临床可见心悸不安、手足无力、注意力不集中，或泪出，甚至喜笑不休、失神狂乱等。故《灵枢·本神》说："喜乐者，神惮散而不藏。"

（3）悲则气消：指过度悲哀忧伤，恸哭抽泣而伤肺，导致肺气耗伤，气失鼓动振奋，神气消沉的病变。临床可见气少懒言、短气胸闷、精神萎靡、意志消沉等。《素问·举痛论》说："悲则心系急，肺布叶举，而上焦不通，营卫不散，热气在中，故气消矣。"

（4）恐则气下：指猝受恐吓而不释，或长期恐惧胆怯而伤肾，气泄于下，导致肾气不固，精气耗泄的病变。临床可见下肢酸软无力、二便失禁、滑精、悬心空虚、不耐刺激等。

故《灵枢·本神》说:"恐惧而不解则伤精,精伤则骨酸痿厥,精时自下。"

(5)惊则气乱:惊与恐均指遭受惊吓所产生的情志异常,但两者有所区别。一般来说,对外界刺激不自知者为惊,而自知者为恐。惊则气乱,是指突然受惊,导致心气紊乱,气血失和,心神失常的病变。临床可见心悸不安、惊慌失措、目瞪口呆、失眠易惊,甚至神志错乱等。《素问·举痛论》说:"惊则心无所倚,神无所归,虑无所定,故气乱矣。"

(6)思则气结:指思虑过度,长期凝神集思而伤脾,导致中焦脾胃气机郁结,升降失常,纳运不健的病变。临床可见食少腹胀、大便不调等。《素问·举痛论》说:"思则心有所存,神有所归,正气留而不行,故气结矣。"此外,由于思发于脾而成于心,若长期思虑太过,劳心过度,不仅可以影响脾的运化功能,而且亦可暗耗心血,以致神失所养,出现心悸健忘、失眠多梦等。

(7)忧则气郁:忧虽亦为肺志,但其单独致病者少,往往与悲、思等相兼为病,如过度悲忧、忧愁不解、忧思太过等。一般而言,凡因忧而致病者,多表现为以气机郁滞不行为主。故《灵枢·本神》说:"愁忧者,气闭塞而不行。"由于忧多与悲、思等相兼致病,故忧既可伤肺,亦可伤心、脾。如悲忧过度,情志郁闷,可致肺气耗伤,气机郁滞,故其临床表现,除少气懒言外,还可见胸闷、叹息等;若善忧多愁,或忧思不解,则可致心脾气机郁滞,神气不达,或脾胃运化迟滞,临床可见忧心忡忡、心胸憋闷,或不思饮食、腹胀、二便不爽等。

3.影响病情变化

七情异常,不仅是导致内伤发病的重要因素,而且,在疾病过程中,情志的异常变化又是影响病情变化的重要原因。某些情志的变化,如喜志等,在特定的情形下,可以使"气和志达,营卫通利"(《素问·举痛论》);或郁随泪解等,从而起到心理调节的作用,有利于缓解病情。但在许多疾病的过程中,由于脏腑气血阴阳的失调,易于产生不良的心境,引起情志的异常波动。若患者有较剧烈的情志波动,又可加重脏腑气血的失调,促使病情加剧,甚至导致病情迅速恶化。如素有阴虚阳亢,肝阳化风的眩晕病患者,若遇事恼怒,则易致肝阳暴张,气血冲逆于上,蒙扰心神,出现突然昏仆不语、半身不遂、口眼㖞斜等,发为"中风",甚至引起死亡等。

七情内伤,多以破坏内脏气机为主,但随着病变的发展,可进而影响血与津液的运行和饮食物的消化吸收等,从而引起更为复杂、严重的病理变化。例如:情志因素常是致生"六郁"为病的重要原因。所谓"六郁",即气郁、血郁、火郁、湿郁、痰郁、食郁的总称。"六郁"之中,又以气郁为主。若情志内伤,影响脏腑气机,则易形成某些脏腑组织气机不畅或郁滞不通,即气郁。气机郁结,郁而化火,又可形成火郁。影响人体血液的运行、饮食物的消化、津液的输布和排泄,亦可形成血瘀、食积、痰阻、湿聚等病理改变。此即是以气郁为主,相因为病所形成的"六郁"病变。

此外,在疾病过程中,情志的异常波动,可影响人体的体质,损伤正气,形成虚弱的体质或其他病理性体质;或者引发体内的"伏邪"、"痼疾"等,致使病情更趋复杂,或缠绵难愈。同时,长时间的情志异常变化,如焦虑不释、经常动怒、悲忧太过等,可严重影响人体的身心健康,形成多种心身疾病。因此,七情异常,不仅是内伤致病的主要因素,而且也是疾病过程中影响病情变化的一个重要原因。

二、饮食损伤

饮食是人类赖以生存的必要条件，是人类后天生长发育、生命活动所需精微物质的重要来源。但饮食要有一定的节制，否则可能影响人体的生理功能，导致脏腑机能失调或正气损伤而发生疾病。《金匮要略·禽兽鱼虫禁忌并治第二十四》说："凡饮食滋味以养于生，食之有妨，反能为害……若得宜则益体，害则成疾，以此致危。"宋·严用和《济生方》也说："善摄生者，谨于和调，使一饮一食，入于胃中，随消随化，则无留滞之患。"饮食损伤，主要包括饥饱失常、饮食不洁、饮食偏嗜等。由于饮食物主要是依靠脾胃的纳运作用进行消化吸收，故饮食不节，主要是损伤脾胃。但在病理过程中，还可以形成食积，或聚湿、生痰、化热，或累及其他脏腑而变生他病。

（一）饥饱失常

正常的饮食量应以适度为宜。所谓适度，应当根据不同年龄、性别、体型等而有所区别。如过饥或过饱，均可导致疾病的发生。

1．过饥

过饥，指摄食不足，如饥而不得食，渴而不得饮，或因脾胃功能虚弱，食欲不佳而纳少，因而水谷精微缺乏，以致气血生化乏源。故《灵枢·五味》说："谷不入，半日则气衰，一日则气少矣。"长期摄食不足，营养缺乏，气血生化减少，一方面因气血亏虚而脏腑组织失养，功能活动衰退；另一方面又因正气不足，抗病能力减弱，易于招致外邪入侵，继发其他疾病。

2．过饱

过饱，指饮食过量，如暴饮暴食，或中气虚弱而强食，脾胃难于消化转输，均可导致消化不良而致病。饮食过量，往往易于损伤脾、胃、肠的功能，并形成饮食停滞不化的病理改变，常表现为脘腹胀满或疼痛、嗳腐泛酸、厌食、吐泻等。故《素问·痹论》说："饮食自倍，肠胃乃伤。"由于小儿脾胃功能较弱，且不知适时适量，尤易形成饮食积滞为患。

饮食过量而积滞不化，其发展可以形成许多复杂性病变，如食滞日久，可郁而化热；伤于生冷寒凉之饮食，又可损伤脾胃阳气，以致聚湿生痰；婴幼儿食滞日久，可以酿成积疾，出现面黄肌瘦、腹大胀满、手足心热、心烦啼哭等，以致影响生长发育；经常饮食过量，酒食积滞，还可影响肠道的气血流通，出现痢疾或痔疮。《素问·生气通天论》就说："因而饱食，筋脉横解，肠澼为痔。"若过食肥甘厚味，则易于聚湿生痰和化生内热，产生痈疽疮等。故《素问·生气通天论》说："膏粱之变，足生大丁。"

（二）饮食不洁

饮食不洁，是指进食不洁净的食物。多是由于缺乏良好的卫生习惯，进食陈腐变质或疫毒、寄生虫等污染的食物所造成。饮食不洁而致的病变以胃肠病为主，如进食腐败变质食物，则胃肠功能紊乱，出现脘腹疼痛、恶心呕吐、肠鸣腹泻或痢疾等。若进食被寄生虫污染的食物，则可导致各种寄生虫病，如蛔虫病、蛲虫病等，常表现有腹痛时作、嗜食异物、面黄肌瘦等。若进食被疫毒污染的食物，可致疫气为病，甚至传染他人。如果进食或误食被毒物污染或有毒性的食物，则会发生食物中毒，轻则脘腹疼痛，呕吐腹泻；重则毒气攻心，神志昏迷，甚至导致死亡。《金匮要略·禽兽鱼虫禁忌并治第二十四》说："秽饭、馁肉、臭鱼，食之皆伤人……六畜自死，皆疫死，则有毒，不可食之。"

（三）饮食偏嗜

饮食要适当调节，不应有所偏嗜，这样才能使人体获得各种必需的营养物质，如果养成不良的饮食习惯，或不良嗜好，如饮食偏寒偏热，或嗜酒成癖，或饮食五味有所偏嗜等，则可导致人体阴阳失调，或导致某些营养物质缺乏而发生疾病。

1. 偏嗜寒热

一般来说，饮食要求寒温适中。《灵枢·师传》说："食饮者，热无灼灼，寒无沧沧。寒温中适，故气将持，乃不致邪僻也。"若多食生冷寒凉的饮食，则寒邪直中脾胃，可伤损脾胃阳气，导致寒湿内生，出现腹痛泄泻等；若偏嗜辛温燥热饮食，则可使胃肠积热，出现口渴、便秘，甚至酿成痔疮等。又如酒性大热，若嗜酒成癖，久则化热、聚湿、生痰，导致湿热痰浊内生而致病。

2. 偏嗜五味

饮食五味，各有其不同的营养作用，不可偏废。而且，五味与五脏，各有其亲和性。《素问·至真要大论》说："夫五味入胃，各归所喜攻，酸先入肝，苦先入心，甘先入脾，辛先入肺，咸先入肾。"如果长期嗜好某种味道的食物，就会导致该脏的脏气偏盛，功能活动失调，久之可损伤内脏，发生多种病变。故《素问·至真要大论》说："久而增气，物化之常也。气增日久，夭之由也。"五味偏嗜，既可引起本脏功能失调，也可因脏气偏盛，以致脏腑间的平衡关系失调，出现他脏的病理改变。《素问·五藏生成》说："多食咸，则脉凝泣而变色；多食苦，则皮槁而毛拔；多食辛，则筋急而爪枯；多食酸，则肉胝䐢而唇揭；多食甘，则骨痛而发落。"即是指五味偏嗜，脏气偏盛，导致"伤己所胜"的一种病理变化。

三、劳逸损伤

劳动与休息的合理调节，也是保证人体健康的必要条件。若劳逸失度，或长时间过度劳累，或过于安逸静养，可致脏腑气血失调而发生病变。

（一）过劳

过劳，即过度劳累。包括劳力过度、劳神过度和房劳过度三个方面。

1. 劳力过度

劳力过度，又称"形劳"。指较长时间过度用力，劳伤形体而积劳成疾，或者是病后体虚，勉强劳作而致病。劳力太过而致病，其病变特点主要表现在两个方面：一是过度劳力而耗气，损伤内脏的功能，导致脏气虚少。由于肺为气之主，脾为生气之源，故劳力太过尤易耗伤脾肺之气。常见如少气懒言，体倦神疲，喘息汗出等。《素问·举痛论》说："劳则气耗。"二是过度劳力而致形体损伤。体力劳动，主要是筋骨、关节、肌肉的运动，如果长时间用力太过，则易致形体组织损伤，久而积劳成疾。如《素问·宣明五气》说："久立伤骨，久行伤筋。"

2．劳神过度

劳神过度，又称"心劳"。指长期脑力劳动过度，思虑劳神而积劳成疾。由于心藏神，脾主思，故用神过度，长思久虑，则易耗伤心血，损伤脾气，以致心神失养、神志不宁而心悸、健忘、失眠、多梦，脾失健运而纳少、腹胀、便溏、消瘦等。如《素问·宣明五气》说："久视伤血。"

3．房劳过度

房劳过度，又称"肾劳"。指房事太过，或手淫恶习，或妇女产育过多等，耗伤人体精气而致病。肾主藏精，为封藏之本，肾精不宜过度耗泄。若房事不节，则肾精耗伤，根本动摇，常见如腰膝酸软、眩晕耳鸣、精神萎靡、性机能减退等。《素问·生气通天论》就说："因而强力，肾气乃伤，高骨乃坏。"

（二）过逸

过逸，即过度安逸。人体每天需要适当的活动，气血才能流畅，阳气才得以振奋。若较长时间少动安闲，或者卧床过久，可使人体脏腑气血失调而导致病理变化。过度安逸致病，其特点主要表现在两个方面：一是安逸少动，气机不畅。如果长期运动减少，则人体气机失于畅达，可以导致脾胃等脏腑的功能活动呆滞不振，出现食少、胸闷、腹胀、肢困、肌肉软弱或发胖臃肿等。久则进一步影响血液运行和津液代谢，形成气滞血瘀、水湿痰饮内生等病变。二是阳气不振，正气虚弱。过度安逸，或长期卧床，阳气失于振奋，会使脏腑组织功能减退，体质虚弱，正气不足，抵抗力下降等。故过逸致病，常见动则心悸、气喘汗出等，或抗邪无力，易感外邪致病。如《素问·宣明五气》说："久卧伤气，久坐伤肉。"

总之，七情内伤、饮食损伤、劳逸失度，都是内伤性致病因素，其致病大都是直接导致内脏气血失调。七情内伤，由于五脏均与情志活动有关，故其致病可伤及多个脏腑，但总以心、肝、脾、胃为多见，而且其直接伤及内脏，主要是影响内脏的气机。饮食不节，其伤及内脏，主要是影响脾、胃、肠道的功能。劳逸失度，也是伤及内脏而致病，如形劳耗伤脾肺之气，神劳耗伤心脾，房劳耗损肾精，以及过度安逸，阳气不振，脏腑功能衰退等。所以，凡七情、饮食、劳逸所致之病，称为"内伤杂病"。

第三节　痰饮、瘀血

痰饮和瘀血都是在疾病过程中所形成的病理产物，这些病理性产物形成之后，又能作用于人体，引起新的病理变化，形成多种病证。故痰饮、瘀血又称为继发性致病因素。

一、痰饮的概念、形成及致病特点

（一）痰饮的概念

痰饮是人体水液代谢障碍所形成的病理产物。一般以较稠浊的称为痰，较清稀的称为饮。痰可分为有形之痰和无形之痰。有形之痰，是指视之可见、闻之有声的痰液，如咳嗽吐痰、喉中痰鸣等；无形之痰，是指只见其症、不见其形的痰病，如眩晕、癫狂等。因此，中医学对"痰"的认识，主要是以病症为依据来进行分析的。饮则流动性较大，可留积于人体脏器组织的间隙及疏松部位，因其所停留的部位不同而异。如《金匮要略·痰饮咳嗽病脉证治第十二》有"痰饮"、"悬饮"、"溢饮"、"支饮"等不同名称。

（二）痰饮的形成

痰饮的形成，多由外感六淫，或七情内伤，或饮食不节等，导致脏腑功能失调，气化不利，水液代谢障碍，水饮停滞而生成。由于肺、脾、肾及三焦等对水液代谢起着重要作用，故痰饮的生成，多与肺、脾、肾及三焦的功能失常密切相关。如肺失宣降，水津不布，水道不利，则聚水而生痰饮；脾失健运，水湿内生，可以凝聚生痰；肾阳不足，气化无力，水液不化，也可停而化生痰饮；三焦水道不利，津液失布，亦能聚水生痰。此外，肝主疏泄气机，对水液代谢也有一定影响，故肝气不调，气机郁滞，亦可影响三焦水道通利而致痰饮内生。同时，外感湿邪，留滞体内，火邪伤人，煎灼津液，恣食肥甘厚味，七情内伤，气机郁结，血液瘀滞，水液不行等，均可导致痰饮的生成。因此，凡与津液代谢密切相关之脏腑的功能失调，以及对津液代谢有影响的致病因素，均可以导致生成痰饮。

（三）痰饮的致病特点

痰饮一旦产生，可随气流窜全身，外而经络、肌肤、筋骨，内而脏腑，全身各处，无处不到，从而产生各种不同的病变。《杂病源流犀烛·痰饮源流》就说："其为物则流动不测，故其为害，上至巅顶，下至涌泉，随气升降，周身内外皆到，五脏六腑俱有。"概括而言，其致病特点有以下几个方面：

1. 阻滞气血运行

痰饮为有形之邪，其随气流行，无论是停滞于经脉，还是停滞于脏腑，均可阻滞气机，影响气血运行。若痰饮流注经络，则致经络气机阻滞，气血运行不畅，出现肢体麻木、屈伸不利，甚至半身不遂，或形成瘰疬痰核、阴疽流注等。若痰饮留滞于脏腑，则阻滞脏腑气机，使脏腑气机升降失常。如痰饮阻肺，肺气失于宣降，则见胸闷气喘、咳嗽吐痰等；痰饮停胃，胃气失于和降，则见恶心呕吐等；痰浊痹阻心脉，气血运行不畅，可见胸闷心痛等。

2. 影响水液代谢

痰饮本为水液代谢失常的病理产物，一旦形成之后，可作为一种继发性致病因素反过来作用于人体，进一步影响肺、脾、肾等脏腑的功能活动，影响水液代谢。如痰湿困脾，可致水湿不运；痰饮阻肺，可致宣降失职，水道不利；痰饮停滞下焦，可影响肾、膀胱的气化功能，以致蒸化无力，水液停蓄。因此，痰饮致病能影响人体水液的输布与排泄，使水液进一步停留于体内，加重水液代谢障碍。

3. 易于蒙蔽心神

痰饮为阴浊之物，而心神乃清净之所，最忌阴浊邪气侵犯。故痰浊为病，随气上逆，尤易蒙蔽清窍，干扰心神活动，使心神活动失常，出现头晕目眩、精神不振等症，或者痰浊上犯，与风、火相合，蒙闭心窍，扰乱神明，以致出现神昏谵妄，或引起癫、狂、痫等精神疾病。

4．致病面广，变幻多端

痰饮为病，随气流行，内而五脏六腑，外而四肢百骸、肌肤腠理，均可因痰饮停滞而致病。由于其致病面广，发病部位不一，且又易于兼邪致病，因而在临床上形成的病证繁多，症状表现十分复杂，故有"百病多由痰作祟"之说。痰饮停滞于体内，其病变的发展，可以伤阳化寒，可以郁而化火，可以夹风、夹热，可以化燥伤阴，可以上犯，可以下注，而且病势缠绵，病程较长。因此说，痰饮为病，还具有变幻多端、病证错综复杂的特点。

二、瘀血的概念、形成及致病特点

（一）瘀血的概念

瘀血是指留积于体内，未能及时消散，丧失生理作用的血液。包括体内瘀积的离经之血，以及因血液运行不畅，停滞于经脉或脏腑组织内的血液。瘀血既是血液运行失常的病理产物，而且又是具有致病性的"死血"。在中医文献记载中，瘀血又称"恶血"、"衃血"、"蓄血"、"败血"、"污血"等。

（二）瘀血的形成

血液的正常运行，主要与心、肺、肝、脾等脏的功能，气的推动与固摄，脉道的通利，以及寒热等内外环境密切相关。故凡能影响血液正常运行，引起血液运行不畅，或致血离经脉而瘀积的内外因素，均可导致瘀血形成。概括而言，大致有以下几个方面：

1．血出致瘀

各种外伤，如跌打损伤、金刃所伤、手术创伤等，致使脉管破损而出血，成为离经之血，或其他原因，如脾不统血、肝不藏血而致出血，以及妇女月经经行不畅等，若所出之血未能及时排出体外，留积于体内则成瘀血。

2．气滞致瘀

气行则血行，气滞则血瘀。若情志郁结，或湿、水、痰、饮等积滞体内，阻遏脉络，影响脏腑气机，都会造成血液运行不畅，从而导致血液在体内某些部位瘀积不行，形成瘀血。《血证论·吐血》说："气为血之帅，血随之而运行；血为气之母，气得之而静谧。气结则血凝，气虚则血脱，气迫则血走。"

3．因虚致瘀

载气者血，运血者气，故气血充盛则运行正常。若气虚则运血无力，阳虚则脉道失于温通，阴血亏损则脉道失充，无以载气。因此，在病变过程中，阴阳气血的亏损，亦能引起血行迟缓，导致血液在体内某些部位停滞不行，形成瘀血。

4．血寒致瘀

血得热则行，得寒则凝。若外感寒邪，入于血脉，或阴寒内盛，温运无力，则血液凝涩而运行不畅，导致血液在体内某些部位瘀积不散，形成瘀血。如《灵枢·痈疽》说："寒邪客于经络之中则血泣，血泣则不通。"《医林改错·积块》也说："血受寒则凝结成块。"

5．血热致瘀

外感火热邪气，或体内阳盛化火，入舍于血，血热互结，煎灼血中津液，使血液粘稠而不畅；或热灼脉络，迫血妄行，以致血液壅滞于体内某些部位而不散，也可形成瘀血。《医林改错·积块》说："血受热则煎熬成块。"《温热论》也说："瘀血与热为伍。"

（三）瘀血的致病特点

瘀血形成之后，停积体内不散，不仅失去血液的濡养作用，而且可以导致新的病变发生。概括而言，瘀血的致病特点主要表现在以下几个方面：

1. 易于阻滞气机

气能行血，血能载气，两者互根互用，功能上协调共济。因而瘀血一旦形成，常易影响和加重气机阻滞，导致局部或全身的气血运行不畅，进而加剧血瘀气滞、气滞血瘀的恶性循环。如外伤局部，破损血脉，血出致瘀，可致受伤部位气机郁滞，从而出现局部青紫、肿胀、疼痛等症。

2. 影响血脉运行

瘀血为血液运行失常的病理产物，但瘀血形成之后，无论其瘀滞于脉内，还是留积于脉外，均可影响心、肝、脉等脏腑组织的功能，导致局部或全身的血液运行失常。如瘀血阻滞于心，心脉痹阻，气血运行不畅，可致胸痹心痛；瘀血留滞于肝脏，可致肝脏脉络阻滞，气血运行障碍，故有"恶血归肝"之说；瘀血阻滞于脉道，损伤脉络，血逸脉外，可致出血色紫暗有块等；瘀血阻滞经脉，气血运行不利，组织器官因脉络瘀阻，可见口唇、爪甲青紫，皮肤瘀斑，舌有瘀点、瘀斑，脉涩不畅等。

3. 影响新血生成

瘀血乃病理性产物，已失去对机体的濡养滋润作用。瘀血阻滞体内，尤其是瘀血日久不散，就会严重地影响到气血的运行，脏腑组织失于濡养，势必影响新血的生成。因而有"瘀血不去，新血不生"的说法。故久瘀之人，常可表现出肌肤甲错、毛发不荣等失濡失养的临床特征。《血证论·男女异同论》说："瘀血不行，则新血断无生理……盖瘀血去则新血易生，新血生而瘀血自去。"即在一定程度上揭示了瘀血阻滞与新血生成之间的辩证关系。

4. 病位固定，病证繁多

瘀血一旦停滞于某脏腑组织，多难于及时消散，故其致病又具有病位相对固定的特征，如局部刺痛、固定不移，或癥积肿块形成、久不消散等。而且，由于瘀血阻滞的部位不同，形成瘀血的原因各异，兼邪不同，病机变化复杂，因而其病理表现也就各异。如瘀阻于心，血行不畅则胸闷心痛；瘀阻于肺，则宣降失调，或致脉络破损，可见胸痛、气促、咯血；瘀阻于肝，气机郁滞，血海不畅，可见胁痛、癥积肿块；瘀阻胞宫，经行不畅，可见痛经、闭经、经色紫暗有块；瘀阻于肢体肌肤，可见肿痛青紫；瘀阻于脑，脑络不通，可致突然昏倒，不省人事，或留有严重的后遗症，如痴呆、语言謇涩等。此外，瘀血阻滞日久，也可以化热等。清·王清任《医林改错》所列瘀血病证就达五十余种之多。所以说瘀血致病，病证繁多。

总之，痰饮和瘀血，既是病理产物，又是继发性致病因素。由于其分别是津液代谢障碍和血液运行不畅的病理性产物，故其形成和致病特点以及症状表现各不相同，应当予以区别和比较。

第四节　寄生虫、外伤

一、寄生虫

（一）寄生虫的概念

寄生虫是动物性寄生物的统称。人体常见的寄生虫有蛔虫、蛲虫、绦虫、钩虫等。这类寄生虫寄居于人体内，不仅消耗人体的营养物质，还可对人体造成各种损害，导致疾病发生。因此，寄生虫也是重要的致病因素之一。

（二）寄生虫致病的主要因素

人体寄生虫病的发生，主要与以下因素有关：一是由于摄食不洁食物，或接触"粪毒"、"疫土"、"疫水"等而获得感染；二是杂食生冷食物或未能煮熟的肉食，和恣食肥甘滞腻食物，湿热积滞等而生虫；三是脏腑功能失调，尤其是胃肠道功能减退，为寄生虫的繁殖和致病创造内在条件。《景岳全书·诸虫》说："虫之为病，人多有之。由于化生诚为莫测，在古方书，虽曰由湿、由热、由口服不节、由食饮停积而生，是固有之矣。然以常见验之，则凡脏强气盛者，未闻其有虫，正以随食随化，虫自难存；而虫能为患者，终是脏气之弱，行化之迟，所以停聚而渐致生虫耳。然则，或由湿热、或由生冷、或由肥甘、或由滞腻，皆可生虫，非独湿热而已。然以数者之中，又惟生冷生虫为最。"由此可知，饮食不洁、体质偏弱是导致寄生虫致病的主要因素。

（三）常见寄生虫的致病特点

中医学对于寄生虫及其致病特点早有认识。《诸病源候论·卷十八》对"九虫"各自的具体形态、致病特点都有论述。一般而言，凡蛔虫、钩虫、绦虫等肠道寄生虫病，多具有消耗人体营养物质，影响胃肠功能活动等共同的致病特点。

1. 蛔虫

蛔虫，又称"蚘虫"、"长虫"。蛔虫感染致病较为普遍，尤其是儿童。多由饮食不洁，食入被蛔虫卵污染的食物而获得感染。蛔虫寄生肠道，可直接影响胃肠道的功能活动。当胃肠功能失调，或脾胃虚寒，或肠道积热等，易于发作致病。蛔虫致病多见腹部疼痛，尤以脐周疼痛多见，时轻时重，或吐清涎，或睡间磨牙等。若蛔虫上窜，入于胆腑，则发作胃脘部剧痛，恶心呕吐，或吐蛔，手足厥冷等，称为蛔厥。若虫多扭结成团，可致肠道梗塞，气机不畅。若蛔虫宿寄肠道日久，可致人体营养日亏，面黄肌瘦等，在小儿则易致疳积。《诸病源候论·九虫候》说："蛔虫者，是九虫内之一虫也，长一尺，亦有长五六寸，或因脏腑虚弱而动，或因食甘肥而动，其发动，则腹中痛，发作肿聚，去来上下，痛有休息，亦攻心痛，口喜吐涎及吐清水。"

2. 绦虫

绦虫，又称"白虫"、"寸白虫"。多系食用生肉或未熟猪肉、牛肉而得。其寄生于肠道。《诸病源候论·九虫候》说："寸白者，九虫内之一虫也，长一寸，而色白，形小扁，因脏腑虚弱而能发动，或云饮白酒以桑枝贯牛肉炙食，并生栗所成。"其致病多见腹部隐痛、腹胀、腹泻等，且粪便中可见白色带状成虫节片。绦虫寄生日久，亦能消耗人体营养物质而致消瘦乏力等。《东医宝鉴·卷三》说："寸白虫，色白形扁，居肠胃中，时或自下，乏人筋力，耗人精气。"

3. 蛲虫

蛲虫致病，主要是通过手指、食物污染等获得感染，并寄生于肠道。《诸病源候论·九虫候》说："蛲虫至细微，形如菜虫也，居胴肠间。"《寿世保元》也说："蛲虫者，九虫内之一虫也。在于肠间，若脏腑气爽则不妄动。胃弱阳虚，则蛲虫乘之，轻者或痒，或虫从谷道中溢出，重者侵蚀肛门疮烂。"故蛲虫为病，可见肛门奇痒，夜间尤甚，睡眠不安。且在夜间肛门痒时，在肛门周围可见细小色白的小虫在蠕动。若病久亦可伤及人体的气血，出现身体消瘦等。

4. 钩虫

钩虫也是人体常见的肠道寄生虫之一。在古代文献中未见钩虫之名，有的医家认为即是《诸病源候论》"九虫"中的"伏虫"，可供参考。钩虫常由人体皮肤粘膜接触被钩虫蚴污染的泥土时而感染，初起见趾间等处灼痛、红肿、奇痒、起泡等。这种皮肤钩虫病，俗称为"粪毒"。成虫寄生于小肠，其致病可严重影响脾胃功能和耗损人体的气血。一般可见腹部隐痛、纳差等，甚至可致气血亏损，营养不良，或成黄肿病。《医碥·黄疸》说："黄肿多有虫与食积，有虫必吐黄水，毛发皆直，或好食生米、茶叶之类。"

二、外伤

（一）外伤的概念及范围

外伤，通常是指外力损伤，或烧烫、冷冻、虫兽叮咬等外界理化因素直接导致人体组织器官或内脏气血的创伤而言。外伤的范围较广，包括跌打损伤、持重努伤、压轧撞击、金刃（枪弹、手术）所伤、烧烫伤、冻伤、虫兽所伤等。外伤致病，多有明显的外伤史，但伤损的性质及程度各有不同，轻者为肌肤筋骨创伤，重者可损及内脏，甚至危及生命。因此，外伤的性质和程度，应特别注意鉴别。

（二）常见外伤的致病特点

外伤，多是由于在劳动、工作中忽视安全，或在某种特殊环境下失于防护所致。常见的外伤致病，根据其性质可分为外力损伤、烧烫伤、冻伤、虫兽所伤四个方面。

1. 外力损伤

外力损伤，主要包括跌坠、撞击、负重、压轧、金刃、枪弹、手术等外力作用所引起的创伤。这种外伤，可以使皮肉、血脉破损而出血，或肌肉瘀血，青紫肿痛；也可致筋肉撕裂、关节脱臼、骨折等；严重者可以损伤内脏，或致出血过多，危及生命。

2．烧烫伤

烧烫伤，主要是指高温物品，如沸水、热油、蒸汽、火焰、雷电等灼伤人体。烧烫伤主要是火毒为患。轻者灼伤肌肤，受伤部位红肿、灼热、疼痛，或起水疱；重者则伤及肌肉筋骨，受伤部位如皮革样，或呈蜡白、焦黄或炭化样改变。若大面积严重烧烫伤，不但局部严重灼伤，而且热毒炽盛，可内攻脏腑，或大量津液外渗，以致津气脱失，严重地危及生命，导致死亡。

3．冻伤

冻伤，是指人体在低温环境下，受寒冷邪气侵袭所引起的全身或局部的损伤。冻伤的程度与环境温度和受冻时间长短有着直接关系，温度越低，受冻时间越长，则冻伤程度越严重。局部性冻伤，一般多发生在手、足、耳廓、鼻、面颊等裸露部位。发病初起，受冻部位因寒邪收引凝滞，阳气不达，气血凝结不畅，可出现局部肌肤苍白、冷麻，继而肿胀青紫，痒痛灼热，或起水疱，甚至溃破流水，日久难愈等。《诸病源候论·冻烂肿疮候》说："严冬之月，触冒风雪寒毒之气，伤于肌肤，血气壅滞，因即瘃冻，热疼肿，便成冻疮。"全身性冻伤，多为外感阴寒过甚，导致体内阳气严重受损，失其温煦、推动作用，可出现寒战、体温下降、面色苍白、唇舌指甲青紫、感觉麻木、反应迟钝，或呼吸气弱、昏睡等。如不及时救治，则可致阳脱而死亡。

4．虫兽所伤

虫兽所伤，主要包括猛兽、毒蛇、疯狗（又称猘狗），或蝎、蜂、蜈蚣等虫兽咬伤或螫伤。其中猛兽所伤，与外力损伤相类似。轻者局部损伤，出现肿痛、出血等；重者可损伤内脏，或出血过多而致死亡。疯狗（猘狗）咬伤，除局部破损肿痛出血外，经过一段时间后，可发为"狂犬病"，出现烦躁、惶恐不安、恐水、恐风、抽搐、牙关紧闭等，乃至死亡。毒蛇咬伤，蜂蝎或蜈蚣螫伤，不仅可致受伤局部破损肿胀，或出血，而且出现全身中毒症状，如头晕、恶心呕吐，甚至昏迷，其中毒甚者，可迅速导致死亡。

总而言之，引起疾病发生的原因是多种多样的，其致病作用也各不相同。六淫、疠气属于外感性致病因素，其致病多是由表入里；七情内伤、饮食劳逸属于内伤性致病因素，其致病多是直接影响内脏气血，破坏脏腑的生理功能；痰饮、瘀血既是病理产物，又是继发性致病因素，其致病范围较广；寄生虫与外伤，则因寄生虫的种类和外伤的性质、程度不同，其致病特点各异。

第七章 病 机

病机，即疾病发生、发展变化及转归的机理。它着重于研究疾病发生和人体产生病理反应的全过程及其规律。任何疾病的发生、发展变化及其转归，与患病机体的正气强弱和致病邪气的性质、受邪的轻重等密切相关。当致病邪气作用于人体，机体的正气必然起而抗邪，形成正邪斗争。因此，邪正斗争就成为疾病全过程的基本矛盾。在疾病过程中，邪正之间的斗争必然导致双方力量的盛衰变化，从而造成人体阴阳的相对平衡状态失调，或气血津液的生理功能和相互关系失常，或脏腑经络功能的紊乱，产生一系列各种各样的病理变化。

第一节 发病原理

发病，即指疾病的发生（包括疾病复发）。当人体在一定的致病因素作用下，机体出现正气与致病邪气之间的斗争，使人体的某些平衡协调状态遭到破坏，出现脏腑、经络、组织器官的功能活动或形态结构异常，或气、血、津液、精的耗损与代谢失常等，且表现一定的临床症状，并不同程度地影响正常的生活与劳动能力，便发生了疾病。

疾病发生的因素虽然十分复杂，但总其大要，不外乎人体本身的正气和致病邪气两个方面。

一、正、邪与发病

正气，简称"正"，与邪气相对而言，泛指人体的抗病能力和康复能力，是人体各种生理机能的总和。正气是随着人体的生长发育，以及人体在不断适应自然的过程中逐渐完善起来的，具有抵御、消除各种有害因素，使人体免受病邪伤害，以及机体一旦受到损害后促使其康复的能力。邪气，简称"邪"，泛指各种致病因素，包括六淫、疠气、七情内伤、劳逸损伤及各种病理产物（如痰饮、水湿、瘀血、宿食）等。这些因素都具有损伤人体正气，破坏脏腑组织器官的功能活动或形态结构等不同程度的致病性。疾病的发生，即是在一定条件下邪正斗争的反映。

（一）正气不足是疾病发生的内在根据

中医发病学十分重视人体的正气，强调人体正气在发病过程中的主导作用，认为正气充足，卫外固密，病邪难于侵犯人体，疾病则无从发生，或虽有邪气侵犯，正气亦能抗邪外出而免于发病。所以说："正气存内，邪不可干。"（《素问·遗篇·刺法论》）只有在人体正气相对虚弱，卫外不固时，邪气方能乘虚而入，导致病理性损害，从而发生疾病。《素问·评热病论》说："邪之所凑，其气必虚。"《灵枢·百病始生》也说："风雨寒热，不得虚，邪不能独伤人。卒然逢疾风暴雨而不病者，盖无虚，故邪不能独伤人。"因此，正气不足是疾病发生的内在根据。此外，正气抗邪也是有一定限度的，若邪气过盛，超过正气的抗邪能力，也可发病。

（二）邪气是疾病发生的重要条件

中医学强调正气在疾病发生过程中的主导地位，并不排除邪气对疾病发生的重要作用。任何邪气都具有不同程度的致病性，在正气相对不足的前提下，或超过正气抗邪的限度时，邪气的入侵则是疾病发生的重要条件。如六淫邪气入侵人体，常常就是外感病发生的外在因素。一般而言，邪气只是发病的条件，但在某些特殊的情况下，邪气也可以在发病中起主导作用。如疠气是一类具有强烈传染性的邪气，对人体危害较大，不论老幼强弱，均可感染致病。故《素问·遗篇·刺法论》说："五疫之至，皆相染易，无问大小，病状相似。"并提出应"避其毒气"。其他如高温、电击、中毒等，即使正气强盛，也难免不受其害。

（三）正邪斗争的胜负决定发病与否

正气与病邪斗争的胜负，不仅决定疾病的发生与否，而且关系到发病的轻重缓急。

1. 正胜邪却则不病

人生活于自然环境之中，自然界经常存在着各种各样的致病邪气，但并非所有接触的人都会发病，这是因为正气充足，邪不能入的缘故。即使有邪气侵犯人体，若正气强盛，抗邪有力，病邪入侵后亦能被正气及时消除，并不产生病理反应，也可不发病，此即正胜邪却的结果。

2. 邪胜正负则发病

在正邪斗争的过程中，若邪气偏胜，正气相对不足，邪胜正负，便可导致疾病的发生。由于正气不足的程度、病邪的性质、感邪的轻重及邪气所中部位的深浅不同，疾病的发生也有轻重缓急之别。如感邪较重，邪气入深，则发病较急、较重；感邪较轻，邪在肌表，则发病较轻；正气不足，感邪较轻，则发病较缓等。

二、内外环境与发病

疾病的发生，与内外环境都有着密切的关系。外环境，主要是指生活、工作环境，包括气候变化、地域特点、工作条件、居处环境等。内环境，主要是指人体内部的差异性，包括体质特点、精神状态等。内环境决定人体正气的强弱，外环境则主要关系到不同病邪的形成，但其变化也可干扰人体的正气而导致疾病发生。

（一）外环境与发病

1. 气候变化

四时气候的异常变化，是滋生致病邪气的重要条件，可产生不同的病邪，导致季节性多发病。如春季气候温暖多风，易生风温病；夏季气候炎热，湿郁热蒸，易生暑热或湿热病；秋季气候干燥，易生燥病；冬季气候寒冷，易生寒病等。部分疾病的发生与流行，也与一定的季节气候有关。如麻疹、百日咳、感冒等，多发生在冬春季节，痢疾等多发生于夏秋季节。此外，自然界气候的频繁变化，如时寒时温，忽晴忽雨，一湿一燥，人体难于适应和防护，亦可致人体防御机能失调，影响人体正气而感邪发病。

2．地域特点

不同的地域，由于自然条件、气候特点及水土的差异，常可影响人体的正气，或滋生不同的病邪，出现不同的常见病和多发病。《素问·异法方宜论》就指出地域高下、气温寒温之异对人体健康有着不同的影响。例如，北方气候寒冷，水寒冰冽，易生寒邪致病；东南沿海，气候温暖，易生湿热，病多疮疡；江河流域、湖泊沼泽之地，地势低洼，水湿较盛，易生湿邪致病。有些地区，由于食物、饮水中缺乏人体必需的某些物质，常导致地方病发生。如远离海洋的内陆、山区，因其水土缺乏碘质，可致瘿瘤病（地方性甲状腺肿）等。此外，出门远足，水土不合，亦可干扰人体的正气，使抗病能力降低而感邪发病。

3．生活、工作条件

不良的生活、工作环境对人体健康影响甚大。如久居阴暗潮湿之处，易受寒湿邪气所伤，不但易致关节疼痛之类疾病，而且亦可损伤人体的正气；特别是周围环境不良，如工业废气、废物、粉尘过多，杀虫药剂的广泛使用等，均可导致空气、水源、食物的污染，严重地危害人体的健康。此外，周围环境卫生差，秽物淤积，蚊蝇孳生，亦是导致疾病发生传播的重要条件。因此，改善生活、工作环境，保持环境卫生，是减少疾病，保障人民健康的有效措施。此外，各种外伤、虫兽所伤、中毒等，也与某些特定的外环境有关。

（二）内环境与发病

1．体质特点

体质，是指人体以先天禀赋为基础，在后天的生长发育和衰老过程中所形成的结构、功能代谢上的个体特殊性。如《灵枢·寿夭刚柔》说："人之生也，有刚有柔，有弱有强，有短有长，有阴有阳。"这种个体的差异性、易感性，与疾病的发生亦有着密切的关系。一般来说，先天禀赋充实，后天饮食调养得当，加之适度的体育锻炼，则体质壮实，正气强盛，健康少病；若先天不足，后天失于调养，则体质较弱，正气较虚，易于患病。此外，不同的体质类型对某些致病因素和某些疾病具有不同的易感性。如瘦人多火，易得痨嗽；肥人多痰湿，易患中风等。清·吴德汉《医理辑要·锦囊觉后编》说："要知易风为病者，表气素虚；易寒为病者，阳气素弱；易热为病者，阴气素衰；易伤食者，脾胃必亏；易劳伤者，中气必损。"阐述了不同体质类型与发病的关系。

2．精神状态

精神状态的好坏，是影响人体正气的重要因素之一。人的精神状态受情志因素的直接影响。若情志舒畅，精神愉快，气血和平，则脏腑机能协调，正气旺盛而健康少病。如果情志异常波动，或多思善虑，非忧即怒，或痴情妄想，所愿不得，或境遇变化，情绪低沉，或意外刺激，情绪紧张等，均可严重地影响人体的精神状态，导致气血失调，脏腑功能失常，正气不足，易于感邪受病。因此，中医养生理论中，十分强调调摄精神情志活动。《素问·上古天真论》就说："恬淡虚无，真气从之，精神内守，病安从来。"说明调摄精神，可以增强人体的抗病能力，减少和预防疾病的发生。

三、疾病的复发

疾病的复发，是指原病再度发作或反复发作。它是一种特殊的发病形式，也是一定条件下邪正斗争的反映。

（一）复发的特点

疾病的复发，是原有病变通过治疗或自身修复，经过一段相对静止过程后的再度活跃。《素问·热论》说："热病少愈，食肉则复。""少愈"即是相对静止期。静止阶段，由于正气损伤未复，邪气将尽，病理反应并不强烈，疾病处于将愈而未愈的一种病理状态。此时，由于脏腑组织形态结构的损害及气血津液等物质的耗伤未能完全修复，或某些病理产物未能彻底清除，若在某些诱发因素的干扰下，或影响正气的恢复，或助长邪气之势，或新感其他病邪等，均可破坏这种相对静止状态，造成邪正之间的再度激烈斗争，导致疾病复发或反复发作。

疾病复发的主要特点：一是任何疾病的复发，应是原有疾病的基本病理变化和主要病理特征的重现。二是疾病的复发，大都较原病有所加重，且复发次数愈多，病情越复杂。三是疾病的复发大都与一定的诱发因素有关。

（二）复发的因素

1. 食复

疾病初愈，合理的饮食调养将有助于疾病康复。若进食过多，或进食不易消化的食物，既不利于正气恢复，也可因宿食、酒热等而助余邪之势，以致疾病复发。如热病初愈，阴伤未复，余热未尽者，《素问·热论》就说："食肉则复，多食则遗。"认为饮食不节，可助热势再燃，或致疾病日久难愈。

2. 劳复

凡病初愈，适当的休息、调养，有利于机体正气的恢复。若过早操劳，动形耗气，或房事不节，精气更伤，或劳神思虑，损及气血，均可致阴阳不和，气血失调，正气损伤，余邪猖獗而疾病复发。如水肿、痰饮、哮喘等内伤杂病，常可因劳伤正气而反复发作；外感病初愈之时，过度劳累，既耗正气，亦助邪势。如明·李梴《医学入门·伤寒瘥后》就说："伤寒新瘥，津液未复，血气尚虚……盖劳则生热，热气乘虚还入经络，未免再复。"

3. 药复

疾病将愈，辅以药物调理，只要使用得当，亦是促进正气恢复的重要手段。用药一般以扶正不助邪、祛邪不伤正为原则。如果病后药物调理不当，或滥施补药，或补之过早、过急，则易导致邪留不去，引起疾病复发。如阴虚体质的湿热病，当"清凉到十分之六七，往往热减身寒"时，其余邪并未尽去，若骤进温补药物，则可导致疾病复发，热势复燃。清·叶天士《外感温热篇》对此告诫说："不可就云虚寒而投补剂，恐炉烟虽熄，灰中有火也。"

4. 复感外邪致复

疾病将愈而未愈之际，复感外邪亦是导致原病复发的因素之一。如原病经过一个发展阶段之后，病变虽已进入静止期，但余邪并未尽除，而正气损伤未复，抗病能力低下，此时最易复感新邪而诱致原病复发。清·俞根初《重订通俗伤寒论·伤寒复证》说："瘥后伏热未尽，复感新邪，其病多作。"复感新邪所致疾病复发，不仅可见原有病理变化的再现，而且又有新邪作用于旧病所产生的内外合病状态。

5. 其他因素致复

疾病的复发，还与精神因素、地域环境、护理不当等有关。若情志波动过大，或猝然遭受强烈的精神刺激，不仅直接影响病后正气的恢复，也可使人体气血逆乱而导致原病复发。如温热病初愈之时，因触怒伤肝，易致肝火内炽，引动余热而致热势再燃。其他如地域环境的改变，护理不当等，亦可影响病后康复而导致原病再度发作。

6. 自复

指疾病初愈，不因劳损、饮食、药物、情志所发，亦不因外感新邪引发，而自行复发者。多由余邪在里，正气亏虚，无力驱邪，致使邪气暗长，旧病复发。《瘟疫论·劳复食复自复》说："若无故自发者，以伏邪未尽，此名自复。当问前得某症，所发亦某症，稍与前药，以撤其余邪，自然获愈。"

总之，疾病的发生，或疾病复发，主要取决于机体正气和致病邪气两个方面，是在一定条件下正邪斗争而正不胜邪的病理反应。一般而言，正气不足是发病的内在根据，邪气伤人是发病的重要条件。由于人体内外环境是影响人体正气，决定人体对致病因素的易感性，以及影响邪气形成和致病的条件，所以，人体内外环境与疾病的发生有着密切的关系。

第二节　邪正盛衰

邪正盛衰，是指在疾病过程中，致病邪气与机体抗病能力之间相互斗争所发生的盛衰变化。邪正斗争的消长盛衰，不仅关系疾病的发展与转归，同时还决定疾病的虚实病理变化。所以，从一定意义上说，许多疾病的发展过程，也就是邪正斗争及其盛衰变化的过程。

一、邪正盛衰与虚实变化

在疾病的发展变化过程中，正气和邪气之间不断地进行斗争，必然会导致邪正双方力量的盛衰变化。有时邪正俱盛，相持不下；有时正盛而邪退；有时邪盛而正衰；或者正气大伤，邪气留恋不去；或者邪气虽去而正气已衰等。随着体内邪正的消长盛衰，在疾病过程中则相应地表现出虚实病理变化。故《素问·通评虚实论》说："邪气盛则实，精气夺则虚。"

（一）虚实病机

实性病机，主要是指邪气亢盛，正气未衰，以邪盛为矛盾主要方面的一种病理变化。邪气亢盛，包括外感六淫、内伤饮食、虫积，或痰饮、瘀血等病理产物留滞于体内等。由于邪气虽盛，正气未衰，正气尚能积极地与邪抗争，从而形成正邪激烈相争，病理反应强烈，并表现一系列以亢奋、有余、不通为特征的实性病理变化。如壮热、狂躁、声高气粗、腹痛拒按、痰涎壅盛、二便不通等。实性病机多见于外感病的初期和中期，或由于痰、食、水、饮、瘀血等滞留于体内所引起的疾病。

虚性病机，主要是指正气不足，邪不亢盛，以正气虚为矛盾主要方面的一种病理变化。正气不足，包括机体精、气、血、津液等物质的亏损，脏腑、经络等生理功能衰退，抗病能力低下等。由于机体正气衰弱，邪亦不盛，邪正相争无力，难以出现强烈的病理反应，从而表现出一系列以衰退、虚弱、不固等为主要特征的虚性病机变化。如神疲乏力、动则气喘、自汗出、畏寒肢冷、面容憔悴、身体消瘦等。虚性病机多见于疾病后期，以及多种慢性疾病的过程中。

（二）虚实变化

邪正盛衰，不仅可以产生单纯的虚性或实性病理，而且在疾病过程中，尤其是一些慢性的、复杂的疾病，随着邪正双方力量的消长盛衰，还可以形成多种复杂的虚实病理变化。

凡是邪气盛而损及正气，或正气本虚而致实邪内生或外感邪气者，可致"虚实夹杂"性病变。"虚实夹杂"，又称"虚实错杂"。其中，以邪实为主，兼有正气不足者，称为"实中夹虚"。如邪热炽盛，消灼津液而致实热伤津，出现以高热、烦渴、尿少、齿舌干燥等为主要表现者，即属此类。以正虚为主，兼有痰饮、水湿、瘀血、宿食等实邪内生，或外感邪气者，称为"虚中夹实"。如脾阳虚衰，运化无力，水湿内生，而见以食少神疲、四肢不温、腹胀水肿等为主要表现者，即属此类。虚实夹杂性病变，由于病邪所在的部位、层次不同，正气亏损的程度有异，可以表现为表虚里实、表实里虚、上实下虚、上虚下实等。如素有脾肾阳虚的患者，复感外邪，邪束肌表，而见腹胀腹泻、不思饮食、四肢乏力、恶寒肢冷、鼻塞流涕、头身疼痛等，即为表实里虚。

凡是邪气久留而大伤正气，或正气不足而变生实邪者，可以导致"虚实转化"的病理。其中先有实邪为病，继而耗伤正气，邪气虽去而正气大伤，转化为以正虚为主的虚性病理，称为"由实转虚"或"因实致虚"。如湿邪伤人日久，耗伤脾胃阳气，转化为以阳气不足，运化无力，清气不升，或脾不统血，而见以腹泻、眩晕、不思饮食、大便下血等为主要表现者，即属此类。若先有正气不足，因推动、气化无力，而后内生痰饮、水湿、瘀血等病理产物积聚于体内，则可转化为以邪实为主的实性病理，称为"因虚成实"或"因虚致实"。如心阳不足，运血无力，血行迟滞，可致心脉痹阻，阳气不通，而见以心痛剧烈、胸前憋闷等为主要表现者，即属此类。疾病虚实性质的转化，大都是有条件的，如失治、误治，或邪气积聚，或正气严重亏损等，均可以成为病变性质转化的重要因素。因此，应当动态地观察和分析疾病的虚实变化。

一般来说，在疾病发展变化的过程中，病变的本质和现象大都是相一致的，疾病的现象可以准确地反映病机的虚实变化。但在特殊情况下，由于邪正斗争的复杂性，人体机能活动和代谢的严重紊乱，也可以出现病变的本质和现象不相一致的情况，因而表现出"虚实真假"的病理。如本为实性病变，由于邪气深结不散，气血郁积于内，经络阻滞，气血不能通达于外，而出现四肢逆冷、面色不华等似虚非虚的假虚现象，即称为"大实有羸状"的"真实假虚"。或本为虚性病变，由于正气虚弱，推动无力，机能活动失于鼓动而出现腹胀、喘满等似实非实的假实现象，则称为"至虚有盛候"的"真虚假实"。因此，分析病机的虚实变化，还必须透过现象看本质，才能准确地把握疾病的虚实性质，全面了解疾病过程中的邪正盛衰情况。

二、邪正盛衰与疾病转归

任何疾病的发展变化，都有其一定的转归结局。邪正双方在其相互斗争的过程中所产生的消长盛衰变化，对疾病的转归起着决定性的作用。一般来说，在疾病过程中，正气未衰，具有抗御病邪的能力，正胜则邪退，即能逐渐战胜病邪，使疾病趋于好转或痊愈；若正气已衰，抗御病邪的能力低下，病邪强盛，疾病将日趋恶化，甚至导致死亡的不良结局。由于疾病过程中邪正盛衰的形式不同，其病理结局亦不相同。

（一）正胜邪退

正胜而邪退，是在邪正消长盛衰变化过程中，疾病趋于好转和痊愈的一种转归，也是许多疾病最常见的一种结局。这是因为患者的正气比较充盛，抗御病邪的能力较强，能较快地驱除病邪；或因及时地得到正确的治疗，脏腑、经络等组织器官的病理损害逐渐得到控制和修复，精、气、血、津液等被耗伤的物质逐渐得到充实，正气渐渐恢复，机体的阴阳两个方面趋于相对平衡，疾病即告痊愈。例如，风寒感冒，邪气从皮毛或口鼻侵犯人体，而出现恶寒、发热、无汗、头身疼痛、鼻塞、流清涕、咳嗽等，属于肺卫不宣，病邪尚在肌表，正气亦能抗邪外出，若及时予以解表宣肺的治疗，则病邪驱除，正气修复，即告痊愈。

（二）邪胜正衰

邪胜而正衰，是在邪正消长盛衰变化过程中，疾病趋于恶化，甚至死亡的一种转归。这是由于机体的正气衰弱，抗邪无力；或由于邪气过于强盛，严重损伤人体的正气，以致机体抗邪能力日渐低下，不能制止邪气的致病作用，机体受到的病理性损害逐渐加重，则病情日趋恶化。若进一步发展，正气大衰，邪气独盛，脏腑、经络、气血等的生理功能严重衰惫，则可致阴阳离决，生命活动终止而死亡。例如外感热病过程中，"亡阴"、"亡阳"的病理改变，即是正不敌邪，邪胜正衰，疾病恶化的典型表现。此时若能及时给以恰当的治疗，可以避免恶化的转归。

（三）正虚邪恋

正虚邪恋，是疾病后期，正气已虚，邪气未尽，正气一时无力尽邪，邪气留恋不去，病势缠绵的一种转归。这是由于正气素虚，疾病过程中虽奋起抗邪，但正气先已力竭，以致无力尽邪；或因邪气强盛，消耗正气，加之治疗未能彻底，以致正气未复，邪恋不去；或为某些性质缠绵粘着的邪气所伤，病程较长，正气日趋损伤，邪气羁留难去等。这种转归常常是许多疾病由急性转为慢性，日久不愈，反复发作，或留下某些后遗症的主要原因之一。例如外邪犯肺，若因正气素虚，或治疗不彻底，病邪久留，肺的生理功能遭到破坏，则可致咳嗽，日久不愈，甚至发展成为慢性咳喘病。

（四）邪去正虚

邪去正虚，是疾病后期，病邪已经驱除，但正气耗伤，有待逐渐恢复的一种状态。多见于急病、重病的后期。这是因为在疾病过程中，邪气亢盛，病势急剧，正气受到较重的损伤；或由于治疗措施过于峻猛，如大汗、大下等，邪气虽被驱除，但正气亦已大伤；或由于素体虚弱，大病之后，正气虚弱更甚。此时病邪虽已尽除，但正气的耗伤、脏腑组织的病理性损害，尚需一段时间的调养才能逐渐恢复，由于正气损伤的程度不同，其恢复所需时间亦长短不一。若经过一段时间的将息调养，正气逐渐充盛，病理性损害得到修复，疾病即可告愈。若此时重感病邪，也可使疾病复发。

综上所述，邪正斗争是疾病过程中的基本矛盾，邪气与正气之间的相互斗争，必然导致邪正的盛衰变化。从病理演变的角度来分析，邪正的盛衰，不仅关系到疾病虚实性质的变化和疾病的转归、预后，而且还将进一步影响到机体的阴阳平衡、气血的协调、津液的代谢，以及各脏腑器官的功能活动等，从而导致不同的病理改变。因此，邪正的盛衰，是疾病过程中最基本的一类病理变化。

第三节　阴　阳　失　调

阴阳失调，即阴阳消长失去平衡协调的一种病理状态。是指在疾病过程中，由于各种致病因素的影响，邪正之间的斗争，导致机体阴阳的相对平衡状态遭到破坏，而表现以寒、热为主要特征的一类病理变化。

人体各脏腑组织皆有阴阳两个方面，而且其阴阳的互根互制，维持动态的相对平衡，这是各脏腑组织实现生理功能的重要条件。因此，阴阳失调是人体各种病理改变的高度概括。阴阳失调的病理变化，虽甚复杂，但从总体上来说，主要是阴阳的消长异常和阴阳的互根关系失调，因而其主要病理类型，不外乎阴阳的偏盛、阴阳的偏衰、阴阳的互损、阴阳的格拒及阴阳的亡失等几个方面。

一、阴阳偏盛

阴阳偏盛，亦称阴阳偏胜。指阴或阳过于亢盛的病变，属于"邪气盛则实"的实性病理。主要是由于外感阴寒病邪或体内阴寒性病理产物积聚，以及外感阳热病邪或某些因素导致脏腑阳气亢盛，形成阴偏盛和阳偏盛。《素问·阴阳应象大论》说："阳胜则热，阴胜则寒。"明确地指出了阳偏胜和阴偏胜的病机特点。

阴和阳是相互制约的，并在一定条件下可以发生性质的转化。阳长则阴消，阴长则阳消，所以阳偏盛必然制阴，而导致不同程度的阴偏衰；阴偏盛必然制阳，而导致不同程度的阳偏衰。也可由于阴阳偏盛至极而出现阴阳性质的转化。《素问·阴阳应象大论》说："重阴必阳，重阳必阴。"即揭示了阴偏盛和阳偏盛病变的发展趋势。

（一）阳偏盛

阳偏盛，即是阳胜。是指机体在疾病过程中所表现的一种阳气偏盛，机能亢奋，热量过剩的病理状态。一般来说，其病机特点多表现为阳盛而阴未虚的实热性病理变化。形成阳偏盛的原因，多是由于感受阳热邪气，或虽外感阴邪，但从阳化热；或是由于情志内伤，五志过极而化火；或因痰湿、瘀血、食积等郁久化热导致。

由于阳是以热、动、燥为特点的，所以，阳偏盛时即出现一系列热、动、燥的病理征象，例如壮热、面赤、烦躁、口渴、脉数等。故《素问·阴阳应象大论》说："阳胜则热。"由于脏腑组织的生理功能和生理特性各不相同，其阳盛的病理变化亦各异。如心火亢盛，主要是对心主神志和心主血脉功能的影响，导致心神躁扰不宁和血流急迫动数，出现心烦躁动、壮热神昏、口渴引饮、脉数，甚至出血等。肝火上炎，主要导致肝气疏泄太过，气血不宁而上冲，出现目赤头痛、急躁易怒、吐血，甚至晕厥等。

但需指出的是，"阳胜则阴病"、"重阳必阴"，是阳偏盛病变的发展趋势。"阳胜则阴病"，即阳盛则伤阴。一般而言，阳偏盛的病变必然会导致不同程度的阴液耗损，出现口舌干燥、小便短少、大便燥结等热盛伤阴的表现，但其矛盾的主要方面仍是以阳盛为主的实热。如果病变进一步发展，大量耗伤人体的阴液，不但加重了阳热证的表现，同时可出现阴虚之证。"重阳必阴"与"热极生寒"即是指由阳转阴，乃阳气亢盛至极，病变性质由阳（热）转化为阴（寒）。如某些热性病，初起见高热、口渴等一派阳热亢盛的表现，由于热毒过盛，可突然出现体温下降、四肢厥冷、冷汗淋漓等阴寒性的危重征象。

（二）阴偏盛

阴偏盛，即是阴胜。是指机体在疾病过程中所表现的一种阴气偏盛，机能障碍或减退，产热不足，以及阴寒性病理产物积聚的病理状态。一般地说，其病机特点多表现为阴盛而阳未衰的实寒性病理变化。形成阴偏盛的原因，多是由于感受阴寒邪气，或是过食生冷之物，寒阻阳气，阳不制阴等而致阴寒内盛。

由于阴是以寒、静、湿为特点，所以阴偏盛时即出现一系列寒、静、湿的病理征象，如形寒、肢冷、水肿、身体蜷缩等。故《素问·阴阳应象大论》说："阴胜则寒。"由于脏腑组织的生理功能和生理特性各不相同，其阴盛的病理变化亦各异。如寒湿困阻脾脏阳气，运化功能受阻，水谷不化，津液代谢障碍，即出现腹胀腹泻、不思饮食，或形成痰饮、水肿等。如寒邪痹阻于筋骨，则气血阻滞，筋脉拘挛，即出现肢体冷痛、屈伸不利，或身重不仁等。

但需指出的是，"阴胜则阳病"、"重阴必阳"，是阴偏盛病变的发展趋势。"阴胜则阳病"，即阴盛则阳虚。一般而言，阴偏盛的病变必然导致不同程度的阳气耗损，出现面色苍白、小便清长、大便稀溏等寒盛伤阳的表现，但其矛盾的主要方面仍是以阴盛为主的实寒。如果病变进一步发展，机体的阳气严重受损，亦可表现为阳衰。"重阴必阳"与"寒极生热"，即是指由阴转阳而言，乃阴寒邪气亢盛至极，病变性质由阴（寒）转阳（热）。如外感寒邪致病，初起见恶寒、无汗、口不渴、头身痛等一派寒冷表现，如因素体阳盛，或治疗失误，或寒邪郁滞日久等，都可从阳化热，转化为以高热、口渴、小便黄赤等为特征的阳热亢盛病变。

二、阴阳偏衰

阴阳偏衰，亦称阴阳亏损。指阴或阳过于虚衰的病变，属于"精气夺则虚"的虚性病理。主要是由于在疾病过程中，邪正之间的斗争导致了机体的精、气、血、津液等基本物质的亏损，或脏腑、经络等组织器官的生理功能衰退所形成的病理变化。正常情况下，阴阳双方存在着相互制约、互根互用的关系，因此，当阴或阳一方面衰少不足时，必然不能制约另一方面而导致对方的相对偏盛，从而形成"阳虚则阴盛"、"阳虚则寒"，"阴虚则阳亢"、"阴虚则热"的病理变化。

（一）阳偏衰

阳偏衰，也即阳虚。是指机体在疾病过程中，阳气虚损，机能活动减退或衰弱，温煦作用低下，热能不足的一种病理状态。一般地说，其病机特点多表现为阳气不足，阳不制阴，阴相对偏盛的虚寒性病理变化。形成阳偏衰的原因，多是由于久病耗伤阳气，或先天禀赋不足，或后天失于调养，或饮食劳倦损伤等所致。

阳气不足，一般以脾肾两脏较为多见，尤其是肾。所以，肾阳虚衰在阳偏衰的病机中占有极其重要的地位。阳气偏衰时，大都突出地表现为温煦、推动、振奋等作用的减退。其温煦作用减弱，人体热能不足，故有寒的表现，如畏寒喜暖，四肢不温等；因其推动无力，脏腑、经络等的生理活动减弱，血、津液等运行迟缓，加上失于温通气化，则易致血液凝滞，水液停蓄等；其振奋作用低下，故见精神不振，喜静蜷卧等。由于各脏腑组织生理功能和生理特性不同，其阳虚的病理变化亦各异。如脾阳亏虚，则运化无力，清气不升，水湿不运，甚至血失统摄，常表现有食少便溏、头晕乏力、水肿或出血等。

阳虚则寒与阴盛则寒，尽管在病机上有一定的联系，但其病理特点各不相同。前者是以阳虚为主的虚寒，后者则是以阴盛为主的实寒。

（二）阴偏衰

阴偏衰，即是阴虚。是指机体在疾病过程中，精、血、津液等物质亏损，阴不制阳，导致阳气相对偏旺，机能活动虚性亢奋的一种病理状态。一般地说，其病机特点多表现为阴液不足，宁静、滋养作用减退，阴不制阳，阳气相对有余的虚热性病理变化。形成阴偏衰的原因，多是由于外感阳热病邪，邪退阴伤，阴液亏损；或因五志过极，化火伤阴；或是久病耗伤阴液；或津血流失过多；或因过食燥热之品，日久伤阴等所致。

阴液不足，一般以肝肾两脏较为多见，其中尤其是肾。所以，肾阴不足在阴偏衰的病机中占有相当重要的地位。阴液不足时，主要是表现为阴的制阳、滋润和宁静作用的减退。其制阳作用低下，则使阳气相对亢奋，而见热的表现，因其属于虚热，故多表现为低热、五心烦热或骨蒸劳热等；其滋润作用减退，脏腑官窍、形体组织失于润养，则见干燥的征象，如口燥咽干、尿短少、大便燥结等；因其宁静功能不足，阳气偏亢，以致人体出现虚性的兴奋现象，如心烦、失眠等。由于各脏腑组织的生理功能和生理特性各不相同，其阴虚的病理变化亦各异。如肝阴不足，筋、目失养，肝阳偏亢，升动太过，常见头晕目眩、两目干涩、爪甲干枯、急躁易怒，甚至晕厥等。

阴虚则热与阳盛则热，虽然在病机上有一定的联系，但其病理特点各不相同。前者是以阴虚为主的虚热，后者则是以阳盛为主的实热。

三、阴阳互损

阴阳互损，是指在阴或阳任何一方虚损的前提下，病变发展影响到相对的一方，形成阴阳两虚的病机。在阴偏衰的基础上，继而导致阳气不足者，称为阴损及阳；在阳偏衰的基础上，继而导致阴液亏少者，称为阳损及阴。这是阴阳互根互用关系失常的一类病理变化。由于肾藏真阴，寓元阳，为全身阳气、阴液的根本，因此，当脏腑的阳或阴虚损到一定程度时，必然会损及肾阴、肾阳。所以说，无论阴虚或阳虚，多在累及肾阴或肾阳，导致肾脏阴阳失调的情况下，才易发生阳损及阴或阴损及阳的阴阳互损病机。

（一）阴损及阳

阴损及阳，是指由于阴液亏损，"无阴则阳无以化"，继而累及阳气的生化不足，或者阳气无所依附而耗散，在阴偏衰的基础上，又导致了阳气不足，形成以阴虚为主的阴阳两虚病变。例如肝阳上亢，其病机本为肝肾阴虚，水不涵木，阴虚无力制阳的阴虚阳亢，但是随着病情的发展，亦可进一步耗损肾中精气，损及肾阳，继而出现畏寒、肢冷、面白等阳虚症状，病即发展为阴损及阳的阴阳两虚。一般而言，阴损及阳，其病机变化的关键仍然是以阴液不足为前提。《理虚元鉴·理虚二统》就说："阴虚之久者阳亦虚，终是阴虚为本。"

（二）阳损及阴

阳损及阴，是指由于阳气亏损，"无阳则阴无以生"，继而累及阴液的生成减少，因而在阳偏衰的基础上又导致了阴液不足，形成以阳虚为主的阴阳两虚病变。例如水肿，其病机本为阳气不足，气化失职，津液代谢障碍，水液停聚，泛溢肌肤所致，但是随着病情的发展，亦可进一步因阴液久无阳气以助而生成减少，或通阳利水过久，以致阴液日渐亏耗，继而出现形体日益消瘦、烦躁不安、筋脉拘急、肌肉眴动等阴虚症状，病即发展为阳损及阴的阴阳两虚。一般而言，阳损及阴，其病机变化的关键仍然是以阳气亏损为前提。正如《理虚元鉴·理虚二统》所言："阳虚久者阴亦虚，终是阳虚为本。"

四、阴阳格拒

阴阳格拒，包括阴盛格阳和阳盛格阴，是阴阳失调病机中比较特殊的一类病理变化。主要是由于某些原因引起阴或阳偏盛至极而壅盛阻遏于内，格拒另一方于外，亦可由于阴或阳的一方极度虚弱，而导致另一方相对偏盛，双方盛衰悬殊，盛者盘踞于内，将另一方排斥于外，迫使阴阳之间不相交通维系，从而导致真寒假热或真热假寒。属于病变的本质与现象不相一致的较为复杂的病理变化。一般而言，阴阳格拒病理多见于疾病过程中的极盛阶段，病情多较危重。

（一）阴盛格阳

阴盛格阳，又称格阳。主要是由于阴寒邪气过盛，壅阻于内，排斥阳气于外，使阴阳之间不相顺接交通，相互格拒，出现内真寒外假热的一种病理变化。由于其病理本质是阴寒内盛，故常见四肢厥冷、下利清谷、小便清长等阴寒表现。但因其格阳于外，所以还表现有与其病变本质不相符的假热症状，如自觉身热，但欲盖衣被，口渴欲饮，但喜热饮且量少等。这种病理改变，即属于寒极似热，阴证似阳的真寒假热。《医宗金鉴·伤寒心法要诀》说："阴气太盛，阳气不得相营也。不相营者，不相入也。既不相入，则格阳于外，故曰阴盛格阳也。"

此外，临床上还有一种称为"戴阳"的病变，是指下元真阳极度虚弱，阳不制阴，偏盛之阴盘踞于内，逼迫衰极之阳浮越于上，阴阳不相维系的一种下真寒上假热的病变，亦属于阴盛格阳。究其病理本质，则是程度极为严重的虚寒性病变。由于阳衰阴盛，格阳于上，所以亦可见面颊泛红、口燥咽干等假热表现。

（二）阳盛格阴

阳盛格阴，又称格阴。主要是由于阳热邪气过盛，深伏于里，阳气被遏，闭郁于内而不能透达于外，使阴阳之气不相交通，互相格拒，出现内真热外假寒的一种病理变化。由于病理本质是阳热内盛，故多见烦渴饮冷、面红、气粗、烦躁等阳热表现。但由于格阴于外，所以还表现有与其病变本质不相符的假寒症状，如手足厥冷，但胸腹灼热等，而且其内热愈盛，则肢冷愈重，即所谓"热深厥亦深"。这种病理改变，即属于热极似寒，阳证似阴的真热假寒。《医宗金鉴·伤寒心法要诀》说："阳气太盛，不得相荣也。不相荣者，不相入也。既不相入，则格阴于外，故曰阳盛格阴也。"

五、阴阳亡失

阴阳亡失，包括亡阴和亡阳。主要是指机体的阴液或阳气突然大量亡失，功能活动严重衰竭，导致生命垂危的一种病理状态。

（一）亡阳

亡阳，是指在疾病过程中，机体的阳气发生突然性亡脱，而致全身机能活动突然出现严重衰竭的一种病理状态。一般地说，阳气的大量消耗是引起亡阳的最直接的病机。如邪气过盛，正不敌邪，阳气突然脱失，或素体阳虚，正气不足，因过度疲劳，消耗阳气过多，或过用汗、吐、下法，以致阳随阴泄，阳气外脱，或慢性消耗性疾病，长期大量耗散阳气等，均可致阳气亡脱。由于亡阳，其温煦、推动、振奋、固摄等功能严重衰竭，故亡阳病变多表现为面色苍白、四肢逆冷、精神衰惫、大汗淋漓、脉微欲绝等危重征象。

（二）亡阴

亡阴，是指在疾病过程中，机体的阴液发生突然性的丢失或大量消耗，而致全身机能活动突然出现严重衰竭的一种病理状态。一般地说，阴液的大量消耗是引起亡阴最直接的病机。如热邪炽盛，或邪热久留，大量煎灼阴液，或大吐、大汗、大泻等，直接消耗大量阴液，或因久病，长期损伤阴液，日渐耗竭等，均可致阴液亡脱。由于亡阴，其滋润、宁静、制阳、内守等功能严重衰竭，故亡阴病变多表现为烦躁不安、气喘口渴、手足虽温但大汗欲脱等严重的外脱不守征象。

亡阴与亡阳，在病机和临床征象等方面虽然有所不同，但由于机体的阴和阳存在着互根互用的关系，阴亡则阳气无所依附而散越，阳亡则阴液无以固摄而耗脱，所以，亡阴可以迅速导致亡阳，亡阳亦可迅速导致亡阴，最终导致"阴阳离决，精气乃绝"，生命活动终止而死亡。

综上所述，阴阳失调的病机，是以阴阳的属性，阴和阳之间所存在的相互制约、相互消长、互根互用和相互转化关系的理论，来阐释、分析疾病过程中因邪正斗争所致阴阳平衡失调、寒热虚实变化的机理。因此，在阴阳偏盛和偏衰的病理变化过程中，各类型病理之间，都存在着密切的病理联系。也就是说，阴阳失调各种类型的病机，并不是固定不变的，而是随着病程的长短、病情的进退和邪正盛衰等情况而不断变化的。如阴阳偏衰病变的发展，可致阴阳互损的阴阳两虚；阴阳偏盛病变的发展，可致阴阳格拒的寒热真假；阴阳偏盛至极，正不敌邪，或阴阳偏衰至极，正气大伤，可致阴阳亡失等。

第四节 气 血 失 常

气血失常，是指在疾病过程中，由于邪正斗争的盛衰，或脏腑功能的失调，导致气或血的不足、运行失常，以及气血关系失调的病理变化。

人体的气血流行于全身各处，气血的充足，运行的协调，是脏腑、经络、官窍等一切组织器官进行生理活动的物质基础。如果气血失常，必然会影响到机体的各种生理功能，导致疾病发生。《素问·调经论》说："血气不和，百病乃变化而生。"但是，气和血又必须依赖脏腑功能活动而不断化生和维持其正常运行，因此，脏腑生理功能异常，不但可以引起本脏腑的气血失常，而且也会影响到全身的气血，导致气血的病理变化。所以气血失调的病机，不仅是脏腑、经络等组织器官各种病理变化的基础，而且也是分析各种临床疾病病机的基础。

一、气的失常

气的失常主要包括两个方面：一是气的不足，功能减退，称为"气虚"；二是气的运动失常，如气滞、气逆、气陷、气闭、气脱等，称为"气机失调"。

（一）气虚

气虚，是指在疾病过程中，由于气的生化不足或耗散太过而致气的亏损，从而使功能活动减退，抗病能力下降的一种病理变化。形成气虚的原因，可以是先天禀赋不足，元气衰少；或后天失养，生化不足；或脾、肺、肾等脏腑的功能失调，以致气的生成减少；或久病劳损，耗气过多等。

由于气具有推动、固摄、气化等作用，所以气虚病变，常表现为推动无力、固摄失职、气化不足等异常改变，如精神疲乏、全身乏力、自汗出、易于感冒等。气虚的进一步发展，还可导致血、津液的生成不足，运行迟缓，或失于固摄而流失等。气虚病变，可出现在任何脏腑组织器官，由于各脏腑组织的生理功能和生理特性不同，其气虚的病理表现也各有区别。如脾气虚，则运化无力，可见食少便溏、全身消瘦、四肢无力等；肺气虚，则失于鼓动，无力宣降，可见声低懒言、动则气促等。

（二）气机失调

气机失调，是指在疾病过程中，由于致病邪气的干扰，或脏腑功能失调，导致气的升降出入运动失常所引起的病理变化。

气在人体内不停地运动，升降出入是气运动的基本形式。人体各脏腑组织的功能活动，以及气、血、津液之间的相互关系，无不依赖于气的升降出入运动以维持其相对的平衡协调。同时，气的运动又是在脏腑组织的共同配合下进行的。如脾胃的升清与降浊，肺的宣发与肃降，肝气的升发与疏泄，心肾的阴阳相交、水火既济等，都是气升降出入运动的具体体现。所以，气的运动和升降出入正常与否，不但影响着气、血、津液的运行，而且还影响着脏腑经络等组织器官的功能活动。反之，气、血、津液的运行是否协调，脏腑经络组织器官的功能正常与否，亦能影响气机的运动。气机失调，一般可以概括为气滞、气逆、气陷、气闭、气脱五个方面。

1. 气滞

气滞，是指气运行不畅而郁滞的病理变化。主要是由于情志郁结不舒，或痰湿、食积、瘀血等有形实邪阻滞，或因外邪困阻气机，或因脏腑功能障碍，影响气的正常流通，引起局部或全身的气机不畅或阻滞所致。脏腑之中，由于肝升肺降、脾升胃降在调整全身气机中起着极其重要的作用，因此，气滞不仅能见肺气壅滞、肝郁气滞、脾胃气滞，而且肺、肝、脾、胃等脏腑的功能障碍也能形成气滞病变。不同部位的气机阻滞，其具体病机和临床表现各不相同。如外邪犯肺，则肺失宣降，上焦气机壅滞，多见喘咳胸闷；饮食所伤，胃肠气滞，则通降失职，多见腹胀而痛，时轻时重，得矢气、嗳气则舒等。但气机郁滞不畅是其共同的病机特点，因此，闷、胀、痛、气行则舒即是气滞病变最常见的临床表现。

由于气能推动血和津液的运行，所以，气滞不畅病变的发展，可以引起血行不畅，而成气滞血瘀；也可进一步引起津液代谢障碍，而成痰饮、水肿；气滞日久，亦可郁而化火等。

2. 气逆

气逆，是指气的升降运动失常，当降者不降而逆，或当升者升之太过，以致气逆于上的病理变化。多由情志所伤，或因饮食寒温不适，或因外邪侵犯，或因痰浊壅滞所致。气逆病变以肺、胃、肝等脏腑最为多见。如外邪犯肺，或痰浊阻肺，以致肺失宣降而气机上逆，出现咳嗽、气喘等；如饮食寒温不适，或饮食积滞不化，以致胃失和降而气机上逆，出现恶心、呕吐、嗳气、呃逆等；如情志所伤，怒则气上，或肝郁化火，以致肝气升动太过，气血冲逆于上，常出现面红目赤、头胀头痛、急躁易怒，甚至呕血、昏厥等。

一般地说，气逆于上多以邪实为主，但也有因虚而致气机上逆者。如肺虚无力以降，或肾虚不能纳气，都可导致肺气上逆而喘咳；胃气虚弱，无力通降，亦可导致胃气上逆而恶心、呃逆等。

3. 气陷

气陷，是气虚病机的一种，是在气虚的基础上，表现以气的无力升举为主要特征的病理变化，也属于气的升降失常。由于脾胃居于中焦，为气血生化之源，脾气主升，胃气主降，为全身气机升降之枢纽，所以，气陷病变与脾胃气虚关系密切，通常称气陷为中气下陷。主要是由于久病体虚，或年老体衰，或妇女产育过多等，气虚较甚，升举无力所致。

由于气虚下陷病变突出地表现为清气不升，气不上行和升举无力为气虚下陷的主要特征，所以其病理改变主要有"上气不足"和"中气下陷"两个方面。因脾气亏虚，升清无力，气不上行，无力将水谷之精气充分地上输至头目等，则上气不足，头目失养，常表现有头晕眼花、耳鸣耳聋等。《灵枢·口问》就说："上气不足，脑为之苦满，耳为之苦鸣，头为之苦倾，目为之眩。"同时，由于脾虚升举无力，则气机趋下，陷而不举，甚至引起内脏无托而下垂，常表现有少腹坠胀、便意频频，或见脱肛、子宫下垂、胃下垂等。

4. 气闭

气闭，是以气的出入异常为主的一种病理变化。主要是指气机郁闭，气不外达，出现突然闭厥的病理状态。多因情志过极，肝失疏泄，阳气内郁，不得外达，气郁心胸，或外邪闭郁，痰浊壅滞，肺气闭塞，气道不通等所致。所以气闭病变大都病情较急，常表现为突然昏厥、不省人事、四肢欠温、呼吸困难、面唇青紫等。

5. 气脱

气脱，亦是以气的出入失常为主的一种病理变化。主要是正不敌邪，或正气持续衰弱，气虚至极，气不内守而外脱，出现全身性功能衰竭的病理状态。是各种虚脱性病变的主要病机。多是疾病过程中邪气过盛，正不敌邪，或慢性疾病，长期消耗，气虚至极，或大汗出、大出血、频繁吐泻，气随津血脱失所致。由于气的大量向外流失，全身严重气虚，功能活动衰竭，所以气脱病变多表现为面色苍白、汗出不止、口开目闭、全身软瘫、手撒、二便失禁等危重征象。

二、血的失常

血的失常主要包括两个方面：一是血的不足，濡养作用减退，称为"血虚"；二是血的运行失常，如血液运行迟缓而致血瘀，血液运行加速而不宁静，血液妄行，逸于脉外而出血等。

（一）血虚

血虚，是指血液不足或血的濡养功能减退的一种病理变化。由于心主血脉，肝主藏血，故血虚病变，以心、肝两脏最为多见。形成血虚病变的原因甚多，常见的有三个方面：一是大出血等导致失血过多，新血未能及时生成补充；二是化源不足，如脾胃虚弱，运化无力，血液生化减少，或肾精亏损，精髓不充，精不化血等；三是久病不愈，日渐消耗营血等。

由于全身各脏腑组织器官都依赖于血液的濡养，而且血能载气，血少则血中之气亦虚，同时，血液又是神志活动的重要物质基础，所以，在血虚时，血脉空虚，濡养作用减退，就会出现全身或局部的失荣失养、功能活动逐渐衰退、神志活动衰惫等一派虚弱表现，如面色、唇、甲淡白无华，头晕健忘，神疲乏力，形体消瘦，心悸，失眠，手足麻木，两目干涩，视物昏花等。

（二）血液运行失常

血液运行失常，是指在疾病过程中，由于某些致病邪气的影响，或脏腑功能失调，导致血液运行迟滞不畅，或血液运行加速，甚至血液妄行，逸出脉外而出血的病理变化。

人体血液的正常运行，依赖于心、肝、脾、肺等脏腑以及气的推动、温煦和固摄作用的共同配合。因此，在某些致病因素的影响下，导致上述脏腑及气的功能失调，均可引起血液的运行失常。血液的运行失常，主要包括血瘀、血行迫疾及出血等。

1．血瘀

血瘀，是指血液运行迟缓和瘀滞不畅的一种病理变化。导致血瘀病变的因素甚多，最常见的有气滞而血行受阻；气虚而推动无力，血行迟缓；寒邪入血，血寒而凝滞不通；邪热入血，煎熬津血，血液粘稠而不行；痰浊、瘀血等阻闭脉络，气血瘀阻不通；"久病入络"，影响血液正常运行而瘀滞等。

血瘀与瘀血的概念不同。血瘀是指血液运行瘀滞不畅的病理；而瘀血则是血液运行失常的病理产物，为继发性致病因素。但瘀血阻滞可以导致血瘀，而血液瘀滞可以形成瘀血，因此，两者在病理上相互影响。

血瘀病理可以出现在任何局部，也可是全身性的。血液瘀滞于脏腑、经络等某一局部，不通则痛，可出现局部疼痛，固定不移，甚至形成癥积肿块等。如果全身血行不畅，则可出现面、唇、舌、甲、皮肤青紫色暗等。

由于气、血、津液的运行密切相关，血瘀病理形成之后，又可反过来加重气机阻滞，甚至影响津液的输布，导致水液停蓄，形成气滞、血瘀、水停的病理状态。

2．血行迫疾

血行迫疾，是指在某些致病因素的干扰下，血液被迫运行加速，失于宁静的一种病理状态。引起血行迫疾的原因，多是外感阳热邪气，或情志郁结化火，或痰湿等阴邪郁久化热，热入血分所致；也可因脏腑阳气亢旺，如肝阳上亢，血气躁动等所致。

血液的正常运行，虽然要依赖阳气的温煦以促进其运动，但是仍以宁静勿躁为本。由于某些因素导致阳气亢旺，血液失于宁静而躁，必然就会引起血行迫急，甚至迫血妄行，损伤脉络等。同时，因血液与神志关系十分密切，血躁则神亦躁，也易导致神志不宁。所以，血行迫疾，常表现有面赤舌红、脉数、心烦，甚至出血、神志昏迷等。

3．出血

出血，是指在疾病过程中，血液运行不循常道，逸于脉外的一种病理变化。导致出血的原因颇多，常见的有外感阳热邪气入血，迫使血液妄行和损伤脉络；气虚固摄无力，血液不循常道而外逸；各种外伤，破损脉络；脏腑阳气亢旺，气血冲逆；或瘀血阻滞，以致脉络破损等。一般而言，导致出血的病变，不外乎火热迫血妄行、气虚不能摄血和脉络损伤几个方面。出血，主要有吐血、咳血、便血、尿血、月经过多，以及鼻衄、齿衄、肌衄等。由于导致出血的原因不同，其出血的表现亦各异。一般来说，火热迫血妄行，外伤破损脉络者，其出血较急，且颜色鲜红，血量较多；气虚固摄无力的出血，其病程较长，且出血色淡，量少，大都表现在人体的下部；瘀血阻滞，脉络破损的出血，多血色紫暗或有块等。

三、气血关系失调

气血之间，无论是生理上，还是病理变化方面，都有着十分密切的关系。生理上，两者相互依存，相互为用。气对于血，具有温煦、气化、固摄作用，而血对于气，则具有濡养和运载作用，所以，气血在病理上相互影响。气的虚衰和升降出入运动异常，必然影响及血。如气虚则血无以化，血必因之而虚少；气机逆乱，血必随之而上逆或下陷等。同样，在血的虚衰和血的运行失常时，也必影响及气。如血虚，则气失所养，气必因之而衰少；血脱，则气无所依附，气随血脱而耗等。一般而言，气血关系失常的病机，主要有气滞血瘀、气血两虚、气不摄血、气随血脱、血随气逆等。

（一）气滞血瘀

气滞和血瘀，常同时存在，相互影响。气的运行阻滞，可以导致血液运行的障碍，而血液瘀滞，又必进一步加重气机阻滞，所以气滞则血瘀，血瘀则气亦滞。两者可同时形成，亦可因气滞病变的进一步发展所导致。在五脏之中，由于肝主疏泄而藏血，肝的疏泄在气机调畅中起着关键的作用，关系到全身气血运行，因而气滞血瘀多与肝的生理功能异常密切相关。其次，由于心主血脉而行血，肺朝百脉，主司一身之气，所以，心、肺两脏的生理功能失调，也可形成气滞血瘀病变。

（二）气血两虚

气血两虚，即是气虚与血虚同时存在的病理变化。多因久病消耗，渐致气血两伤；或先有失血，气随血脱；或先因气虚，血的生化无源而日渐衰少等。由于气虚而推动、固摄、温煦作用低下，加之血液亏虚，失于充养，故气血两虚的病变，一般同时兼有气虚和血虚的表现。如面色淡白无华，少气懒言，疲乏无力，自汗出，形体消瘦等。但是，对于气血两虚的病机分析，还需分清气虚与血虚的先后、主次关系，以便指导治疗。

（三）气不摄血

气不摄血，是指因气的不足，固摄血液的生理功能减弱，血不循经，逸出脉外，导致各种出血的病理变化。属于出血的病机之一。气不摄血而出血的病变，往往因出血而气亦随之而耗，气愈虚而血亦虚，进一步即形成气血两虚。由于脾主统血，若脾气亏虚，统血无力，则易致血不循常道而外逸，甚至中气不举，血随气陷于下。所以，气不摄血的病变多与脾气亏虚有关。

（四）气随血脱

气随血脱，是指在大量出血的同时，气也随着血液的流失而耗脱的病理变化。气随血脱，是以大量出血为前提，如外伤出血、妇女崩漏、产后大失血等。由于血为气母，血能载气，大量出血，则气无所依附，所以气也随之耗散而亡失。气随血脱病变的发展，轻则气血两虚，重则气血并脱。

（五）血随气逆

血随气逆，是指气机上逆的同时，血亦因之而冲逆于上的病理变化。由于气为血之帅，气能行血，血随气而行，所以，当气逆较甚时，血亦随之上逆为病。血随气逆，是以气机上逆为前提，而且大都是气逆较甚者。脏腑之中，肝为藏血之脏，肝气主升、主动而为刚脏，若肝阳亢旺，气机上逆，则易导致血随气逆而涌盛于上，出现吐血、昏厥等。因此，血随气逆的病变，以肝最为多见。

综上所述，气血的失常，主要包括气的失常、血的失常、气血关系失常三个方面。其具体内容不外乎气血物质亏少，生理作用减退，如气虚、血虚、气血两虚等；气血运行的失常，如气滞、气逆、气陷、气脱、血瘀、出血、血行迫疾、气滞血瘀、气不摄血、气随血脱、血随气逆等。

第五节 津液代谢失常

津液的代谢，实质上即是津液的不断生成、不断输布和排泄的过程。津液代谢失常，是指在疾病过程中，由于某些致病因素的影响，脏腑功能失调，津液的输布失常，津液的生成和排泄之间失去平衡，从而出现津液的生成不足，耗散和排泄太过，以致体内的津液亏少，或津液输布失常，排泄障碍，以致水液停留和泛溢等病理变化。

津液的代谢，是一个复杂的生理过程。津液的生成、输布和排泄，离不开气的升降出入运动和气化功能，以及脾、肺、肾、膀胱、三焦等脏腑功能活动的有机配合。因此，如果气的升降出入运动失去平衡，气化功能失常，或是肺、脾、肾等脏腑的功能异常，均可导致津液的代谢失常，形成体内的津液不足，或是津液蓄积于体内，从而内生痰饮、水湿等。

一、津液不足

津液不足，是指在疾病过程中，由于某些致病因素的影响，引起津液在数量上的亏少，导致脏腑、官窍组织失其濡润滋养作用，产生一系列干燥失润的病理变化。多由外感阳热病邪，或五志化火，消灼津液，或多汗、大量吐泻、多尿、失血，或过用辛燥之物等引起津液耗伤所致。

由于津和液在性状、分布部位、生理功能等方面均有所不同，因而津和液亏损不足的病机及表现也存在着一定的差异。津较稀薄，流动性较大，内则充润血脉、濡养脏腑，外则润泽皮毛和孔窍，且易于耗散，也易于补充。如炎夏季节而多汗尿少，或高热而口渴引饮，或气候干燥而口、鼻、皮肤干燥等，均属于伤津为主。液较稠厚，流动性较小，以濡润脏腑，充养骨髓、脑髓、脊髓和滑利关节为主，一般不易耗损，一旦亏损则又不易迅速补充。如热性病后期，或久病耗阴，形瘦肉脱，舌光红无苔，肌肉瞤动，手足震颤等，均属于脱液为主。

虽然伤津和脱液在病机和表现上有所区别，但津和液本为一体，二者之间在生理上互生互用，在病理上也相互影响。一般来说，伤津时不一定脱液，而脱液时，则必兼伤津。所以说伤津乃脱液之渐，脱液乃津液干涸之甚。

二、津液输布、排泄障碍

津液的输布和排泄，是津液代谢过程中的两个重要环节。津液的输布，是指津液在体内的运行和布散，濡养周身，以进行体内代谢过程；津液的排泄，是指将代谢后的津液，通过汗、尿等途径排出体外的过程。这两个环节的功能障碍虽然各有不同，但其结果都能导致津液在体内不正常停留，而成为内生水湿、痰饮的根本原因。

津液的输布和排泄障碍，主要与脾、肺、肾、膀胱、三焦的功能失常有关，并受肝失疏泄病变的影响。如脾失健运，则津液运行迟缓，清气不升，水湿内生；肺失宣降，则水道失于通调，津液不行；肾阳不足，气化失职，则清者不升，浊者不降，水液内停；三焦气机不利，则水道不畅，津液输布障碍；膀胱气化失司，则浊气不降，水液不行；肝气疏泄失常，则气机不畅，气滞则水停，影响三焦水液运行等。均可致体内津液的输布、排泄障碍。

由于汗和尿是体内津液排泄的重要途径，所以，汗、尿的排泄障碍，虽是内脏功能失调的表现，但也是最易导致津液停蓄而内生水湿的重要环节。津液化为汗液，主要是肺的宣发布散作用；津液化为尿液，并排出体外，主要是肾阳的蒸腾气化功能和膀胱的开合作用。因此，肺、肾、膀胱的生理功能衰退，不仅影响到津液的输布，而且还将突出地影响到津液的排泄过程。其中肾阳的蒸腾气化功能贯穿于整个津液代谢的始终，在津液排泄过程中也起着主宰作用。当肺气失于宣发布散，腠理闭塞，汗液排泄障碍的情况下，津液代谢后的废液，仍可化为尿液而排出体外。如果肾阳的气化功能减退，尿液的生成和排泄障碍，则必致水液停留为病。《素问·水热穴论》说："肾者，胃之关也。关门不利，故聚水而从其类也。"

津液的输布和排泄障碍，二者虽然有别，但其病变则是相互影响和互为因果的，而且其结果都是导致津液在体内的停滞。一旦体内津液停留，内生痰饮水湿，其病理演变，不但可以反过来加重肺、脾、肾等脏腑的功能失调，而且还可以进一步影响气血的运行，从而形成一些综合性的病理改变。

三、津液与气血关系失调

津液的生成、输布和排泄，依赖于脏腑气机的升降出入运动和气化功能，而气的运行也以津液为载体，通达于全身各处。同时，津液的充足，也是保持血脉充盈和运行流畅的重要条件。因此，津液与气血的关系协调，是保证人体生理活动正常的重要方面。如果津液亏少或代谢障碍，均可导致津液与气血关系失调的病理变化。

（一）津停气阻

津停气阻，是水液停蓄与气机阻滞同时存在的病理变化。主要是指津液代谢障碍，水湿痰饮内停，导致气机运行阻滞；或因气的升降出入运动失调，气机不行，影响津液代谢，水停而加重气机阻滞.所形成的病理变化。其病理表现因津气阻滞部位不同而异。如痰饮阻肺，则肺气壅滞，宣降不利，可见胸满咳嗽、痰多、喘促不能平卧等；水湿停留中焦，则阻遏脾胃气机，导致清气不升，浊气不降，则见脘腹胀满、嗳气食少；水饮泛溢四肢，则可阻滞经脉气机，而见肢体沉重、胀痛不适等。

（二）气随津脱

气随津脱，是指因津液丢失太多，气失所附，气随津液外泄而耗伤，乃至亡失的一类病理变化。多由高热伤津，或大汗出，或严重吐泻，多尿等，耗伤津液，气随津脱所致。如暑热邪气致病，迫使津液外泄而大汗出，不仅表现有口渴饮水、尿少而黄、大便干结等津伤症状，而且常伴有疲乏无力、少气懒言等耗气的表现。清·尤在泾《金匮要略心典·痰饮篇》就说："吐下之余，定无完气。"由于津能载气，所以凡吐下等大量失津的同时，必然导致不同程度的气随津脱，轻者津气两虚，重者津气两脱。故《景岳全书·泄泻》说："若关门不固，则气随泄去，气去则阳衰。"

（三）津血两伤

津血两伤，是指津液和血同时出现亏损不足的一种病理变化。由于津血同源，津液是血液的重要组成部分，所以津伤可致血亏，失血可致津少。如高热、大汗、大吐、大泻等大量耗伤津液的同时，可导致不同程度的血液亏少，形成津枯血燥的病变，常表现有心烦、怔忡、肌肤甲错、皮肤瘙痒、手足蠕动等。若大量出血，更可导致津液严重脱失。《灵枢·营卫生会》就说："夺血者无汗，夺汗者无血。"汉·张仲景《伤寒论·辨太阳病脉证并治第一》也说："衄家，不可发汗。""亡血家，不可发汗。"

（四）津亏血瘀

津亏血瘀，是指因津液亏损而导致血液运行瘀滞不畅的病理变化。由于津液是血液的重要组成部分，因此，津液充足则血行滑利。如因高热、大面积烧烫伤，或大吐、大泻、大汗出等，引起津液大量耗伤，则可致血量减少，血液浓稠而运行涩滞不畅，即可在津液耗损的基础上发生血瘀病变。其临床表现，除津液不足的症状外，还可见到面唇紫暗、皮肤紫斑、舌体紫暗或有瘀点瘀斑等血瘀表现。清·周学海《读医随笔·卷三》说："夫血犹舟也，津液水也，医者于此，当知增水行舟之意。"又说："津液为火灼竭，则血行愈滞。"即说明了高热灼津可以导致血行迟滞的病理变化。

（五）血瘀水停

血瘀水停，是指血液瘀滞与津液停蓄同时并见的病理变化。由于气、血、水三者的运行密切相关，因此，其病理变化不仅有气滞血瘀，水停气阻，而且，血液运行与水液输布的失常，在病理上亦相互影响。如血液停瘀日久，气机不行，可致津液输布代谢障碍，水液停蓄；反之，若水液代谢严重受阻，痰湿内生，水饮停滞，则气机不畅，亦可影响血液运行，而致血瘀。一般而言，无论是血瘀导致水停，还是水停导致血瘀，大都同时存在不同程度的气机阻滞。而且，气、血、水三者之间互为因果，可以形成病理上的恶性循环。

由上所见，津液的代谢失常，主要是包括体内津液量的亏少和津液的输布、排泄障碍两个方面。津液不足，多是由于某些因素导致津液过多消耗所形成的一类以干燥失润为主的病理变化；津液的输布、排泄障碍，则主要是由于脾、肺、肾、肝、膀胱、三焦等脏腑功能失调所形成的以内生痰饮、水湿为主的综合性病理变化。由于气、血、津液三者病理上可以相互影响，因此，还包括津停气阻、气随津脱、津血两伤、津亏血瘀、血瘀水停等气、血、津液关系失常的病理变化。

总而言之，邪正盛衰决定疾病的虚实变化及转归，阴阳失调所形成的寒热虚实病理，气、血、津液的亏损及其运行失常所产生的一系列病理改变，是任何疾病过程中所表现出的一些基本的病机。无论是外感性疾病，或是内伤杂病，都是在不同的致病因素作用下邪正之间的相互斗争，破坏某些脏腑组织的生理功能、生理特性，以及脏腑组织之间的平衡协调关系，导致阴阳、气血津液失调，所形成的各种不同的病理变化。因此，本章未另列脏腑经络病机和外感病病机。在临床实践中，可根据藏象经络学说，结合上述基本病机的内容和第九章"辨证"中的各种病证辨别分析，即能全面理解和掌握各脏腑经络病变及外感病的病机特点。

第六节 内生"五邪"

内生"五邪",又称"五气"病机。是指在疾病的发展过程中,由于脏腑阴阳失调,气、血、津液代谢和生理功能异常,而产生的类似风、寒、湿、燥、火五种外邪致病特征的一类病理变化。由于其病起于内,所以分别称为"内风"、"内寒"、"内湿"、"内燥"、"内火"。所谓内生"五邪",并不是致病邪气,而是由于脏腑阴阳失调,气、血、津液失常所形成的一些内在的综合性病机变化。

一、风气内动

风气内动,即是"内风"。凡在疾病发展过程中,表现为眩晕、麻木、抽搐、震颤等"动摇"特征的一类病理变化,即属于风气内动。《素问·至真要大论》说:"诸暴强直,皆属于风。"风气内动,与肝、心、脾等脏阴阳气血失调有着不同程度的相关,其中关系最密切的是肝。所以,风气内动,习惯上又称"肝风内动"或"肝风"。《素问·至真要大论》说:"诸风掉眩,皆属于肝。"

(一)肝阳化风

肝阳化风,多是情志所伤、操劳太过等耗伤肝肾之阴,筋脉失养和阴虚阳亢,水不涵木所形成的病理变化。由于筋脉失养,肢体颤动,加之水不涵木,浮阳不潜,久则阴不制阳,肝的阳气升而无制,以致亢而化风,形成风气内动。肝阳化风,一般是以肝肾阴虚为本,肝阳亢盛为标,因此,其病理变化多属虚实错杂。其临床表现,轻则筋惕肉瞤、肢体麻木震颤、眩晕欲仆,或为口眼歪斜,或为半身不遂,甚则血随气逆于上,出现猝然昏倒、不省人事等。

(二)热极生风

热极生风,又称热甚动风。多见于热性病的热盛阶段。主要是因邪热炽盛,燔灼内扰,耗伤津液所形成的病理变化。由于阳热亢盛,燔灼肝经,则肝失宁静,加之邪热内扰,神明无主,和热伤津液,筋脉失其濡养,阳热亢盛化而为风,从而形成风气内动。热极生风,其主要病机是邪热亢盛,因此,多属于实证。其临床表现以痉厥、四肢抽搐、目睛上吊、角弓反张等为主,并伴有高热、神昏谵语等。

(三)阴虚风动

阴虚风动,属于虚风内动。多见于热病后期阴津亏损,或慢性久病,阴液耗伤所致。主要是由于热病或久病之后,阴津耗伤,肝肾阴亏,筋脉失其濡养而变生内风。由于其病变本质属虚,所以其动风之状多较轻、较缓,常表现为筋惕肉瞤、手足蠕动等。

（四）血虚生风

血虚生风，亦属虚风内动。多是由于失血过多，或血液生化减少，或久病耗伤阴血，或年老精血亏少，或瘀血内结日久，新血生化障碍，以致肝血不足，筋脉失养，血不营络所形成的风气内动。由于其病变本质属虚，所以其动风之状亦较轻、较缓，多表现为肢体麻木、筋肉跳动、手足拘挛等。若血燥生风则可见皮肤瘙痒或脱屑等。

二、寒从中生

寒从中生，即是"内寒"。是指机体阳气虚衰，温煦气化功能减退，阳不制阴，虚寒内生的病理变化。

内寒病理的形成多与脾肾两脏阳气虚衰有关。由于脾为后天之本，气血生化之源，尤重阳气的温煦作用，肾阳为人体阳气之根本，能温煦全身各脏腑组织，脾阳根于肾阳，所以，脾肾阳气虚衰，尤其是肾阳不足，是内寒病理形成的关键。《素问·至真要大论》说："诸寒收引，皆属于肾。"

阳气不足，虚寒内生，其病理变化主要表现在三个方面：一是阳气不足，温煦失职，如畏寒肢冷等；二是气化功能减退，津液代谢障碍，导致阴寒性病理产物在体内积聚，如痰饮、水湿等；三是阳不化阴，蒸化无权，津液不化，如尿频清长、痰涎清稀等。《素问·至真要大论》说："诸病水液，澄澈清冷，皆属于寒。"

阳虚阴盛的寒从中生，与外感阴寒病邪所引起的病理变化，即"内寒"与"外寒"二者之间，不仅有区别，而且有联系。其区别是："内寒"主要是体内阳虚而寒，以虚为主，属虚寒；"外寒"主要是外中寒邪为病，虽然也有寒邪伤阳的病理改变，但仍以寒为主，多属实寒。两者之间的主要联系是：寒邪侵犯人体，必然会损伤机体的阳气，可以导致阳虚；而阳气亏虚之体，因抗御外邪能力低下，则又易中寒邪而致病。

三、湿浊内生

湿浊内生，即是"内湿"。多是由于体内津液输布、排泄障碍，导致水湿痰饮内生，蓄积停滞的病理变化。

内湿病理的形成，多与脾脏有关。由于脾主运化水液，喜燥而恶湿，所以，脾的运化失职是湿浊内生的关键。《素问·至真要大论》说："诸湿肿满，皆属于脾。"但也与肺肾有关，因肺主通调水道而行水，若肺气失于宣降，亦可致津液不布，影响脾的运化功能，内生水湿，故肺的功能失调也可导致湿浊内生。脾的运化还有赖于肾阳的温煦作用，且肾主水，肾阳为全身阳气之本，在肾阳虚衰时，必然影响到脾的运化功能而导致湿浊内生。因此，内湿不仅是脾阳虚衰，津液不化而形成的病理产物，且与肺、肾有着密切的关系。

湿浊内生的病理变化，主要表现在两个方面：一是由于湿性重浊粘滞，多易阻滞气机。如出现胸闷、腹胀、大便不爽等。二是湿为阴浊之物，湿邪内阻，可进一步影响脾、肺、肾等脏腑的功能活动。如湿阻于肺，则肺失宣降，出现胸闷、咳嗽、吐痰等；若湿浊内困日久，进一步损伤脾、肾阳气，则可致阳虚湿盛的病理改变。湿浊虽可阻滞于机体上、中、下三焦的任何部位，但以湿阻中焦、脾虚湿困最为常见。

外感湿邪与内生湿邪，即"外湿"与"内湿"二者，既有区别，又有联系。其区别是："外湿"是从外感受湿邪为病，以湿邪伤于肌表为主；"内湿"是由脾、肺、肾等脏腑功能失调，尤其是脾失健运，水津不布，留而生湿所致。两者之间的联系是：湿邪外袭每易伤脾，若湿邪困脾伤阳，则易致脾失健运而滋生内湿；脾虚失运，内湿素盛者，每易招致外湿入侵致病。

四、津伤化燥

津伤化燥，即是"内燥"。是指体内津液不足，导致人体各组织器官失于濡润，而出现一系列干燥枯涩的病理变化。

内燥病变的形成，多由久病耗伤阴津，或大汗、大吐、大下，或亡血失精等导致阴液亏少，或某些热性病过程中热盛伤津等所致。由于津液亏少，内不足以灌溉脏腑，外不足以润泽肌肤孔窍，则出现一系列干燥失润的症状，如肌肤干燥、口燥咽干、大便燥结等。金·刘河间《素问玄机原病式》说："诸涩枯涸，干劲皱揭，皆属于燥。"

由于内燥的本质是体内津液亏损，所以内燥病变可发生于各脏腑组织，但以肺、胃、大肠最为多见。肺为娇脏，性喜柔润，若肺燥则宣降失职，常见干咳无痰，或咯血等；胃喜润而恶燥，若胃燥则失于通降，常见不思饮食，食后腹胀等；大肠主传导食物糟粕，若大肠失润则传导失职，常见大便燥结等。

五、火热内生

火热内生，即是"内火"，又称"内热"。是指由于体内阳盛有余，或阴虚阳亢，或五志化火等而产生的火自内生，机能亢奋的病理变化。

火热内生，有虚实之别，其病机主要有如下几个方面：

阳气过盛化火：人身的阳气在正常情况下有温煦脏腑组织的作用，称为"少火"。但在病理状态下，若脏腑阳气过于亢盛，则化为亢烈之火，可使机能活动异常兴奋，这种病理性的阳亢则称为"壮火"，也即是"气有余便是火"，多属于实火。

邪郁化火：邪郁化火包括两个方面的内容。一是外感风、寒、湿、燥等病邪，在病理过程中，郁久而化热化火。如寒邪化热、湿郁化火等。二是体内的病理性产物，如痰湿、瘀血、饮食积滞等，郁久而化火。邪郁化火的主要机理，实质上就是由于这些因素导致机体阳气郁滞不达，郁久而从阳化火生热所形成的病理变化。因此，邪郁化火的病变亦多为实火。

五志过极化火：又称"五志之火"。多是指由于精神情志的刺激，影响脏腑气血阴阳，导致脏腑阳盛，或造成气机郁结，气郁日久而从阳化火所形成的病理改变。此类化火，多属实火。如过度愤怒，引起肝阳亢旺，升腾于上，发为肝火等。

阴虚火旺：此属虚火。多由于阴液大伤，阴不制阳，阴虚阳亢，虚热内生的病理变化。一般多见于慢性久病之人。如阴虚而引起的牙龈肿痛、咽喉疼痛、骨蒸颧红等，均为虚火上炎所致。

综上所述，内生"五邪"病机，是疾病过程中以脏腑阴阳、气血、津液失调为主所形成的病理变化。结合基本病机所阐述的内容，内风、内寒、内湿、内燥、内火病变，都是阴阳失调、气血失常、津液代谢失常病机的具体体现。

第八章　诊　法

中医诊法，包括望诊、闻诊、问诊、切诊，简称"四诊"。当人体机能发生某些异常改变时，必有某些异常征象表现于外，临证则依据这些外在表现来推断探求内在的病变本质。故《丹溪心法·能合色脉可以万全》言："欲知其内者，当以观乎外，诊于外者，斯以知其内，盖有诸内者形诸外。"四诊望、闻、问、切乃是从不同侧面、不同角度诊察了病变反映，从而为识别病证提供依据。尽管四诊之间相互联系、互为补充，但四诊又各有其独特作用，不能互为取代。如望诊可以察神辨色，但不能闻声别味；切诊可以了解脉象及局部形态变化，但不能替代问诊对发病经过、病苦所在、治疗经过的了解。因此，临床察病必须四诊合参，全面而系统地了解病情，方可对病证做出恰当的诊断。正如《医宗金鉴·四诊心法要诀》所言："望以目察，闻以耳占，问以言审，切以指参。明斯诊道，识别根源，能合色脉，可以万全。"

第一节　望　诊

望诊，是医生运用视觉对病人体表外现情况及其分泌排泄物等进行有目的的观察，以了解测知人体健康状况或病变情势的一种诊察方法。

中医学整体观念认为，人体是一个有机的整体，机体内外相互联系，因而外在或局部病变可影响脏腑，累及全身，内在脏腑或全身气血阴阳失调又可反映于体表或局部。所以，通过诊察体表或局部的异常变化，便可以测知内在脏腑气血病变之所在。诚如《灵枢·本藏》所言："视其外应，以知其内藏，则知所病矣。"

望诊内容，主要包括望神、望面色、望形态、望头颈五官九窍和皮肤、望小儿食指络脉、望分泌排泄物、望舌等。

一、望神

神，指人体生命活动的外在体现，即所谓"精神"、"神气"；也指人的思维和意识活动，即所谓"神明"、"神志"。《灵枢·本神》谓："两精相搏谓之神。"《灵枢·平人绝谷》也有"神者，水谷之精气"之谓。说明人体生命之神虽产生于先天两性精气的结合，而又必须依赖后天水谷精气的滋养。精气充足则体健神旺，即使有病，也多较轻浅；精气亏虚则体弱神衰，罹患疾病，则多较深重。所以，通过察神则可了解人体精气的盛衰，分析病情的轻重，推断病势的预后，故而《素问·移精变气论》又有"得神者昌，失神者亡"之论。

临证望神虽较抽象，但神气盛衰大体上可从人的精神状态、意识思维、面目表情、言语气息、形体动态等方面反映出来，尤其两目更是神气盛衰的重点反映。眼目乃为"五脏六腑之精气"所注，又是"心之使"、"肝之窍"。《医宗金鉴·四诊心法》谓："神藏于心，外候于目。"《医原·望病须察神气论》说："夫人之神气，栖于两目。"可见诊察眼神的变化常是望神的重点。现将望神分为得神、失神、假神、神乱几方面分述如下：

（一）得神

得神，又称"有神"，这是人体精气充足、神气旺盛的正常表现，或见于病中，也是精气未衰之象。表现为神志清晰，思维敏捷，面色荣润，两目精采，呼吸调匀，言语清亮，肌肉丰满，动作自如，反应灵敏。说明人体精气充盛，体健神旺，或虽病而精气未衰，脏腑未伤，病较轻浅，预后佳良。

（二）失神

失神，又称"无神"。这是人体精气亏虚、神气衰弱的病理表现。症见精神萎靡，思维呆钝，面色不泽，两目晦暗，气息不调，言低语微，肌肉瘦削，动作迟缓，反应迟钝。说明人体精气亏虚，正气大伤，病势深重，预后不良。

此外，临床尚有"神气不足"或"少神"的说法，其介于得神和失神之间，也可以认为是轻度失神的表现。多见于某些虚证过程中。症见精神不振，倦怠乏力，食欲不佳，少言气怯，或见健忘嗜睡等等，多属脾肺气虚、心脾两虚或脾肾阳虚所致。从得神到少神，再至失神，常提示精气日衰，病势日重。

（三）假神

假神，这是对病势垂危时，患者暂时出现"精神好转"的虚假征象的病理概括，是机体阴阳离决、脏气衰竭的一种反映。前人将此种现象喻为"回光返照"、"残灯复明"。临床见症以久病、重病精气极度衰竭，突然出现"精神好转"为特征。诸如病情本见精神衰颓，意识不清，突然反见精神亢奋，意识清晰；或本见言语不清，时断时续，突然反见言语清亮，喋喋不休；或本见面色苍淡，晦暗不泽，突然出现两颧泛红，色如涂朱；或本见食欲全无，饮食不进，突然食欲大增，欲求进食。凡此种种多为假神的表现。

临证应注意把假神与真正的病情好转加以区别。一般而言，假神见于久病重病、病势危笃的患者，其精神好转的某方面征象出现得突然，其假象不仅与全身其他征象不相称，且与疾病本质相悖。而真正的病情好转，虽可见于久病重病、病势危笃的患者，但其精神好转征象往往呈缓慢出现，且其好转征象与全身其他征象彼此应称，也与疾病本质相符。

（四）神乱

神乱，指神识异常，精神错乱。临床常见于癫、狂、痫等病患中。

癫病多表现神识痴呆、举止失常、表情淡漠、寡言少语，或语言重复，哭笑无常等，多由痰气郁结，阻闭心窍，神明被蒙所致；狂病多表现狂躁不宁、胡言乱语、打人毁物、不识亲疏，或登高而歌、弃衣而走等，多由气郁化火，痰热内扰，心神失舍所致；痫病多表现突然昏倒、神识不清、牙关紧闭、口吐涎沫，或抽搐痉挛、醒后如常等，多由肝风挟痰，上扰清窍，或痰气交阻，内扰心神而动风所致。

神乱之状的出现，多与心经有关。但由于病因病机有别，所见兼症不同，临床当结合脏腑全面诊察，从整体进行辨识。

二、望面色

望面色，是通过观察面部颜色和光泽变化以了解诊察病证的一种方法。面部颜色分为青、赤、黄、白、黑五种色调，简称五色，其变化可以反映疾病性质和病证所在脏腑；面部是否光泽，即面色的荣润或枯槁，其变化可反映脏腑气血之盛衰。望面色要注意色和泽两方面。《灵枢·邪气脏腑病形》谓："十二经脉，三百六十五络，其血气皆上注于面而走空窍。"面部既是经脉气血之所注，又是脏腑官窍之所聚，且多气多血的阳明胃经布于面，再加之面部皮肤薄嫩，色泽变化明显，面部显露，便于诊察，所以，观察面部色泽变化，便可测候经脉、脏腑及全身气血盛衰和病证变化。

望面色应分清常色与病色。

（一）常色

常色，指人在正常生理状态下的面部色泽。一般常色表现为精气内隐，含蓄不露，容光焕发，光明润泽。表示气血充盈，津液充足，脏腑功能协调正常。我国人的常色为红黄隐隐，荣活润泽。但由于个体差异和客观环境、条件的变化，常色也互有差别。因此，常色又有主色、客色之分。

1．主色

主色又称正色，指由于个体生理特征所决定的一生不变之色。例如：我国人的肤色一般是红黄隐隐而有光泽，但也有偏白、偏黑或偏青等的差异，这都是由个体生理差异所决定的，故都是主色。《医宗金鉴·四诊心法要诀》谓："五脏之色，随五行之人而见，百岁不变，故为主色。"

2．客色

客色指随着四季时令或客观环境、条件的变化，人的肤色也相应地发生规律性的暂时变化。这种适应自然的暂时性色变谓之客色。例如：春季人的肤色稍青，夏季肤色稍红，长夏肤色稍黄，冬季肤色稍黑等等。《医宗金鉴·四诊心法要诀》谓："四时之色，随四时加临，推迁不常，故为客色。"

主色、客色都属正常的生理之色，统属常色。此外，由于饮酒、跑路，或一时性的情绪变化，或因职业、工作关系等等所导致的肤色变化，只要不失常色特征，均居正常之色，不作病色而论。

（二）病色

凡疾病过程中，面色出现异于常色的反常之色均属病色。诊察病色既要注意颜色变化，又要重视光泽变化。一般而言，观察面部颜色变化重在了解病邪、病性和病变所在。《灵枢·五色》谓："青黑为痛，黄赤为热，白寒。"又说："以五色命脏，青为肝，赤为心，白为肺，黄为脾，黑为肾。"观察面部光泽变化重在了解正气强弱、气血盛衰。《素问·脉要精微论》

说："夫精明五色者，气之华也。赤欲如白裹朱，不欲如赭；白欲如鹅羽，不欲如盐；青欲如苍壁之泽，不欲如蓝；黄欲如罗裹雄黄，不欲如黄土；黑欲如重漆色，不欲如地苍。"意为正常面色应润泽而不枯槁，明润含蓄，表示气血充沛，生气外荣，此为"善色"。反之，面色枯槁无华，表示脏气衰败，胃气将绝，此为"恶色"。

总之，诊察病色要色泽结合，不论其色青、黄、赤、白、黑，凡鲜明荣活，含蓄润泽，说明病变轻浅，气血未衰，胃气未败，其病易治，预后良好；凡晦暗不泽，显露枯槁，说明病势深重，气血已伤，胃气衰败，其病难治，预后不佳。现将病色的五色主病分述于下：

1．赤色主热

赤色属火，主夏令，其气为暑，是手少阴心经本色。赤色为血液充盈脉络外映肌肤所致。血得热则行，充斥脉络，所以热证多赤色。热有实热、虚热之异。若满面通红，多属外感发热，或脏腑阳盛之实热证。此外，还有一种患者本见面色苍白，忽见颧赤如妆，多见于久病重病，此属精气耗竭，阴不敛阳，虚阳浮越，阴阳格拒的戴阳证。

2．青色主寒，主痛，主瘀，主惊风

青色属木，主春令，其气为风，是足厥阴肝经本色。青色为经脉壅滞，气血瘀阻外映肌肤所致。凡因寒盛所致经脉拘急不舒，或气机阻滞气血瘀阻，或阳气不足血行不畅，均可出现面色发青。气机不畅，经脉不利，气血不行，"不通则痛"，所以面青之色常伴有疼痛之症。诸如寒邪外袭或阴寒内盛所致的各种痛证，疼痛剧烈时可伴见面色发青；肝气郁结或肺气闭塞所致胸胁闷疼，痛甚也见面色青紫；心阳不足，心脉痹阻的心前区作痛，也常见面色青灰，口唇青紫等等。此外，小儿高热，筋脉拘挛，可见面色青暗，尤以鼻柱、眉间、唇周围更为明显，多是惊风先兆。

3．黑色主寒，主痛，主瘀血，主肾虚，主水饮

黑色属水，主冬令，其气为寒，是足少阴肾经本色。黑色为肾阳虚衰、阴寒水泛或气血凝滞外映肌肤之色。其色较之青色更为深暗。肾为阳气之根、水火之脏，肾虚阳气不足，命火衰微，温通经脉乏力，主水行水无权，一方面血行不畅，瘀滞不行，一方面阴寒内生，水湿内停。由于血瘀、寒凝、水停，则使气血壅阻、闭塞不通而见面色发黑。诸如临证见面黑淡暗，不论病之新久，皆属肾虚之患；颜面黧黑，面如古铜，多属肾阳衰微，阴寒凝滞之虚寒证；面黑而肌肤甲错，为内有瘀血；眼眶暗黑，常见于肾虚水泛的水气病。此外，肾精久耗，虚火内灼，也可见面色焦枯干黑。

4．黄色主虚，主湿

黄色属土，主长夏，其气为湿，是足太阴脾经本色。黄色为脾虚、湿蕴的征象，脾虚肌肤失于气血滋养，或脾虚湿蕴泛溢肌肤，皆可见面色发黄。如面色淡黄枯槁不泽，为气虚血弱之"萎黄"；面色虚浮而黄，属脾虚水湿不化，湿泛肌肤之"黄胖"。湿邪内蕴又有湿热、寒湿之分。若面色黄而鲜明，状若橘皮色者，为湿热交蒸所致的"阳黄"；面色黄而晦暗，状若烟熏色者，为寒湿郁滞所致的"阴黄"。萎黄、黄胖仅面色肌肤发黄，而目不见黄。阳黄、阴黄为黄疸病，可见身面眼目皆黄。

5．白色主虚寒，主失血，主液脱

白色属金，主秋令，其气为燥，是手太阴肺经本色。白色为气虚血少，肌肤失荣之候。

凡气虚血弱，或失血，或津液脱耗，可见面色苍白无华；气虚不能帅血荣面，可见面色㿠白；气血俱虚，面失气血荣养，面色淡白而瘦削；汗、吐、泻后，面色苍白，为脱津液耗；急性病，突见面色苍白，汗出淋漓，为阳气暴脱之象。

三、望形态

形是形体，态是动态。望形态，即是通过观察患者形体的强弱、胖瘦、外状、体型及动静姿态、体位变化等以了解辨识病证的方法。由于人体内外相互统一，观察外在形体，可测知内脏的强弱、气血的盛衰和邪正消长情况；观察动静姿态和体位变化，依据"阴主静、阳主动"的认识，可窥知阴阳的盛衰和病势的顺逆。

（一）望形体

望形体主要观察患者形体的强弱、胖瘦、外状、体型等情况。

形体强弱：人之形体内合五脏，人形体的强壮、衰弱与内脏坚脆、气血盛衰相应。一般形体强壮者多表现为骨骼粗壮，胸廓宽厚，肌肉充实，皮肤润泽，反映内脏坚实，气血旺盛，其抗病力强，虽患病预后较好。形体衰弱者多表现骨骼细弱，胸廓狭窄，肌肉瘦削，皮肤枯槁，反映内脏脆弱，气血不足，其抗病力弱，患病则预后较差。

形体胖瘦：人体宜胖瘦适中，若过胖或过瘦皆非所宜。形体肥胖，多阳气不足、脾气虚弱而致痰湿内盛，故多伴见精神不振，体倦乏力，短气胸闷。形体瘦削，多阴血不足、阴虚火旺而致虚热内生，常伴见面色苍黄，皮肤枯燥，烦热寐差。李东垣说："形盛者有余，消瘦者为不足。"朱丹溪也说："肥人湿多，瘦人火多。"确属经验之谈。

形体外状：形体外在的某些异状也常有诊断参考价值。诸如鸡胸、龟背、罗圈腿等畸形，多属先天禀赋不足，肾精亏损或后天失养；胸若桶状，肋隙增宽，多为内伏痰饮或肺肾两虚，肾不纳气；脊骨如锯为脊疳，属脏腑精气亏极；单腹胀大，四肢反瘦，为臌胀，多属肝郁脾虚，或气滞血瘀，水饮内停；肤皮甲错，紧贴于背而成凹者，属胃肠干瘪，脏气衰败等。

（二）望动态

《素问·脉要精微论》谓："头者，精明之府，头倾视深，精神将夺矣。背者，胸中之府，背曲肩随，府将坏矣。腰者，肾之府，转摇不能，肾将惫矣。膝者，筋之府，屈伸不能，行将偻附，筋将惫矣。骨者，髓之府，不能久立，行则振掉，骨将惫矣。"这里强调诊察人体动态以候内脏病变的重要性。人体动静姿态、病变体位和某些异常动作常是人体内脏病变的外在反映。不同的疾病往往有不同的动作姿态和体位表现。

动静姿态：可反映人体阴阳的偏盛偏衰。"阳主动，阴主静"。一般喜动恶静者多属阳偏盛、阴偏衰，多见于阳证、热证、实证；喜静恶动者多属阴偏盛、阳偏衰，多见于阴证、寒证、虚证。如邪热内盛，正气未衰的热证、实证，多为机体功能亢奋，表现为躁动不宁，言多语厉，甚则去衣揭被，狂越不安，打人毁物。若正气亏虚，阴寒内盛的寒证、虚证，多机体功能衰退，表现为精神萎靡，言少语怯，甚则蜷卧少动，复被加衣，不欲见人等等。

病患体位：患者所处的姿势体位常可反映病变所属。患者身体活动自如，多见于病之初起，或病势轻浅阶段。患者身体活动受限或被迫处于强制体位，多表示病势较重，甚至对某些病证尚有特殊诊断价值。例如两手扶膝，俯首而坐，喘促不息或喉中痰鸣，多属肺肾两虚或痰涎壅盛之哮喘；倚坐不卧，卧则心胸憋闷，心悸不宁，或喘咳短气，多见于心阳不足，水气凌心，或痰饮停于胸膈；闭目静卧，不能起坐，睁目坐立则昏眩欲吐，多属痰浊上旋或气血俱虚之眩晕。某些痛证也常使患者被迫采取某些体位、姿势以期减轻病痛。如弓腰蜷卧，以手护腹，多有腹痛；以手护腰，腰背屈曲转动艰难，多有腰痛；突然活动中止，以手护胸，面唇青紫，可见于真心痛；右下腹痛而拒按，卧床右下肢屈曲不伸，多见于肠痈等。

此外，某些形体动态异常每可作为某些病证的诊断依据。如眼睑、颜面或唇口、指趾不时颤动，见于外感热病多是发痉先兆，见于内伤杂病多是筋脉失养的动风之象。症见四肢抽搐，角弓反张，或牙关紧闭，多为痉病，可见于破伤风、狂犬病、小儿惊风或痫病。猝然昏倒，不省人事，口眼㖞斜，舌强语謇，或伴有半身不遂，又多属中风等等。

四、望头项、五官、二阴和皮肤

头、颈、五官、二阴和皮肤虽部位不同、范围有异，但均与内在脏腑紧密相关。其局部形态、色泽等的变化皆是内在脏腑机能活动失常的具体反映。故察外则可以知内。

（一）头部

头为精明之府，诸阳之会，又为元神之府，脑髓所聚。髓为肾所主，肾精化血，发为血之余、肾之华。所以，观察头与发的变化，可以了解肾精、脑髓及气血的盛衰。

1．头的形态

头的形态异常，多与脑、肾病变有关。

（1）头形：小儿头形过大或过小，伴有智力障碍者，多是先天禀赋不足或肾精亏损。若头形均匀增大成圆形，前囟扩大，眼珠下垂，为脑脊液环流障碍，可见于脑积水，亦可见于呆小病等。而头形过小，则可见于大脑发育不良或先天性尖颅畸形。

（2）囟门：正常小儿前囟在1～1.5岁闭合。后囟在出生后2～4个月闭合。察囟门主要以察前囟为主。小儿囟门突起，称为"囟填"，多见于实热证，为温热火邪上攻，也可见于脑髓疾病。但小儿哭闹时囟门暂时突起不作病论。若小儿囟门凹陷，称"囟陷"，多属虚寒证，见于吐泻伤津或气血不足的患儿。但小儿在出生后6个月以内囟门微陷属正常。小儿囟门迟闭，称"解颅"，属肾精不足，发育不良，可见于小儿佝偻病。

此外，头部望诊尚须注意头摇之状。不论小儿或成人，见头部不能自主地摇动，皆属动风之兆。见于小儿，或为大脑发育不良，或为痉病。见于成人，尤其是老年人，多为气血不足，阴精亏耗，头失其养所致。

2．面部诊察

面部五色主病已述于前，这里主要介绍面部分候脏腑和面形变化的临床意义。

（1）面部分候脏腑：《灵枢·五色》关于面部与脏腑分候的论述，由于古今名称有异，现列表绘图于下以作参考（表8－1，图8－1）。

表 8 - 1 面部名称分候脏腑表

面　部　名　称		分候脏腑（部位）
现用名称	《灵枢·五色》名称	
额	庭（颜）	首面
眉心上	阙上	咽喉
眉心	阙中（印堂）	肺
鼻根	阙下（下极、王宫）	心
鼻柱	直下（下极之下）	肝
鼻柱旁	（肝左右者）	胆
鼻翼旁	面王以上	小肠
鼻尖	面王（明堂）	脾
鼻翼	方上	胃
颧骨下	中央	大肠
颊	（夹大肠者）	肾
人中	面王以下	膀胱、子处

在《素问·刺热》又将面部与五脏相应划分为：左颊应肝，右颊应肺，额颜应心，颐应肾，鼻应脾。并谓："肝热病者，左颊先赤；心热病者，颜先赤；脾热病者，鼻先赤；肺热病者，右颊先赤；肾热病者，颐先赤。"（见图 8 - 2）。

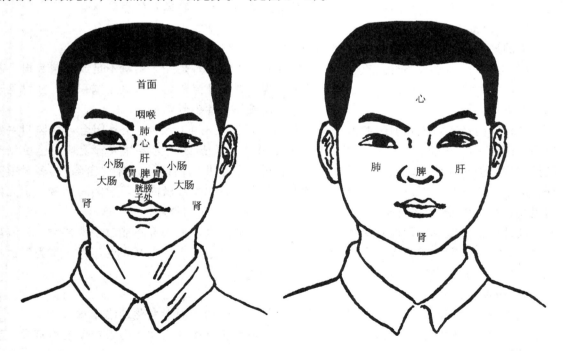

图 8 - 1　《灵枢·五色》面部色诊分属部位图　　　图 8 - 2　《素问·刺热》面部色诊分属部位图

面部分候脏腑不能机械看待，上述《内经》所载两种面部脏腑分属，只能作为参考，临证结合全身症状分析判断。

（2）面形变化：面形变化要特别注意水肿、腮肿、口眼㖞斜等。

面肿皮肤发亮，按之不能即起，多属水肿。水肿有阳水、阴水之分。若肿起较速，眼睑、头面先肿为阳水；肿起较缓，先从下肢、腹部肿起，后波及头面水肿为阴水。腮部一侧或两侧突然肿起，兼见面赤咽痛，或伴见耳聋等，此为痄腮，是外感风热湿毒所致；面部起状如粟米之疙瘩，色赤肿痛，挤破流白粉汁者为粉刺，是肺经有热或血热所致；头面皮肤焮红肿胀，色如涂丹，压之退色，伴有寒热疼痛，为抱头火丹，多为风热火毒上攻所致；面部有大小不等的黄褐色斑点，散在分布于鼻梁和颧部，此为雀斑，多由热郁孙络，风邪外犯，逐渐形成。此外，口眼㖞斜开合不利，多属中风证。若单见口眼㖞斜，面部健侧肌肉紧急，患侧肌肉松弛，皱纹消失，不能皱眉鼓腮，多为风中局部经络；若兼见半身不遂，神志不清，多为风中脏腑之重证。

3．发的形色

察发主要观察头发的色泽、发质和疏密、脱落情况。

（1）发色：正常人发多浓密黑润，这是肾气充盛，气血充足的表现。青少年过早出现发白不泽，常因忧愁思虑，血热内蕴，发失血养而致。若伴有健忘，腰膝酸软，属肾虚。不伴有任何病象者，则属于禀赋之不同，故不作病论。若中老年出现白发，乃为肾气亏虚，精血渐衰所致，系为老年性白发，也为正常之象。头发枯黄稀疏，形似枯草，多为精血亏耗或久病失养。

（2）发质：发稀不长，或发疏易断，多为肾虚或精血不足，或为阴虚血燥；小儿发枯结穗，兼见面黄肌瘦，肚腹膨胀者，每为疳积病，多由先天不足，或者喂养不当，以致脾胃虚弱乃致。

（3）脱发：头发枯萎不泽，干燥易脱，梳之可大片脱落，甚则全部脱光，常因久病失养、产后失血或某些急性热病伤精耗血而致。如果头发突然呈斑片脱落，称为"斑秃"，多为血虚受风所致，亦可因惊恐焦虑等不良情志刺激而致。

（二）颈项

颈项部是躯干与头部相连的部分，其前部称颈，后部称项，是手足三阳经和任脉、督脉所过部位，也是气管、食管所在之处。正常人颈项两侧对称，气管居中，站立或坐位时颈部血脉不明显，转动俯仰自如，无肿块，肤色正常。望颈项应注意观察外形变化及功能活动情况。

颈前颔下结喉处，有肿物如瘤，皮色不变，不化脓不破溃，缠绵难愈，常随吞咽动作上下移动，名为瘿瘤，多为肝气郁结，脾失健运，致使气结痰凝而成，发病每与地方水土有关。颈侧颔下肿起结块，累如串珠，名为瘰疬。若肿块坚硬，按之不痛，皮色不变，多为肺肾阴虚，虚火灼津，结成痰核；若肿块处皮色微红，按之疼痛，多为风热时毒而致气血壅滞结于颈下所成。

项软，多见于小儿，多系先天不足之虚证；或见于病后，为气血大虚；若见于老人，多是肾精亏竭之象。项强，多主邪气实。如睡后项强不便，多因睡姿不当或风寒客于经脉而致落枕。项强拘急，伴见高热头痛，多为温热火邪而致之痉病。项强也可见于痫病、中风等。

颈脉跳动明显，见于水气病。卧则颈动脉怒张，则多见于心阳虚衰，水气凌心之水肿病。

（三）目

《灵枢·脉度》言："肝气通于目，肝和则目能辨五色矣。"《灵枢·大惑论》谓："目者，心之使……五脏六腑之精气，皆上注于目而为之精。"说明眼目与肝、心及其他脏腑均有密切关系。所以，望目不仅可以察神，而且对一般病证诊断也有见微知著的作用。

《灵枢·大惑论》将目的不同部位分属不同脏器，后世据此发展成为中医特有的五轮学说。即两眦血脉为血轮属心；白珠为气轮属肺；黑睛为风轮属肝；瞳仁为水轮属肾；眼睑为肉轮属脾（见图 8－3）。临证根据眼目不同部位的变化，借以诊察不同脏腑的病变。

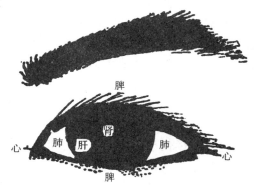

图 8－3　目部五脏分属图

1. 诊眼神

张介宾说："视目之精明，诊神气也。"诊察两目有无神气，对诊察人体气血盛衰、正气强弱有重要意义。凡两目活动灵敏，黑白分明，精采内含，神光充沛，有眵有泪，视物清楚，则为眼目有神，表示精气未伤，正气未衰，虽病易治。白睛混浊，黑睛色滞，失去精采，浮光暴露，瞳仁呆滞，无眵无泪，视物不清，则为眼目无神，表示精气已伤，正气已衰，病属难治。

2. 察目色

察目色可测知内脏病变。一般目眦赤为心火；白睛赤为肺火；白睛络赤多为阴虚火旺；眼胞红肿湿烂多为脾火；全目赤肿，多眵畏光，见风流泪，多为肝经风热；两眦或睑内粘膜色浅淡白为血虚；白睛发黄，见于黄疸；目胞色暗或眼眶发黑，多属肾虚或阳虚水泛之水饮病，或可见于寒湿下注之带下病。

3. 诊目形

目窠微肿，如卧起之状，多为水肿初起；上下睑肿，肿势急而色红者，为脾经热盛；肿势缓而宽软者为脾虚；老年人下睑浮肿，多为肾气虚衰；眼球突起而兼见喘咳者，为肺胀。

目窠凹陷，多为津伤液耗之征。若出现于吐泻之后，乃为伤津；若见于久病，目睛下陷窝内，多为脏腑精气衰竭，病多难治。

眼睑边缘出现小疖如麦粒，微痛微痒，多为风热搏客于胞睑，或脾胃蕴热而致之针眼；眼睑内出现细小颗粒，状若沙砾，粗糙不平，为沙眼，是由血热瘀滞或复感邪毒而致。

4. 望目态

目翻上视，白多黑少，称瞳子高。目睛上视不能转动，称为戴眼反折。两者皆可见于惊风、痉厥，或精脱神衰之重证。两目斜视或直视，可见于肝风内动之证。小儿昏睡露睛，多为脾虚，也可见于小儿慢惊风。眼睑下垂，展目困难，称为睑废，多属脾气虚弱。

瞳仁散大，多为肾脏精气衰竭，是濒死前的征兆。瞳仁完全散大，是临床死亡的标志之一；但亦可见于肝胆风火上扰的绿风内障，或某些药物（如麻黄、曼陀罗、阿托品等）中毒。瞳仁缩小，多为肝胆火炽；也可见于某些中毒（如吗啡、川乌、草乌、毒蕈、有机磷农药中毒等）。

（四）耳

肾开窍于耳，手足少阳经布于耳，其他如胃经、小肠经、膀胱经也行于耳之周围，耳为宗脉之所聚。耳不仅与肾、胆、三焦关系密切，而且通过经络与内在脏腑、外在肢节百骸均有着密切联系。临证望耳要注意耳的色泽、形态及耳道的异常情况。

1. 耳之色泽

正常耳轮色泽，为微黄红润，乃是气血充盛的表现。色白多为寒证；色青黑多主痛证；色深红多为热证；耳轮焦枯干黑，多属肾精亏极，精不上荣所致；耳轮粗糙，状若鱼鳞，多为久病瘀血或肠痈；小儿耳根发凉，耳后有红络，多属麻疹先兆。

2. 耳之形态

正常人耳廓厚而润泽，是肾气充足的表现。若耳廓瘦小薄瘪，多为五虚，精血不足；耳轮肿大或红肿，多属少阳邪气上攻。

3. 耳内病变

耳内流脓，称脓耳。流黄脓者为聤耳；流白脓者为缠耳。皆属肝胆湿热蕴结所致。耳内生出赘物，形似羊奶头者，称为耳痔；状如头大蒂小之蕈者，称耳蕈；状若枣核，触之作痛，胬出耳外者，称耳挺。耳生赘物名称有异，但皆因肝经郁火，或肾经相火上攻所致。

（五）鼻

《灵枢·脉度》云："肺气通于鼻，肺和则鼻能知臭香矣。"鼻为肺窍，是呼吸之通道，主司嗅觉，又为脾之所应。足阳明胃脉起于鼻旁交颎中循鼻外，手阳明大肠经支脉上夹于鼻，督任二脉又循经鼻部，故察鼻可候肺、胃、脾等脏腑病变。望鼻主要诊察鼻之色泽和形态变化。

1. 鼻之色泽

鼻头明润，表示胃气未伤或病后胃气来复；鼻头枯槁，是脾胃衰败，胃气不能上荣之候；鼻色苍淡为气虚血少之征；鼻色黄是里有湿热；鼻色青多为腹中痛；鼻色微黑为水气病。鼻孔干燥，为燥邪伤肺或阴虚内热；鼻燥且鼻孔干黑，为热盛伤津，阳毒热深。

2. 鼻之形态

鼻头或鼻周色红，生有红色丘疹，称酒皶鼻，多属肺胃蕴热，肺络血壅所致；久病见鼻柱塌陷，或溃烂者，常属梅毒或麻风；鼻孔内生有赘物，气息难通，为鼻痔，多由肺经风热凝滞所致；鼻翼煽动频繁，兼呼吸喘促者，称鼻煽，见于新病，多属肺热壅盛，见于久病，属肺肾虚衰之危证。

（六）口

《素问·五藏生成》谓："脾之合肉也，其荣唇也。"脾开窍于口，唇为脾之外荣。察口要注意观察口唇的形色、动态和口腔粘膜的变化。

1．唇色

唇部色诊的临床意义与面部色诊近同。由于唇粘膜薄而透明，故其色泽较之面部更易观察。正常的唇色为淡红润泽。凡唇色淡者，多属虚证、寒证；唇色深红者，多属实证、热证；唇色淡白为气血虚弱；唇色干红为热盛津伤；唇色嫩红为阴虚火旺；唇色青紫为阳虚血滞。

2．形态

口唇干裂多为津液损伤；口唇糜烂多为脾胃积热上攻而致；口角𫌀动是肝风内动；口歪斜者为中风；口噤不语，兼见四肢抽搐，多为痉病或惊风。

3．口腔粘膜

一般口中溃疡，范围局限，病较轻浅者，称为口疮；口中糜烂如腐，范围较大，病情较重者，称口糜。不论口疮或口糜，皆属心脾胃经积热上蒸所致。凡烂斑密布，色鲜红，而兼口臭者，多为实火；凡溃疡斑点色淡红，兼心烦寐差者，多为虚火。婴儿口腔及舌上满布白斑如雪片，很像鹅口，称鹅口疮，系由胎热蕴积心脾所致。

（七）齿、齿龈

齿为骨之余，骨为肾所主，齿龈又为手足阳明经分布之处，故诊察齿、齿龈可候胃、肾的病变和津液盈亏。叶天士曾谓："温热之病，看舌之后，亦须验齿。齿为骨之余，龈为胃之络，邪热不燥胃津，必耗肾液。"

1．齿

牙齿润泽，光洁牢固，是肾精充盛，津液未伤。牙齿干燥不泽，为胃津受损；齿燥如石，是胃肠热盛，津液大伤；齿燥如枯骨，是肾精耗竭之象；牙齿松动脱落，或齿龈外露，多为肾精不足，或虚火上炎；齿有腐洞，乃为龋齿。

2．齿龈

一般齿龈淡红润泽，紧固齿根部。如龈色淡白，为血虚不荣；红肿或兼出血，为胃火蒸炎；牙龈萎缩，兼出血，但不红肿，属肾精不足，虚火上炎；牙龈腐烂，牙齿脱落，口气臭腐，为牙疳证；齿龈之际有线状蓝迹，多为沾染铅毒，若服水银、轻粉等药，亦可致牙龈肿而有此征。

（八）咽喉

咽喉为肺胃之门户，是呼吸饮食的通道，心、肾、脾、胃诸经络于咽喉。内在的许多病变均可引起咽喉的异常变化。喉科专书有详尽的阐述，这里仅介绍一般望而可及的诊察内容。

咽喉的正常状态表现为色泽淡红滑润，无痛不肿，气息调畅，发声正常，吞咽畅利无阻。望咽喉要特别注意形色和脓液变化。

1．形色

咽喉红肿作痛，多属肺胃积热或外感风热结于咽喉；红肿溃烂，是热毒深重；若两侧或一侧红肿突起状似乳突或蚕蛾，称乳蛾，是肺胃热盛复受风热凝结而成；咽部鲜红娇嫩，久痛不甚，多属肾阴亏虚，虚火上炎；若咽喉间出现灰白假膜，擦之不去，重刮出血，随即复生者，见于白喉，属肺热阴虚，又感时行疫邪所致。咽喉假膜也可见于烂乳蛾，其表现为咽部红肿溃烂，表面有黄白脓点似假膜，但擦之可去，去后不再复生，此属热毒壅盛，热灼肉腐成脓而致，应与白喉假膜相鉴别。

2．脓液

咽喉红肿高突，触之有波动感，压之柔软凹陷者，多已成脓；压之坚硬而无波动感，为尚未成脓。红肿溃后出脓黄稠，脓液排出，创面愈合快者，多为实热证；脓液清稀，排出不尽，创面愈合慢者，多为虚寒证。

（九）二阴

二阴，指前阴和后阴，前阴包括男女生殖器与尿窍；后阴指肛门，又称魄门。

肾开窍于二阴，主生殖，司二便。精窍通于肾，阴户通于胞宫，尿窍通于膀胱。前阴为宗筋所聚，又为太阴、阳明之所合，肝、胆经脉络阴器。任、督二脉起于胞宫，出于会阴，联络二阴。后阴通于肠腑，主司排便，也与内在脏腑相关。所以，临床诊察二阴对诊断辨识病证也有重要意义。一般二阴情况还可间接从问诊或患者自述中获得。

前阴：一般以了解阴囊、阴户情况为重点。凡阴囊紧束，不坠不弛，属气盛形足之象。阴囊松弛下坠，为气虚体弱；阴囊肿大而透明者，为水疝；阴囊肿大，不痛不硬，卧则入腹，立则入囊，多为小肠下坠而致的癫疝或狐疝；阴部生疮，或红肿湿痒，多为湿热下注所致；阴部或阴茎有红肿硬结，溃破流脓血，久延难愈，属下疳证。妇女阴中有物突出如梨状，称阴挺，多属中气不足或产育过多致中气下陷所致。

后阴：后阴以脱肛、痔瘘为多见。脱肛是肛门有物突出，颜色鲜红或粉红，呈环状或花瓣状。轻则便时脱出，可以缩回，重者脱出不易缩回。多见于小儿、老人、妇女产后或泄痢日久者，此属气虚下陷所致。

肛门内外生有小肉突出如峙，周围疼痛，甚至便时出血，为痔瘘，系由湿热内积、血脉瘀阻所致。生于肛外，质地较硬，光滑，时或肿痛者，为外痔；生于肛内，肿起如核，初起小而软，呈鲜红色或青紫色，久后痔核增大，小如蚕豆，大若杨梅者，为内痔；内外皆有，称混合痔。痔疮溃烂，日久不愈，可形成瘘管，管道或长或短，或有分支，通入直肠者，为肛瘘，较为难治。

肛门周围有裂口，便时作痛，或流血鲜红，痛如烧灼者，为肛裂。多因大肠热结，或燥屎秘结，或痔疮所致。

（十）皮肤

皮肤为一身之表，有保护机体的作用。凡感受外邪或内在脏腑机能失调皆可引致皮肤发生异常改变。望皮肤主要观察皮肤的色泽形态变化。皮肤色泽变化的临床意义与望面色相同。皮肤以荣活润泽为正常，若皮肤枯燥干瘪，多是津血亏虚之象；皮肤虚浮肿胀，压之凹陷，则为水肿病；皮肤枯燥，状若鱼鳞，称肌肤甲错，可见于阴虚或血瘀之证。这里望皮肤重点介绍诊察痘、疹、斑、痦、痈、疽、疔、疖等以皮肤病变为主的病患。

1．痘

水痘是一种发疹性传染性疾患，因外感时邪，内蕴湿热郁于肌表所致，往往在儿童中传染。患儿先有发热，咳嗽，头痛，继则头、身皮肤出现椭圆形水疱，以躯干部为多见。天花，目前已经绝迹，也属痘证范畴，是一种烈性传染病，又称正痘、天痘、天行痘，乃为疫毒感染所致。出天花时，也见发热、咳嗽、身发痘疹，但证候较为凶险。应注意水痘与天花的鉴别。鉴别要点见表8－2：

表8－2　　　　　　　　　　　　　　天花与水痘鉴别表

	天 花	水 痘
病　因	感受疫毒	感受风热时邪
布　痘	痘粒成对，一齐出现，大小齐等，多见于头面四肢	痘粒散布，陆续出现，大小不齐，多布于躯干胸背腰腹
痘　形	痘粒圆形，顶凹如脐，顶白根红	痘粒椭圆，中央无脐，痘疱易破
灌　浆	浆厚如脓，其色混浊，结有厚痂	浆薄如水，晶莹明亮，不结厚痂
痘　痕	遗有痘痕	不留痘痕
病　势	多较凶险	一般较轻

2．疹

疹是指皮肤出现小点，如粟，色红，高出皮肤，触之碍手的一种征象。疹可以是全身性疾病在皮肤上的反映体征，但也有些疾病直接以疹而命名，如麻疹、风疹、瘾疹等。

麻疹：为小儿常见的一种急性传染病，其由外感时邪，邪热郁肺，内迫营血而发。起病先有发热、咳嗽、流涕、流泪、畏光，耳后有红络出现，颊内有灰白色小点绕以红晕。发热三四日后疹点出现，疹始见于发际颜面，渐及躯干四肢，形如麻粒，色似桃红，尖而疏稀，抚之触手，逐渐稠密，二至五日出全。后按疹出顺序渐次消退，留有棕褐色斑状色素沉着，并有糠麸脱屑。麻疹诊察要注意病证顺逆。

凡发热不高，身有微汗，疹出透彻，色泽荣活，并依疹出先后次序逐渐回隐，身热渐退，为顺证，其病势轻。

若壮热无汗，疹点稠密，疹色深暗，为热毒内炽；疹点紫黑，枯晦不泽，或疹点突然隐没，甚至肢冷面苍，为风寒内闭；疹色苍淡，疹出不透，为正气内虚。凡此皆为逆证，属病势深重。

风疹：又名风痧，由风热时邪所致。疹形细小，色淡微有隆起，瘙痒不已，疹点出没较快，消失后不留痕迹，发疹时症状轻微。

瘾疹：又名痞瘤，多因血虚，内蕴湿热，又复感风邪而发，也可因接触或饮食某些物质过敏而发。症见疹点时隐时现，疹形高出皮肤，瘙痒明显，搔之隆起状若云团，界限清楚，色淡红带白，持续时间长短不一，有时出现消退皆较快。

3．斑

斑是皮肤出现点大或成片的斑块，色红或紫，平摊于皮肤之下，触之不碍手。斑有阳斑、阴斑之分。

阳斑多见于外感热病，因热邪内入营血，迫血外溢而发。可见于某些传染病、败血症等。凡斑见稀少，色泽荣活，先见于胸腹，后延及四肢，热渐退而神清者，为顺证，属正气未衰，能驱邪外出，属病轻。若斑见稠密，色暗紫黑，先见于四肢，后延及胸腹，壮热神昏者，为逆证，属正不胜邪，邪毒内陷，病属危重。

阴斑为内伤久病或气不摄血而发。斑点大小不一，隐隐稀少，发无定处，色淡红或紫暗，多见于胸腹、下肢，惟不见于头面、背部，神志清醒。其以反复发作，出没无常为特点。若出斑兼见面色萎黄，食少体倦，神疲乏力，多属脾气虚弱，统血无权，血溢肌肤；兼见肢冷畏寒，面色㿠白，便泻稀溏者，多属脾肾阳虚。阴斑常见于血小板减少性紫癜、再生障碍性贫血等。

4．白㾦

白㾦又称白疹、白痧，是皮肤上出现的一种白色疱疹，晶莹如粟，高出皮肤，**擦破流水**。多发于颈胸部，四肢偶见，不见于面部，消退时有皮屑脱落。常见于湿温病，乃湿郁肌表，汗出不彻所致。

凡白㾦颗粒晶莹饱满，状若水晶者，为晶㾦。透发后热退症减者为顺证，是津气俱足，正能胜邪，湿热外透之佳象。若白㾦颗粒干瘪，无浆色，似枯骨者，为逆证，是津气俱竭，正不胜邪，邪热内陷之兆。如白㾦随热势出没，热盛则见，热退则隐，多次反复，说明正气已虚，不能将伏邪透尽所致。

5．痈、疽、疔、疖

痈、疽、疔、疖皆为发于体表皮肤的一类外科疮疡疾患。

痈：发病迅速，局部范围较大，红肿热痛明显，根盘紧束，属阳热证。常见于体质尚强者，多因湿热火毒内蕴，气血壅滞，热盛腐肉而致。

疽：发病较缓，漫肿无头，皮色少变，不热少痛，属阴寒证。常见于老年人、体弱者，多因正虚，气血寒痰凝滞，或热毒攻注内陷所致。

疔：发病迅速，病势凶陷，初起形小如粟，根脚坚硬而深，麻木痒痛，可伴有寒热头痛，恶心呕吐等，多因感受风毒火邪而发。若患处起红线向心性蔓延，称红丝疔，或称疔毒走黄，是火热毒邪流窜经络，有内陷之势，病情尤为深重。

疖：起于局部浅表肌肤，形圆而小，红肿热痛不甚，易溃易愈，反复发作。多由内蕴湿热，或触暑热向外发，气血壅滞肌肤而成。

五、望小儿食指络脉

望小儿食指络脉，是指观察小儿食指掌侧前缘浅表络脉变化以诊察疾病的方法。此法始见于唐代王超的《水镜图说》，清·陈复正在《幼幼集成》中对此法更有详细阐述。本法乃从《灵枢·经脉》诊鱼际络脉法发展而来。

《幼幼集成》谓："盖此指纹，即太渊脉之旁支也，则纹之变异，也即太渊之变异。"可见，指纹络脉与寸口之脉同属肺经之脉，指纹络脉的变化，即是寸口脉的变化。望食指络脉与切寸口脉有相同的诊断意义。再加之三岁以下小儿，寸口之脉短小，只能一指定三关，切脉时患儿哭闹又影响脉诊的真实性，小儿皮肤薄嫩，脉络明显，便于观察，故对三岁以下小儿，以望食指络脉代寸口诊脉法。

（一）食指络脉诊察方法

三关定位：小儿食指络脉的显现分布，分为风、气、命三关。其三关以食指三节横纹为界，近掌侧第一横纹为风关，第二横纹为气关，第三横纹为命关。风、气、命三关合称虎口三关（见图8－4）。

诊察方法：家属抱小儿面向光亮，医生以左手拇指、食指握住小儿食指末端，再以右手拇指在小儿食指掌侧前缘，从指尖向指根推擦几次，用力要适中，指纹络脉即可显见，医生即可观察三关脉络的变化情况。

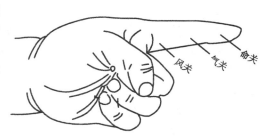

（二）食指络脉诊察意义

正常小儿食指络脉，应是红黄隐隐，不超出风关之内。非此便是病态之络脉变化。观察食指络脉的浮沉、颜色、淡滞和长短变化。

图8－4　小儿指纹三关示意图

浮沉：络脉浮显者为病在表，是外邪袭表，正气抗邪外出，气血趋向于表的征象；络脉沉隐者为病在里，是邪气内困，气血不能外达之象。《幼幼集成》说："指纹何故乍然浮，邪在皮肤未足愁，忽而关纹隐隐沉，已知入里病方深。"

颜色：络脉鲜红者多属外感风寒表证；紫红色多为里热证；淡黄者多为脾虚；紫黑者多属血络郁闭；色青者多见于惊风或痛证。

淡滞：络脉色淡不泽者多属虚证，为气血不足，脉络失养；色深暗滞者多属实证，是邪气有余，脉络郁滞所致。

长短：络脉仅见于风关之内者为邪浅病轻；透于气关者为邪深病重；透于命关者为病情危重；若直透甲端，称透关射甲，则病情更为凶险。《幼幼集成》说："初起风关证未央，气关纹现急须防，乍临命位诚危急，射甲通关病势彰。"

望食指络脉，要全面综合分析，结合其他诊法相互参照。概言之，浮沉以别表里，红紫以分寒热，淡滞以辨虚实，三关以测轻重。

六、望分泌排泄物

望分泌排泄物，指观察患者的分泌排泄物，如痰涎、涕、呕吐物、汗、便、尿及经、带等的色、量、质的变化，作为诊察疾病的参考。但要注意卫生。这些分泌排泄物，其共同特点是：举凡色白质清稀者多属寒证，由于寒邪伤阳，水湿不化所致。故《素问·至真要大论》说："诸病水液，澄澈清冷，皆属于寒。"凡色黄质稠粘者多属热证，乃由热邪伤津所致。故《素问·至真要大论》又有"诸转反戾，水液混浊，皆属于热"之论。

由于二便、经、带、汗等在问诊中尚有论述，这里只对痰、涎、涕和呕吐物重点介绍。

（一）痰、涎、涕

1．痰

痰是由肺和气道排出的粘液，浊而稠者为痰，清而稀者为饮，均为机体水液代谢障碍的病理产物，其形成与脾、肺两脏功能失常密切相关，故有"脾为生痰之源，肺为贮痰之器"之说。临证根据痰的量、色、质变化及其兼症，可推断病证所属。

痰色黄，质稠有块者，属热痰。《望诊遵经·望痰诊法提纲》谓："坚而成块者，热痰属心。"多见于急性支气管炎患者。痰清稀或有灰黑点者属寒痰。《望诊遵经·望痰诊法提纲》说："有黑点而多稀者，寒痰属肾。"多见于慢性支气管炎患者。痰清稀多泡，伴见眩晕胸闷者，属风痰，多为痰浊上扰引动肝风所致。《望诊遵经·望痰诊法提纲》言："清而多泡者，风痰属肝。"多见于痰饮内伏之证。痰白滑量多易吐者属湿痰，多为脾虚湿盛，痰湿犯肺所致。《望诊遵经·望痰诊法提纲》说："滑而易出者，湿痰属脾。"多见于慢性支气管炎患者。痰少而粘难于咳出者属燥痰，为肺阴虚或燥邪伤肺所致。《望诊遵经·望痰诊法提纲》谓："燥而难出者，燥痰属肺。"可见于肺痨初期或秋季感冒。

此外，咳痰带血，血色鲜红者，为热伤肺络，多属邪热犯肺或阴虚火旺；咳吐脓血痰味臭者，为肺痈，多属热邪蕴肺，腐灼成脓所致。

2．涎

涎是从口腔中流出的清稀粘液。《素问·宣明五气》谓："脾为涎。"可见涎与脾密切相关。从涎的变化可了解脾胃的寒、热、虚、实之病变。

口流清涎者属脾冷；口吐粘涎者属脾热。临床上口中清涎较多，往往见于脾胃虚寒证。而口中涎水粘腻，每多见于脾胃湿热证。此外，睡时口角流涎不能自知者，多属脾气虚寒不能收摄；若口角流涎见于小儿，又有因胃热虫积所致者；痴呆患者，亦有此证。临床辨证当注意兼症所见。

3．涕

涕是鼻腔分泌的粘液。肺开窍于鼻，《内经》有"肺为涕"、"肺主涕"之论。从涕的变化可推断肺经病变的性质所属。

鼻流清涕，喷嚏频频，多属外感风寒；鼻塞流涕，色黄而稠，多属外感风热；涕黄质粘而涕中带血，可见于外感燥邪为患；若久流浊涕，腥臭较显者，称鼻渊，是肺经蕴热所致；年老体弱之人，时流清涕如水，遇冷益甚，多为肺肾之气虚所致。

（二）呕吐物

呕吐是胃气上逆所致。胃寒、胃热、痰饮、宿食、气滞等皆可导致胃气上逆而吐。观察呕吐物的情况，可作为推断胃气上逆产生原因的依据。

吐物清稀，无酸腐臭味者，多属胃寒；吐物秽浊，有酸臭味者，多属胃热；呕吐不化食物，吐物有馊腐食臭者，多属伤食或宿食积滞；呕吐物色黄味苦，兼有胁肋胀满者，多属肝胆郁热，肝气犯胃所致；呕吐痰涎，兼胸脘满闷，口干不欲饮者，多属痰饮所致；呕吐鲜血或血色紫暗，夹有食物残渣，渴喜冷饮，多属胃中积热，肝火犯胃所致；呕吐频发频止，多吐不化食物，且与情志变化有关者，多为气滞所致。

七、望舌

望舌，又称舌诊，是观察患者舌质和舌苔变化以诊察辨识病证的方法。望诊是中医诊法的重要组成部分，也是中医诊病辨证的必察项目之一。

长期的临床实践证明，舌象变化犹如人体内脏的一面镜子。举凡脏腑虚实、气血盛衰、津液盈亏、病性寒热及病位深浅、病势预后，均能客观地从舌象上反映出来。诚如杨云峰在《临证验舌法》中所说："凡内外杂证，也无一不呈其形、著其色于舌。据舌以分虚实，而虚实不爽焉；据舌以分阴阳，而阴阳不谬焉；据舌以分脏腑，配主方，而脏腑不差，主方不误焉。危急疑难之倾，往往证无可参，脉无可按，而惟以舌为凭。妇女幼稚之病，往往闻之无息，问之无声，而惟有舌可验。"可见临证察舌的重要性。

（一）舌与脏腑的关系

舌诊反映了中医察病辨证的特色和独到经验，其不仅被历代医家所重视，而且近代的医疗实践证明其具有很高的科学性。这种独特的诊察法，之所以用之有效，是因为舌与人体内在脏腑、经络、气血、津液密切相关。

舌为心之苗，脾之外候：《灵枢·脉度》谓："心气通于舌，心和则舌能知五味矣；脾气通于口，脾和则口能知五谷矣。"心主血脉，心血上荣于舌，舌之运动又受心神支配，心与舌犹如根本与枝叶密切相连，故有"舌为心之苗"之说。脾为后天之本，司理饮食运化吸收以化生气血，舌居口中司理味觉，故又有"脾开窍于口"、"舌为脾之外候"之论。

舌系于诸经，内通脏腑：《灵枢·经脉》说："手少阴之别……系舌本"，"足少阴之脉……循喉咙，夹舌本"，"足太阴之脉……上膈夹咽，连舌本，散舌下"。杨云峰在《临证验舌法》中更说："查诸脏腑图，脾、肺、肝、肾无不系根于舌。核诸经络，考手足阴阳，无脉不通于舌。"可见舌通过经络与内在五脏六腑紧密相关。

舌体与脏腑，分部相应：前人在临床实践中，发现舌的不同部位分别内应于不同脏腑。一般多用的有胃经划分与脏腑划分两种。胃经划分是以舌尖应上脘，舌中应中脘，舌根应下脘。此法适用于诊察胃肠病证。脏腑划分是以舌尖应心肺，舌中应脾胃，舌根应肾，舌边应肝胆（见图8-5）。此法适用于外感、内伤诸证。

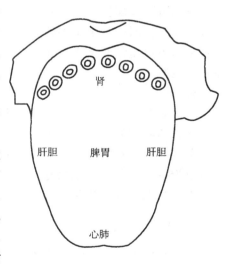

图8-5 舌诊脏腑部位分属图

正因为舌通过经络与五脏六腑紧密相连，舌的不同部位又内应于不同脏腑，再加之舌之脉络血管丰富，反应灵敏，所以，各脏腑、经络气血之盛衰皆可从舌象变化上反映出来。《血证论·口舌》说："舌为心之苗而居口中，脏腑之气，发见于口者，多着于舌，故察舌与苔，可以诊知脏腑诸病。"

（二）舌诊方法及注意事项

1. 诊舌方法

患者面向光亮处，张口将舌自然伸出，舌体要舒张平展，舌尖稍向下弯曲，使舌体充分暴露，便于观察。望舌要有次序，一般先看舌苔的有无、厚薄、腐腻、润燥、色泽，次察舌质的色泽、斑点、胖瘦、老嫩及动态等。望舌要迅速，避免伸舌时间过久而造成假象。必要时，可待 2～3 分钟后，再重复诊察一次。有时为了明确诊察，可配合刮舌、揩舌，或可使用放大镜进行观察。

2. 注意事项

（1）光线要充足：光线的强弱常影响色泽变化。同一色泽由于光线不足，常使颜色变得过暗或难于分辨。因此，舌诊最好在充足柔和的自然光线下进行。如在晚上或光线过暗，可在白炽灯照射下进行望诊。必要时白天可再复查。此外，还应避免有色玻璃门窗和周围反光较强的有色物体的影响。

（2）要注意染苔：某些食物或药物常可使舌苔染色变成染苔。如饮食牛奶，或是乳儿，其苔常附有白色染苔；食用花生、瓜子等富含脂肪的食物，也可使舌上短时附有黄白色假苔；饮食酸梅汤、咖啡、茶、乌梅、中药丸、盐橄榄等，又往往会使舌苔呈黑褐色；食用蛋黄、橘子或用黄连素、核黄素等药物，会使舌苔呈黄色等等。此外，进食粗硬食物或有刮舌习惯者，又会使舌苔变薄；张口呼吸或饮水多少不同，又会使舌苔润燥发生变化。诸如此类，临证察舌时都应注意分辨。

（3）季节与时间：舌象往往随不同季节或时间而稍有变化。如长夏湿盛，苔多偏薄腻；秋季燥气偏盛，苔偏薄干；冬季严寒，舌多湿润。晨起舌苔多厚，进食后舌苔多偏薄，饮酒后舌质多偏红等等。

（4）年龄与体质：随着年龄的不同，或体质的差异，舌象也有少许变化。如老年人气血渐虚，舌多裂纹，或舌乳头多渐萎缩；小儿舌象多红润荣活，或易见白屑、剥苔；肥胖之人舌多略大有痕；消瘦之人舌体多偏瘦薄等。

以上种种情况，在临证诊舌时应加以注意。

（三）舌诊的内容

舌诊主要是观察舌质和舌苔两个方面的变化。舌质，又称舌体，是舌的肌肉脉络组织，为脏腑气血之所荣。故诊舌质可以了解人体脏腑虚实、气血盛衰，对判断疾病的轻重和预后较之诊舌苔更为重要。舌苔，是舌面上附着的一层苔状物，是胃气上蒸而生。故诊舌苔可以诊察胃气强弱、病邪性质、病位浅深，以及判断病势预后。舌质和舌苔的变化统称舌象。临证诊舌，既察舌质又看舌苔，虽各有特点，但不能截然分开，须综合参看。

一般正常舌象表现为舌体柔软，活动自如，颜色淡红，荣润鲜明，舌苔薄白，颗粒均匀，干湿适中，俗称淡红舌，薄白苔。如因病邪而致舌质、舌苔发生异常改变，即为病理舌象。

现将病理舌象诊察内容分述于下：

1．诊舌质

舌质诊察主要包括舌神、舌色、舌形、舌态几个方面。

（1）舌神：舌之有神与否，主要表现在荣枯、灵钝方面。荣，指荣润而有光彩；枯，指枯晦而无光采。灵，指舌体活动灵便自如；钝，指舌体活动迟钝呆滞。凡舌体运动灵便，伸缩自如，舌色红润，鲜明荣活，为有神之舌，反映脏腑未衰，气血充盈，津液未伤；凡舌体运动迟滞，伸缩不便，舌色晦暗，枯槁不泽，为无神之舌，反映脏腑已衰，气血不足，津液已伤。诚如《辨舌指南·辨舌之神气》所言："荣润则津足，干枯则津乏。荣者谓有神，神也者，灵活精爽，红活鲜明，得之则生，失之则死。明润而有血色者生，枯暗而无血色者死。"

（2）舌色：即舌质的颜色。病理舌色常见的有淡白舌、红绛舌、青紫舌。

①淡白舌：舌色较正常的淡红舌更为浅淡，红色偏少而白色偏多。其多因气血亏虚，血不荣舌，或因阳气不足，运血无力，不能载血荣舌而致。

淡白舌主虚证，或虚寒证。若舌色淡白瘦薄，为气血两虚，可伴见兴晕面苍，心悸气短，脉象细弱等；若舌色淡白舌质胖嫩多津，边有齿痕，多为阳虚寒湿内盛，可伴见面㿠虚浮，畏寒肢冷，或浮肿等。临床上淡白舌多见于某些慢性病和机能低下的虚证患者。

②红绛舌：舌色较正常舌色更为鲜红者为红舌；舌色呈深红色者为绛舌。一般认为绛舌多是红舌进一步发展而来，故两者常并称红绛舌。红绛舌多因阳热亢盛，气血上壅，或因邪热内入营血，耗伤营阴，血液浓缩，血热充斥于舌而致。

红绛舌主热证。舌红鲜明，舌苔黄燥者，属实热证；舌质红绛，苔薄而干，属热入营血；舌红绛而瘦薄，少苔或无苔，多为阴虚火旺。舌质由红转绛，提示热势渐增，病情加重。反之，舌质由绛转红，提示热势渐退，病势渐轻。此外，根据红绛部位不同，又可推断病之所在。如舌尖红绛为心火亢盛；舌边红者为肝胆火旺；舌中红者为中焦热盛等等。

③青紫舌：舌色呈青色或紫色，或舌上有青紫色斑块、瘀点，皆属青紫舌。青紫舌皆因气血不畅所致，或因阳气虚衰血行无力，或因寒凝血滞，或因气滞不行而血滞，或因热盛灼津气血不畅。凡此皆可出现舌色青紫。

青紫舌主病有寒热之分。若全舌青紫湿润者，多属寒凝血瘀，或因阳虚阴盛而血瘀；若全舌青紫而兼绛，且干枯少津者，多属热盛伤津，气血壅滞；若见舌质部分青紫瘀斑，又称瘀斑舌，多属内有瘀血之征。此外，根据舌质部分瘀斑的部位，又可推断瘀血所在。如瘀斑、瘀点见于舌尖，为心血瘀阻；见于舌边，为肝郁血瘀；见于舌中，多主血瘀胃络。

（3）舌形：指舌体的形状而言。舌形的异常变化以下列几种较为常见：

①苍老舌：舌体纹理粗糙，形色坚敛，苍老干燥，多主实证、热证。《辨舌指南·辨舌之神气》谓："凡舌质坚敛而苍老，不论苔色白、黄、灰、黑，病多属实。"如舌红苔黄，属里实热证。

②娇嫩舌：指舌体纹理细腻，形色娇嫩，多主虚证。《辨舌指南·辨舌之神气》言："舌质浮胖兼娇嫩，不拘苔色灰、黑、黄、白，病多属虚。"如舌质红而娇嫩，多为虚热；淡白娇嫩，多为亡血伤津。

③胖大舌：舌体较正常舌胖大，称胖大舌或肿胀舌。若舌体胖嫩色淡，多属脾肾阳虚，津液不化，水饮痰湿阻滞而致；舌体肿胀满口而色深红，多为心脾热盛而致；若舌肿胀色青紫而暗，多见于某些中毒之证。

④瘦薄舌：舌体瘦小而薄，称瘦薄舌或瘦瘪舌。多是阴血亏虚，舌体失荣之象。瘦薄而色淡者，多是气血两虚；瘦薄而色红绛少津，多为阴虚火旺，津液耗伤之证。

⑤裂纹舌：舌上有不同形状的裂纹，称裂纹舌。多由阴血亏虚，舌体失养而致。若舌红绛而有裂纹，多为热盛伤津，阴精亏损；舌色淡白而有裂纹，常是血虚舌失其养的反映。也有正常人舌见裂纹者，若不兼任何症状，且裂纹处多有舌苔覆盖，每属先天性舌裂。

⑥芒刺舌：舌面乳头增生肥大，高突如刺，触之棘手，称为芒刺舌。多因邪实热盛，热入营血，营热郁结，充斥于舌而致。依据芒刺所在部位，可分辨邪热所在脏腑。如舌尖有芒刺，多属心火亢盛；舌边有芒刺，多属肝胆火盛；舌中有芒刺，多属胃肠热盛。

⑦齿痕舌：即舌体边缘见有牙齿痕迹，称齿痕舌。多因舌体胖大而受齿缘压迫所致，故齿痕舌常与胖大舌同见，每为脾虚寒湿内盛所致。若见于健康人，虽有轻微齿痕，长期存在而不消失，但舌体并不胖嫩，也不伴见任何症状，每为先天性齿痕舌。

⑧光滑舌：舌面光滑无苔，平如镜面，称光滑舌，也称镜面舌或光莹舌。其多因胃阴枯竭，胃气大伤，无力蒸生新苔而致。故无论舌色为何，见舌面光滑皆属胃气衰败之象。若舌色淡白光滑，是脾胃损伤，气血亏极；红绛而光滑，是阴精枯耗，胃肾阴竭。

（4）舌态：指观察舌体的活动状态。舌体的异常动态，常见的有下列几种：

①强硬舌：舌体强硬不灵，屈伸不便，言语謇涩，称强硬舌或舌强。见于外感热病，多属热入心包，热扰神明，舌失主宰所致；若见于内伤杂病，多属痰浊内阻，蒙蔽心窍，或肝风挟痰上阻舌络所致，每为中风之兆。

②痿软舌：舌体软弱，伸缩无力，转动不便，称痿软舌或舌痿。多因气血虚极，阴液亏损，筋脉失养所致。新病舌红绛干痿，多为热灼津伤，阴液亏损；久病舌淡而痿，多为气血俱虚。

③颤动舌：舌体颤动不定，不能自主，称颤动舌，也称颤抖舌或舌战。多因气血津伤，筋脉失养，或热极伤阴而动风所致。久病见舌颤，多为气血虚弱，虚风内动；外感热病见舌质红绛而颤动，多属热极动风。颤动舌也可见于甲状腺机能亢进或慢性酒精中毒的患者。

④歪斜舌：舌体偏斜于一侧，称歪斜舌。多为风中经络或风痰阻络所致。病在左，偏向右，病在右，偏向左，此为中风之兆。

⑤吐弄舌：舌伸出口外为吐舌；反复吐而即回，或时时舐弄口唇周围者为弄舌。两者均属心脾蕴热。吐舌可见于疫毒攻心或正气已绝，弄舌多为动风之兆，也可见于小儿智力发育不全者。

⑥短缩舌：舌体短缩不能伸长，称为短缩舌。短缩舌每属病势危重之象。舌淡青湿润而短缩，多属寒邪凝滞经脉；舌淡胖而短缩，多属痰湿内阻经脉；舌红绛干燥而短缩，多属热病伤津。有因先天性舌系带短而舌不能伸，或因一时性寒冷刺激而出现暂时舌短缩者，另当别论。

2. 诊舌苔

诊察舌苔主要注意苔色、苔质的异常变化。

（1）苔色：苔色指舌苔的颜色。由于病邪、病性、病位的不同，舌苔之色也有白、黄、灰、黑的变化。现将各色舌苔与主病分述于下：

①白苔：一般常见于表证、寒证。

舌苔白本为正常舌苔，多分布于舌之中根部，薄白而润。若见于疾病中，白苔一般见于外感风寒或风湿表证，或见于阳虚内寒之证。当病邪居表尚未传里时，舌苔往往变化不明显，而仍见薄白苔。所以，薄白苔在临证时可以作为判断病邪在表尚未入里的佐证。白苔虽主表、主寒，但因所兼舌色、苔质的不同，其主病也有寒、热、虚、实之分。

白薄润苔，多见于表寒证，为外感风寒尚未入里化热；而白薄燥苔，多见于外感燥邪，或温邪初犯卫分之证。

白厚润苔，为外感风寒引动内湿，或为寒湿内盛之证；而白厚燥苔，则见于胃燥津伤，或湿浊内蕴，津不上承之证。

白滑腻苔，每见于寒湿困脾，或痰饮内停之证。

白厚腐苔，多因食积痰浊，胃腑蕴热，浊腐之气上蒸舌面而致。

②黄苔：一般主热证、里证。

黄苔多表示病已传里，邪已化热。多见于脏腑里热，或温病热入气分。舌苔越黄，则表示热邪越重。黄苔常与舌色红绛并见。

薄白兼黄苔，是外感病由表入里化热的表现。一般认为有一分白苔即有一分表证，带有一分黄苔便有一分里证，必待舌苔全黄无白，邪方完全入里。正如《伤寒指掌·察舌辨症法》言："但看舌苔带一分白，病也带一分表，必纯黄无白，邪方离表入里。"

黄薄润苔，多为表邪初入里，里热未甚，津液未伤；黄薄燥苔，为温热之邪初入卫分，或病初入阳明，胃热未实之象。

黄厚腻苔，多为湿热内蕴，湿热上蒸之象；黄厚燥苔，多属里热亢盛，津液已伤之象；苔黄厚燥裂，或起芒刺，为里热极盛，津液大伤，可见于阳明腑实证。

③灰黑苔：既主热证，也主寒证。

一般苔色呈浅黑色即为灰苔；苔色呈深黑色即为黑苔。灰苔与黑苔仅有程度轻重之别，故常并称灰黑苔。灰黑苔多见于久病重病，但临床也有苔虽灰黑但病情不甚严重者。所以，灰黑苔主病，仍应结合全身情况进行综合诊察，不可一概而论。

灰黑燥苔，多兼舌质红绛，甚至苔起芒刺，多为里热实证；灰黑润苔，多兼质淡暗，甚则舌淡紫水滑，多为阳虚寒盛，痰饮内停。

灰黑苔若独见于某部，又可作为判断病位的参考。如舌尖苔黑而干，多为心火内炽；舌中苔黑而燥，为胃肠燥屎内结或胃气败坏之兆；舌根苔黑焦燥，又主下焦热甚。

（2）苔质：即舌苔的质地变化，包括舌苔的厚薄、润燥、腐腻、剥落及有根无根等。

①厚薄：舌苔的厚薄以见底、不见底为分辨依据。凡透过舌苔能隐隐见到舌体者为薄苔，又称见底苔；凡透过舌苔见不到舌体者为厚苔，又称不见底苔。

观察舌苔厚薄，能了解病邪轻重、病位浅深及病势进退。一般而言，疾病初起，病邪在表，病势较轻者，舌苔多薄；而病邪传里，病情较重，或内有痰湿积滞者，则舌苔多厚。在疾病过程中，舌苔由薄变厚，表示邪渐入里，里滞渐显，病情加重，病势渐进；而舌苔由厚变薄，表示病邪渐退，病情减轻，病势渐退。

②润燥：正常舌苔当润而不燥。若过润或燥而无津皆属有病之象。观察苔之润燥，可借以判断病性寒热、津液盈亏。

苔面干燥，望之枯燥，扪之无津，称燥苔；若干燥而粗糙，扪之棘手，称糙苔。多因津液亏乏，不能上润于舌所致。多见于热盛伤津、阴液耗伤之证。但也有因为阳气虚弱，不能蒸津上润而见苔燥者。苔面水湿过多，望之水滑，扪之滑利，称为滑苔，多是寒湿内盛之证。

舌苔由润变燥，表示病证由寒转热，热势加重，津液已伤；舌苔由燥变润，表示热势渐退，津液渐复。

③腐腻：腐苔和腻苔，均属舌苔较厚之苔。

腐苔，苔质颗粒较大，质松而厚，形如腐渣堆积舌面，刮之易脱。多因阳热有余，蒸腾胃中腐浊邪气上泛而成。常见于食积、痰浊之证。腻苔，苔质颗粒细小，质地细腻，形如舌面覆盖一层滑腻苔垢，刮之难去。多见于痰饮、湿浊内停而阳气被抑之患，如痰饮、湿温诸证。

④剥苔：舌苔呈部分或全部剥脱，谓之剥落苔，又称剥苔。根据舌苔剥落的部位和范围大小，又有不同的名称。如舌前部剥落，称前剥苔；仅舌中部剥落，称中剥苔；大部舌苔剥落，仅舌中一小块有苔，称鸡心苔；舌苔多处剥落，但又斑剥驳片存有少量苔，称花剥苔；全舌之苔全部剥落，称镜面舌。凡舌苔剥落均属胃气匮乏，胃阴涸竭，不能上潮生苔所致。

此外，尚有地图舌之称，即舌苔剥落，周围界线清楚，形若地图。剥落苔中的花剥苔，有称其为地图舌者。但地图舌更多的是见于过敏体质的儿童。这种地图舌不同于剥落苔。地图舌多见于舌面中前部分，剥落部分往往有自愈倾向，而未波及之舌区往往苔、质正常。临证当注意鉴别。

⑤有根无根：舌苔坚敛，紧贴舌面，刮之难去，即为有根苔，又称真苔；苔不着实，似浮涂舌上，苔质分离，刮之即去，即为无根苔，又称假苔。

辨别舌苔有根无根，对于判断邪正虚实、胃气强弱有重大意义。一般而言，有根之苔，多见于实证、热证，表示胃气尚强；无根之苔，多见于虚证、寒证，表示胃气已虚。

（四）舌质和舌苔综合诊察的重要性

疾病变化是一个错综复杂的病理过程。舌质与舌苔的变化，均是内在复杂病变在舌象上的具体反映。尽管诊舌质、察舌苔各有侧重，但人是一个彼此相互关联的有机整体，故病变的邪气所属、脏腑虚实、气血盛衰、病性寒热均可不同程度地反映于舌质与舌苔的变化上。因此，在临证诊察舌象时既要诊舌质，又要察舌苔。在分别掌握舌质、舌苔的基本变化和主病的前提下，又要苔质结合综合分析，以期求得互参互验，使诊断更趋正确。

一般而言，察舌质以测脏腑之虚实，观舌苔以知邪气之浅深，但舌质、舌苔的变化及其主病是彼此印证相互一致的。如舌质红、舌苔黄见于实热证；舌质浅淡、舌苔白润见于虚寒证；舌质红绛有裂纹、舌苔焦黄干燥见于热极伤阴证；舌质淡胖、舌苔白润见于阳虚湿盛证等等。在病变过程中，也常有舌质、舌苔变化不相一致的情况，但二者均从不同的侧面反映着病变的本质。如湿温病，因体内有热而见舌红，但又有湿邪内困，阳气不达，故又见头身困重，身热不扬，舌苔白腻。此时的舌红反映内有邪热，苔白腻反映内有湿困，二者皆反映疾病实质。又如内伤阴虚之证，由于内在阴虚火旺，虚火上炎，可见舌质鲜红娇嫩，又因内无实热熏蒸，而胃气胃阴已虚，无力上蒸化生新苔，故又可见舌上无苔，或有少许薄白苔。可见，舌质、舌苔在反映病情上虽侧重不同，但都是内在病变的实质反映。临证时应对舌质、舌苔进行具体分析，综合判断，方可准确地断定舌象意义，从而为临床辨识病证提供可靠的依据。

（五）舌诊的临床意义

舌象变化是人体病变的客观反映。临床上依据舌象变化，可以判断人体正气强弱，分辨病邪性质，区别病位浅深，推断病势进退，估计病情预后。所以，舌诊在中医辨证中具有十分重要的指导意义。

1. 判断正气强弱

人体正气强弱，可从舌象变化上明显反映出来。例如舌质淡红润泽，活动灵便，说明正气强盛，津液充盈；舌质浅淡不泽，晦暗不鲜，说明阳虚气弱，阴血不足；舌质淡暗光莹，舌苔全无，多属胃气衰败。《辨舌指南·观舌总纲》谓："察舌可占正之盛衰。"

2. 分辨病邪性质

人体感邪不同，舌象也有不同表现。如寒邪为患舌苔多白；热邪为患舌质多红，舌苔多黄燥；痰湿内盛，舌多淡胖，苔多白腻；瘀血内停，舌多青紫，或有瘀斑。《伤寒指掌·察舌辨证歌》说："白而薄润风寒重。"《辨舌指南·辨舌之颜色》谓："苔白滑者，风寒与湿也；白滑而腻者，湿与痰也。"

3. 区别病位浅深

舌苔的薄厚足可反映病位的浅深，特别在外感病中更为明显。如舌苔薄白，多见病之初期，病位尚浅；苔厚则表示表邪渐而入里，或里滞已成。其他如舌尖红赤热在心；舌边红赤热在肝胆；舌中苔黄厚腻为脾胃湿热内蕴等等。《辨舌指南·辨舌审内脏》说："辨舌质，可决五脏之虚实；视舌苔，可察六淫之浅深。"

4. 推断病势进退

由于舌苔的变化常反映着邪正消长与病位浅深，所以，察舌苔常可推断病势进退，尤其在急性热病中更有特殊意义。如舌苔由白变黄，由薄变厚，多是病邪由表入里，由寒化热，由轻变重；舌苔由润变燥，多是热渐伤津；舌苔由燥变润，由厚变薄，往往表示津液渐复，病邪渐退。《舌诊研究·苔的诊察》谓："由薄转厚为病渐增加，或潜伏之邪开始暴露；由厚转薄为正气来复，或里蕴之邪逐渐外达。"

5. 判断病情预后

诊察舌质、舌苔可借以推断病情，估计预后。如舌苔由厚渐退，是邪气渐退，正气渐复，预后良好；本有厚苔，突然舌苔剥落，舌面光莹，不生新苔，多属胃气衰败，预后不佳。正如《形色外诊简摩·舌质舌苔辨》所说："舌苔无论何色皆属易治，舌质既变，即当察其色之死活……故治病，必察舌苔，而察病之吉凶关乎舌质也。"说明望舌质对于诊察精气存亡、判断疾病预后转归具有重要意义。

舌诊在临证中虽具有重要意义，但还必须结合其他各诊，互相参照，全面分析，方能作出正确的诊断。

第二节　闻　　诊

闻诊，是通过听取病人发出的声音变化和嗅知患体及分泌排泄物的气味变化以诊察疾病的方法。听声音，主要是听取语声、呼吸、咳嗽、呕吐及呃逆、嗳气等的声音变化以分辨了解病情；嗅气味，主要是嗅知病体、口气以及汗、痰、涕、便、尿等分泌排出物的气味变化以诊察分辨病情。

一、听声音

声音的发出主要是气的活动，不仅与唇、舌、齿、鼻、喉、会厌等局部器官组织有关，而且也与内在的肺、心、肾等脏的虚实盛衰密切相关。张志聪注《灵枢·忧恚无言》："音声者……在肺主声，心主言，肝主语，然由足少阴肾气之所致。"因此，听声音不仅能诊察发音器官的病变，而且根据声音的变化，可以进一步推断内脏和整体的变化。

在正常生理状态下，人的声音谓之常声、正声。一般而言，常声具有发声自然、音调和畅、音声圆润的共同特点，表示人体气血充盈，发声器官和脏腑功能正常。但是，由于年龄、性别和体质禀赋的不同，正常声音也有大小高低、清浊锐钝的差别，这是生理差异，而不属病态。

（一）语声

主要有语声改变和言语错乱。

1．语声改变

语声的变化可反映正气盛衰和病邪性质。

语声高低：语声高亢洪亮，多言而躁动，多属实证、热证、外感病；语声低微无力，少言而沉静，多属虚证、寒证、内伤病。李东垣《内外伤辨·辨气少气盛》说："其声壮厉而有力者，乃有余之验也。""其气亦怯，其声亦低，是其气短少不足之验也。"

语调改变：语声重浊，见于外感风寒或湿邪内困；呻吟惊呼，多见于痛证、惊证；呵欠连连，多因身倦疲劳或阳气不足；喷嚏频频，多见于伤风感冒之患。

喑哑与失音：声音嘶哑者为喑哑，发音不出者为失音，古称"瘖"。二者有新久虚实之分。新病喑哑，多是外邪客肺，肺气失宣所致，多属实证；久病失音者，多见于肺肾阴虚，津不上承之证，每属虚证。若久病重病，突见声音嘶哑，多是脏气将绝之危象。妇女妊娠末期出现声音嘶哑或失音，称为子瘖，系因胎儿渐长，压迫肾之络脉，使肾精不能上荣于舌咽所致。此待分娩后常可自愈。

2．言语错乱

言语错乱多属心神病变，指神识不清，语无伦次，或意识虽清而语言不能自主的症状表现。常见的有狂言、独语、谵语、郑声、错语等。

狂言，指病人精神错乱，言语谬妄，狂叫骂詈。多因痰火内扰神明所致，属阳证。见于狂病。

独语，指病人意识清楚，喃喃自语，见人便止。多因心气不足，心神失养，或气郁痰阻，蒙蔽心神所致，属阴证。见于郁病、癫病。

谵语，指病人神识昏糊，语言错乱，声高有力。多因邪热内扰神明所致，属实证。见于外感热病，温邪内入心包，或伤寒阳明实热证。

郑声，指病人神识恍惚，语言重复，声低无力。多因久病脏气衰竭，心神散乱所致，多属虚证。可见于多种病证的危重阶段。

错语，指病人神识清楚而言语时有错乱，言后往往自知语错。多由心气虚弱，神气不足所致，属虚证。可见于老年脏气衰弱或久病体虚之人。

（二）呼吸

正常人呼吸调匀，深浅适中。肺主气，司呼吸，肾纳气，呼吸异常，每责之于肺肾。常见有气微、气粗、哮、喘、叹息、短气、少气等。

1．气微与气粗

呼吸表浅，气息低微，气少不足以息，称气微。多见于久病虚证，或肺肾之气将绝。呼吸急促，气粗息短，**鼻翼煽动**，称气粗。多见于外感急性热病，邪热犯肺，肺失清肃，属实证、热证。

2．喘与哮

喘指呼吸急促，呼吸困难，甚则张口抬肩，鼻翼煽动，难于平卧。其有虚实之分，发作急骤，呼吸深长，息粗声高，惟以呼出为快，此为实喘。多由邪气壅肺，肺失宣降所致。发作缓慢，呼吸短浅，急促难续，息微声低，惟以深吸为快，动则喘甚，此为虚喘。多由肺肾虚损，肾失摄纳所致。

哮，即喘而伴见喉间有痰鸣声。因哮必兼喘，故往往也称哮喘。症见呼吸急促，呼吸困难，呼气延长，呼气时喉间鸣响更加明显，缠绵难愈。多为痰饮内伏，复因感邪而诱发。

3．短气，少气，叹息

短气指呼吸短促而不接续，似喘而不抬肩，似呻吟而无明显痛苦。多因胸中内有留饮，影响气机升降，或因元气虚损，气息难续所致。

少气指呼吸微弱，言语无力，但呼吸状态尚属自然，惟说话时稍感气不够用。多因气虚不足所致。常见于中气不足，肺气虚弱之证。

叹息，又称太息，指呼气时有明显可闻的深长呼吸声。若频频叹息又称善太息。多为情志不舒，肝气郁结所致。

（三）咳嗽

咳嗽是肺失清肃，肺气上逆的表现。《医述·咳嗽》引机要谓："咳谓无痰而有声，肺气伤而不清也；嗽谓无声而有痰，脾湿动而生痰也；咳嗽是有声有痰，因伤肺气，复动脾湿也。"外感、内伤均可引致咳嗽，根据咳嗽的声音和痰之有无以及兼症，可以测知病证的寒、热、虚、实。

咳声重浊，**鼻塞流涕**，属实证，为外感咳嗽；咳声低微，息短气怯，属虚证，见于内伤咳嗽；咳有痰声，痰量较多，为痰湿犯肺；干咳声短，无痰或痰少，多属阴虚肺燥；咳声阵作，连声不断，因吸气而咳止，且伴喉间一声长鸣，名为顿咳；咳声嘶哑，呼吸困难，病人呈吸气性呼吸困难，多为喉风，本病患者吸气时，锁骨上窝及胸骨上窝凹陷，重者口唇发绀，甚至可发生窒息，临床应高度重视；咳声如犬吠，每见于白喉，多为痰浊邪毒梗阻气道所致。

（四）呕吐

呕吐是胃失和降，胃气上逆的表现。前人以有声有物为呕，有物无声为吐，有声无物为干呕。但临证往往难于截然分开，一般统称呕吐。根据呕吐声音的强弱和吐势的急缓可测知病证的虚、实、寒、热。

一般而言，呕声低弱，吐势徐缓，多见于虚寒证；呕声壮厉，吐势急猛，多见于实证、热证。临床当结合兼有病状进行分析辨证。

（五）呃逆与嗳气

呃逆与嗳气也是由于胃气上逆所致。

呃逆，古称"哕"，是胃气上逆通过咽喉所发出的一种冲激声，其声短频急难于自控，可呈连续或间歇性发作。一般而言，新病呃逆，呃声响亮，多属实证；久病呃逆，呃声低弱，断续无力，多属虚证。呃声沉缓，兼见面青肢冷等寒象者，为寒证呃逆；呃声高亢而短，伴有面赤身热等热象者，为热证呃逆。久病重病呃逆，呃声低弱，是胃气衰败垂危之征，预后不良。至于偶因进食仓促，或进食辛辣，或触冒风寒，暂时出现呃逆，一般不作病论。

嗳气，古称"噫"，是胃中充气，气体自胃中向上出于咽部所发出的声音，其声长而缓。嗳气发作于食后，嗳出酸腐食臭，嗳后脘部稍舒，为食滞胃脘所致；嗳气频频而声高，无食臭味，多属肝郁气滞，肝气犯胃所致；嗳声低弱，时作时止，多为脾胃虚弱所致。至于正常人食后偶有嗳气，俗称"打饱呃"，则并非病象。

概括而言，上述语声、呼吸、咳嗽、呕吐、嗳气等，凡声音重浊、响亮、气粗有力者，多属实证、热证，是病气有余；声音轻缓、低弱、气微无力者，多属虚证、寒证，是正气不足。

二、嗅气味

正常人气血流畅，脏腑功能正常，一般无异常气味的变化。病后，由于邪气侵扰，气血运行失常，脏腑功能失调，秽浊排除不利，腐气由生，故可出现体气、口气或分泌排泄物的气味异常。借助气味的异常变化，可以推断内在的病理变化，进而辨识病证的寒、热、虚、实。

（一）体气

患者身体的气味变化，以下几方面须注意诊察了解：

1．口鼻之气

正常人呼吸、言谈，一般口鼻无特殊异常气味发出。如口中有臭秽气味，多属胃中积热或消化不良，也可因龋齿或口腔不洁所致。口气酸腐食臭，可见于伤食或宿食内停。口鼻腥臭，可见于内痈或鼻渊。口中散发烂苹果味，可见于消渴病。口中有尿臊气味，可见于严重水肿患者。口鼻有酒臭气，见于嗜酒之人。

2．汗、身之气

患者身上发出的异常气味以汗之气味为常见。病人身有汗味，可知曾有汗出。汗有腥膻味，多是湿热久蕴肌肤，熏蒸于外之故，或汗后衣物不洁所致。身有血腥味，可见于大失血患者。此外，身有狐臭气味，多患有狐臭病。身有腐臭气，应考虑是否有溃腐疮疡。全身散发肉腐尸臭气味，多见于危重病，每属脏腑败坏之象。

（二）分泌排泄物气味

分泌排泄物的气味变化，一般患者可自行察觉，可通过问诊获知。

分泌排泄物，如痰、涕、便、尿、经、带等，常有共同特点。一般而言，凡气味酸腐臭秽者多属实证、热证。如大便酸腐臭秽者为肠中有热；小便臊臭混浊者为湿热下注；痰涕黄浊臭秽者为肺经热盛；带下黄稠臭秽者为湿热下注胞宫等等。凡气味偏淡或有腥臭者多属虚证、寒证。如大便稀溏腥臭者为脾肾阳虚或大肠虚寒；小便频多清长少味者为下焦虚寒；痰涕清稀少味者为肺气虚或脾虚湿盛；带下清稀腥秽者为寒湿下注等等。

第三节 问 诊

问诊，是医生通过询问病人或陪诊者，以了解疾病发生发展、诊治经过、现在症状以及其他与疾病有关的情况，进而诊察疾病的方法。

一、问诊的重要意义

问诊是中医临证诊察疾病辨识病证的重要手段和方法之一，在中医诊法中占有重要的地位。在临床过程中能够恰当运用问诊，对于明辨病证提高诊治效果具有极其重要的意义。

因为疾病是错综复杂的，疾病的许多情况，如患者既往的健康状况、生活习惯、居处条件以及疾病发生发展、诊治经过、自觉症状等等，医生并不能从望诊、闻诊或切诊中获得。这些疾病情况只有病人了解得最清楚，而这些情况正是医生分析病情、判断病位、明确病性、确定诊断以及为治疗用药提供可靠依据所必不可少的重要资料。特别是对于那些只有自觉症状而缺乏客观体征的某些疾病，问诊就显得更为重要。同时，问诊不仅是察病辨证收集资料的重要手段，而且通过询问交谈，还能了解患者的心理思想动态及其对疾病的影响，以便及时劝解诱导，消除其心理思想负担，树立对待疾病的正确态度，增强治愈病患的信心，从而达到提高疗效尽早治愈疾病的目的。

历代医家对于问诊都颇为重视。《素问·疏五过论》谓："凡欲诊病者，必问饮食居处。"《素问·徵四失论》又言："诊病不问其始，忧患饮食之失节，起居之过度，或伤于毒，不先言此，卒持寸口，何病能中。"明代医家张景岳《景岳全书·传忠录》更将问诊谓之"诊病之要领，临证之首务"。清代医家喻嘉言《医门法律·问病论》还指出："凡治病不问病人所便，不待其情，草草诊述，用药无据，多所伤残，医之过也。"由此可见，临证问诊是十分重要的。

二、问诊方法及注意事项

（一）问诊方法

医生问诊了解病情，并非漫无边际毫无目的地泛泛询问，而是根据辨病识证的实际需要，遵循一定的规律和方法，有目的地进行扼要询问。一般常采用下述方法进行问诊：

1．围绕主诉，有的放矢

医生接诊病人，在问清姓名、年龄等一般情况后，应直接地提出："您感到哪里不舒服?"或"您来看病主要想看什么毛病?"以便让患者依据自我感知，陈述出其最明显、最痛苦的临床主要症状或其就诊原因，从中有可能获取疾病的主症或以往诊治情况。在患者陈述主诉之后，医生可根据自己的临证经验，围绕主诉，明析主诉症的特征，推断其可能出现的其他伴随症，而后有的放矢地进行问诊。例如患者主诉"泻肚子两天"、"头昏全身发软"、"不想吃饭"，医生通过扼要分析，便可明确"泻肚子两天"可能是当前病患的关键或主症，于是便可问及"您这次泻肚子的可能原因是什么"，"泻肚子时，肚子疼不疼"，"大便怎样"……这样围绕主诉进行问诊，不仅有利于明确诊断，而且可避免问诊的盲目性。

2．四诊结合，辨问合参

中医临证强调四诊合参，四诊收集资料的目的又在于辨证识病。因此，问诊时就要在参照他诊所得的基础上，根据各种疾病的辨证类型，辨问结合边辨边问。例如一个以"发热"为主的病患，问诊时，则应首先依照望、闻、切诊所得，结合发热有外感、内伤、属实、属虚的不同，进行边辨边问。如患者表现喷嚏多涕，咳嗽咽红，舌苔薄黄，脉象浮数，医生根据旧有知识和经验，初步判断其证可能属外感发热。外感发热一般病程较短，病多属实，且多伴见恶寒、咽痛、微汗、微渴、口干之状，于是便可按照这种推理判断进行伴随症的询问，若患者表现有两颧浮赤，舌质瘦薄，红绛少津，脉沉细数，其证可能属于内伤阴虚发热。内伤阴虚发热一般病程较长，且多伴见午后热甚、五心烦热、失眠多梦、口干饮少等症，此时又可依照内伤阴虚的推理判断进行询问。由此可见，同是一个发热，由于望、闻、切诊所得见症不同，辨证有内伤、外感、属虚、属实之异。所以，问诊思路、欲问内容也随之而不同。

（二）问诊注意事项

问诊涉及医患双方，既要有医生的认真负责，又要有患者的信任配合。诚如《医门法律·问病论》所言："诚得以其欢心，则问诊不觉烦，病者不觉厌，庶可详求本末，而治无误也。"为取得患者信任，求得患者合作，医生在问诊过程中应注意下列几点：

1．专心谨慎，认真负责

医生要以积极热忱和认真负责的精神，专心致志和严谨慎重的态度进行详细问诊，以期获得系统全面的诊察资料。对于病情严重者，既要对患者保密，以免引起患者精神紧张加重思想负担，又要对患者亲属说明病情，以引起高度重视，更好地配合治疗。

2．待人以诚，谦恭和蔼

医生的言谈举止应谦恭和蔼，对病人的疾苦要寄与同情，特别对一些思想负担较重，对治疗失去信心的患者，更应给予劝导安慰，多方鼓励，以帮助病人建立起战胜疾病的信心。这样不但使患者对医生更加信赖，而且可使病人更加详尽地倾吐病情，甚至连某些个人隐秘难言之苦也愿意告诉医生。

3．语言通俗，忌用术语

询问用语应明白准确、通俗易懂，尽量避免使用医学术语。最好能"人国问俗"，结合当地的风俗习惯、方言用语进行问诊，以免病人对问话内容不能理解，或在语言上造成误会。

4．尊重陈述，避免套问

医生要耐心听取患者的陈述。对患者叙述不清或不全面之处，询问时可进行必要的提示或启发，但不可根据自己的主观臆断去暗示或套问，以免使问诊的资料与实际情况不符。

三、问诊的主要内容

问诊内容较为广泛，但主要的有一般情况、主诉、现病史、既往史、个人生括史、家族史等。

一般情况：包括姓名、性别、年龄、职业、婚姻、民族、籍贯、住址等。

主诉：是病人就诊时陈述的最主要的症状、体征及其持续的时间。如胃痛月余，发热、咳嗽三天。

现病史：指主诉所述疾病，从起病到就诊，其间疾病发生、发展、变化和诊治情况。

既往史：指病人以往的健康状况和曾患过的主要疾病。

个人生活史：指病人的生活经历、生活习惯、饮食嗜欲等。

家族史：指病人的父母、兄弟、姐妹及爱人、子女等的健康状况或曾患过何种疾病等。

在上述各项问诊内容中，其询问的关键重点在于现病史、主诉以及围绕现病史、主诉所出现的目前临床见症。特别是目前自觉症状，更是问诊的重点。前人对问诊极为重视，明代医家张景岳在总结前人问诊经验的基础上曾写有"十问歌"，经后人修改补充为"一问寒热二问汗，三问头身四问便，五问饮食六问胸，七聋八渴俱当辨，九问旧病十问因，再兼服药参机变，妇女尤必问经期，迟迅闭崩皆可见，再添片语告儿科，天花麻疹全占验"。十问内容言简意赅，可供初学者参考。在临证问诊时还应根据病情，灵活而有侧重地询问，不能千篇一律地机械套问。首先要有目的地详询主症的特征，例如症状出现的部位、性质、程度、发作时间等等；其次详询伴随主症而出现的兼见症。此外，还应了解全身其他情况，如精神状态、睡眠情况等等。

现将现在症的问诊内容重点介绍如下：

（一）问寒热

寒热，指患者怕冷、发热的感觉。这是临床中极为常见的症状。

怕冷，是患者感觉怕冷。一般称恶寒，或畏寒、畏冷。发热，是病人体温高于正常，或虽体温正常但病人自觉发热，也称恶热。或依据发热程度的轻重而有壮热、微热等不同称谓。寒热的产生，与感邪性质和机体阴阳盛衰密切相关。

问寒热，除问清怕冷或发热的症状有无以外，还应问清怕冷与发热的轻重、出现时间、持续长短以及伴见症。一般多见的恶寒、发热有下列几种情况：

1. 恶寒发热

恶寒发热，是病人怕冷与发热同时并见。多见于外感表证。表证的恶寒，其特点是虽复被加衣、近火取暖但冷势不除。古人谓"有一分恶寒便有一分表证"。

恶寒发热产生的原因，为外邪客于肌表，表阳被束，肌表失于温煦，故见恶寒；正气奋起抗邪，邪正交争于肌表，故发热。

根据恶寒发热的轻重不同及所见兼症之异，又可分为下列几种类型：

（1）恶寒重而发热轻：为表寒证，是外感寒邪所致。寒为阴邪，束表抑阳，故恶寒重。

（2）发热重而恶寒轻：为表热证，是外感热邪所致。热为阳邪，阳盛故发热重。

（3）发热而恶风：为太阳中风证，是外感风邪所致。风性开泄，致腠理玄府开泄，故常兼自汗之状。所谓恶风，是怕风之意，遇风便感皮毛耸起，但加衣或避风便无所恶之感。

表证的寒热轻重，除与感邪性质有关外，尚与感邪轻重或正气强弱有关。一般感邪轻者，寒热俱轻；感邪重而正又盛者，则寒热俱重；邪轻正衰者，寒热俱轻；邪重正衰者，多恶寒重发热轻。

2. 寒热往来

寒热往来，是恶寒与发热交替出现，是邪正分争，互为进退的表现。可见于少阳证或疟疾。恶寒发热交替出现，发无定时，兼见口苦咽干，胸胁苦满等，为邪居半表半里的少阳证。由于邪正交争于半表半里，邪盛则寒，正胜则热。

寒战与高热交替出现，发有定时，或日发一次，或二三日发作一次，兼见头痛剧烈，口渴，多汗，属疟疾病。由于疟邪伏于半表半里膜原部位，疟邪内入与阴争则恶寒，外出与阳争则壮热。

3. 但寒不热

但寒不热，即病人但感畏寒怕冷而不发热，多见于里寒证。多因素体阳虚，不能温煦机体，或寒邪直伤脏腑，损伤阳气所致。

因久病阳虚而致的但寒不热，多称畏寒。其特点是病人自觉怕冷，但复被加衣或近火取暖，其冷势可得缓解。此为虚寒证，常伴有形寒肢冷，脉沉弱无力等。

新病阴寒内伤脏腑的但寒不热，多伴有局部冷痛，疼痛剧烈，得温痛减，脉沉迟有力等。

4. 但热不寒

但热不寒，即病人但感发热而无怕冷感觉，多见于里热证。根据发热的轻重、时间久暂及发热特征，临床又分下列几种热型：

（1）壮热：患者身发高热，持续不退，体温可在39℃以上，多属里热实证。可伴见面赤，口渴，汗出，脉数有力等。多是表邪入里化热或风热内传，正盛邪实，邪正交争极为剧烈的表现。

（2）潮热：定时发热或定时热甚，兼有汗出，有如潮汐，定时来去，有一定的规律。临床常见的有以下几型：

①阳明潮热：日晡（申时，即下午3～5时）热甚，故又称日晡潮热。其热势较高，兼见腹胀、便秘等，属阳明腑实证。由于邪热内结于阳明之腑胃、肠，日晡之时阳明经气旺

盛，再加之实热搏结，故有日晡热甚之状。

②湿温潮热：午后热甚，身热不扬（肌肤初扪之不甚热，但扪之稍久即感灼手），兼见头身困重，胸脘满闷，舌苔黄腻等，属湿温病。因湿性粘腻，湿热蕴结，湿遏热伏，故身热不高，阴邪旺于阴分，而午后热甚。

③阴虚潮热：午后或入夜热甚，五心烦热，有热自骨内外蒸之感，故又称骨蒸潮热。兼见颧赤、盗汗等，属阴虚证。午后阳气渐衰，阴气当事，而阴阳交争，肌表不固，故病情加重而发热汗出。

此外，温病后期，或瘀血之证，也可见潮热。若身热而夜甚，兼见神昏谵语，舌质红绛，多为温病热入营血。若朝凉暮热，兼心烦少寐，脉细数，多为温病后期，热伏阴分，真阴被灼。若午后或夜间热甚，兼见咽干口燥，漱水而不欲咽，肌肤甲错，舌有瘀斑，则属血瘀发热。

（3）微热：这是相对壮热而言，指病有轻微发热，热势较低，故也称低热（体温多在38℃以下）。其特点多为长期不退。低热多见于内伤病、温病后期及小儿夏季热。

内伤低热，主要有阴虚发热（见潮热）、气虚发热。气虚发热，除长期发热外，常有烦劳则热的特点，且多兼见少气懒言、自汗、神疲体倦等气虚之状。此多因脾虚，清阳升发敷布无力，故郁而发热。

温病后期见低热，每兼见手足心热甚于手背，或见神倦，咽干，脉虚数等。多属真阴耗损，邪少虚多，或温病稍瘥，体虚未复所致。

小儿夏季热，又称疰夏。即小儿在炎热的夏季出现的长期低热不已，兼见烦躁、口渴、多尿等。待至秋凉其热自退。多因小儿体阴不足，不能适应夏令炎热气候所致。

（二）问汗

汗液是体内阳气蒸化阴液自肌腠达于体表而形成。汗虽为阴液，实为阳气所化。《素问·阴阳别论》谓："阳加于阴谓之汗。"在正常情况下，汗出可调和营卫，调节体温，润泽皮肤。

无论外感或内伤，皆可致汗出异常。询问汗出异常，要注意汗之有无、汗出时间、汗出部位及其兼症等。

1．有汗无汗

对于外感病证，询问汗之有无，可辨别感邪性质和营卫失调情况。

表证无汗，兼见恶寒重发热轻，脉浮紧，为表寒证。是因外感寒邪所致。因寒为阴邪，其性收引，使玄府闭塞而无汗。

表证有汗，若兼见恶风，脉浮缓，为太阳中风证。多因感受风邪所致。因风为阳邪，其性开泄，使腠理疏松，玄府开张，津液外泄而汗出。若兼见发热重恶寒轻，口干咽痛，脉浮数，为表热证。多因感受风热之邪所致。热为阳邪，其性升散，使腠理开泄，津液外泄而有汗。

2．特殊汗出

这里所谓特殊汗出，是指汗出具有某些特殊表现，如汗出有时间性等等。

（1）自汗：经常汗出，活动益甚，称自汗。多属气虚、阳虚。由于气虚或阳虚，不能固密肌表，玄府不密，津液外泄而汗出。活动时机体阳气敷张，津随之而泄出，故活动时汗出更甚。

（2）盗汗：睡则汗出，醒则汗止，称为盗汗。多见于阴虚内热证。由于阴虚而生内热，入睡时卫阳入里，肌表不固，虚热蒸津外泄，故寐则汗出。醒后卫气复出，肌表固密，故寤则汗止。

（3）绝汗：在病情危重情况下，大汗不止，往往见于亡阴证或亡阳证。由于出现于病势危重阴阳离决之际，故称绝汗，或脱汗。若高热烦渴，脉细疾数，汗出如油，汗热而粘，多属亡阴证；若身凉肢厥，脉微欲绝，大汗淋漓，汗稀而凉，多属亡阳证。

（4）战汗：在外感过程中，恶寒战栗，表情痛苦，几经挣扎，而后汗出的一种现象，称战汗。是正邪相争，疾病发展与否的转折点。战汗由于邪盛正衰，邪伏不去，如经战汗，汗出热退，脉静身凉，是邪去正复之佳象；若汗出仍烦躁不安，脉来疾急，热势不退，为邪盛正衰之危象。

3．局部汗出

身体的某些局部汗出（或独不出汗）异常。常见的有以下几种：

（1）头汗：仅头部汗出或头颈部汗出较多，称头汗或"但头汗出"。一般多因上焦有热，或中焦湿热上蒸，或虚阳浮越所致。

头面多汗，兼见心烦，口渴，苔薄黄者，多为上焦邪热循经上蒸头面；若兼见头身困重，脘腹满闷，身热不扬，苔黄腻者，每属中焦湿热循经上熏头面。

危重病人见头部汗出如油，兼见四肢厥冷，气喘脉微者，是精气衰竭，阴阳离决，虚阳上越所致。

（2）半身出汗：患者仅半侧身有汗出，或为左侧，或为右侧，或见于上半身，或见于下半身。此多属痰湿阻滞经络，气血运行不周。可见于中风先兆、偏瘫或痿证。

（3）手足心汗：手足心汗出较多，多与阴虚内热或中焦湿热有关。由于脾主四肢，手足心又为阴经所布，故阴虚内热或脾胃湿热则可循经熏蒸于手足心而见多汗。

（三）问头身

头身，指头部及身躯，这里主要指询问头部、腰背部及四肢等情况。

1．问头部

头为诸阳之会，精明之府，无论外感或内伤之病，皆可引起头部发生某些病理变化。尤其是头痛、头晕更为临床所多见。所以，询问头痛、头晕情况对诊察病证的寒、热、虚、实有重要意义。

（1）头痛：根据头痛的部位或疼痛性质，可以作为辨别病证的依据。

手足诸经脉多上行头面部，所以，从头痛部位的不同可辨别病在何经。如前头部连眉棱骨痛，属阳明经头痛；侧头痛连两太阳穴痛，属少阳经头痛；后头部连项痛，属太阳经头痛；巅顶痛，属厥阴经头痛；头痛连齿者，属少阴经头痛等等。

无论外感或内伤疾患，皆可引致头痛。一般而言，凡发病急，病程短，疼痛剧烈，痛无休止者，多属外感头痛，属实证。如头痛伴有恶寒发热，身痛无汗者，当为外感风寒头痛；头痛如裹，头部困重，兼见身倦酸痛，舌苔薄腻，为外感风湿头痛；头痛伴有咽痛，口干，舌苔薄黄，脉浮数者，为外感风热头痛等等。若发病缓，病程长，头痛势缓，时痛时止者，多属内伤头痛，为虚证。如头痛绵绵，遇劳则甚，多属气虚头痛；头痛眩晕，兼面色苍淡，舌淡脉细者，多属血虚头痛；头脑空痛，兼腰膝酸软者，属肾虚头痛。

（2）头晕：头晕即病人自感头目晕眩，轻则闭目自止，重者视物旋转，难于站立。常伴见恶心欲吐，甚则晕倒。根据头晕伴见症的不同，可鉴别头晕性质所属。

头晕胀痛，兼见面赤耳鸣，口苦咽干，多属肝阳亢逆，阳亢生风之头晕；头晕昏重，兼见胸脘痞闷，呕恶痰涎者，为痰湿内困，清阳不升之头晕；头晕目眩，过劳益甚，突然起立头晕更加明显，兼见面苍舌淡，心悸寐差者，多为气血两虚，脑府失养之头晕；头晕耳鸣，兼见腰膝酸软者，为肾精不足，脑失其养之头晕。

2．问身躯

身躯为十二经脉循行之处，举凡风、寒、湿等诸邪侵袭经脉，使气血运行阻滞不畅，或内在脏腑机能失调，使肌肉、腰府、四肢失养，均可出现周身、腰肢等部位的困重不舒，或疼痛不适等。

（1）身痛：患者身痛，新病多见于外感风寒或外感风湿为患，多因风寒、风湿之邪凝滞经脉，经气不畅，不通则痛而致；若久病卧床，而周身疼痛，多因营气不足，气血失和，筋脉失养所致；若因感受暑湿疫毒，面赤发斑，身痛如被杖打，每属湿热疫毒阻滞气血运行所致。

（2）身重：病人头身困重，兼见脘闷纳呆，便溏苔腻者，多因感受湿邪或脾虚湿困，湿邪阻滞，经脉不畅所致；若身困嗜卧，倦怠乏力，少气懒言，每因脾气虚弱，清阳不升，机体失养之故。

（3）腰痛：腰部绵绵作痛，酸软乏力者，为肾虚腰痛，多由肾精亏损所致；腰部沉重冷痛，阴雨加甚者，为寒湿腰痛，乃因寒湿侵袭腰部，阻滞经脉所致；腰部胀热灼痛，兼见尿黄臊臭，舌红脉数者，为湿热腰痛，多因湿热下注所致；腰部刺痛，难于转侧者，属瘀血腰痛，每因跌仆闪挫，瘀血停滞局部，经脉阻滞不畅所致。

（4）四肢痛：四肢关节作痛，多因风、寒、湿邪侵袭经脉所致。多见于痹证。其中有行痹、痛痹、着痹、热痹之分。若关节游走窜痛，部位不定，多为风邪胜，此为行痹；关节疼痛剧烈，得温痛缓，多为寒邪盛，此为痛痹；关节红肿灼热作痛，或兼见小腿部有结节红斑者，每因寒湿之邪郁而化热所致，此为热痹。

（四）问胸胁脘腹

胸胁脘腹部，内为五脏六腑之所居，问其所苦，对辨别病位、分辨虚实、推断病情具有极其重要的意义。

1．胸部

胸属上焦，为心肺所居，心包、膻中之所在，又为宗气所聚之处。胸部的异常变化，多反映心肺病变或宗气强弱。

胸痛憋闷，痛引肩背者，为胸痹，多因胸阳不振，宗气虚弱，痰浊或瘀血内阻，心脉不畅所致；胸痛彻背，痛势剧烈，面唇青紫，手足青至节者，为真心痛，乃由心脉急骤闭阻不通所致；胸痛，面赤壮热，喘促鼻煽者，属肺热壅盛之肺实热证，多因外感风热犯肺，肺失清肃所致；胸痛，潮热盗汗，咳痰带血者，属肺阴虚证，多因虚热内伤肺络之故；胸闷咳喘，痰白量多，属痰湿犯肺，每因脾虚湿聚，痰浊犯肺，肺失宣降所致；胸痛，咳吐脓血痰，腥臭秽浊，属肺痈，多因邪热蕴肺，腐肉成脓所致；胸部胀满，胁肋窜痛，常喜太息者，为肝郁气滞，肝失疏泄所致；胸部刺痛，固定不移者，为瘀血证，每因跌仆损伤，瘀血阻滞脉络之故。胸部满闷不舒，但无痛状，此为痞病。其有寒、热、痰、虚之分。若胸冷，咳吐涎沫，脉沉迟者，为寒痞；兼有烦渴脉数者，为热痞；兼少气呼吸不畅，脉弱，喜太息者，为虚痞；兼有咳吐痰多而脉滑者，为痰痞。

2. 胁部

胁部为肝胆所居，又是肝胆经脉循行分布之处，故胁部的症状表现，常是肝胆及其经脉的病变反映。

胁肋胀痛，太息易怒者，多属肝郁气滞，肝气不舒；胁肋灼痛，面红目赤，多属肝郁化火，肝火上炎；胁肋胀痛，身面发黄，多属肝胆湿热蕴结所致的黄疸病；胁部刺痛，固定不移，每因跌仆损伤，瘀血阻滞于肝经所致；胁痛，肋间饱满，咳唾引痛，为悬饮病，是饮邪停留胸胁所致；胸胁苦满，寒热往来，为少阳病。

3. 胃脘部

胃脘部属中焦，是脾胃之所居，又是气机升降之枢纽。凡寒、热、食积或气滞等，均可损伤脾胃，使脾胃升降失常，从而出现胃脘部的异常表现。故询问胃脘部的情况，可借以诊察脾胃病的寒、热、虚、实。

胃脘冷痛，痛势剧烈，得热痛减，多属寒邪直伤脾胃，使胃脘收缩拘急所致；胃脘灼热疼痛，消谷善饥，口臭便秘，为胃火炽盛，火热伤津，或胃腑机能亢进所致；胃脘胀痛，嗳气吐酸，郁怒不快，多属肝郁气滞，肝气犯胃所致；胃脘刺痛，痛有定处，是血瘀胃腑，胃经脉络阻滞之故；胃脘隐痛，喜温喜按，多属脾虚胃弱，脾胃虚寒，温运无力，虚寒内生之故；胃脘嘈杂，灼热似饥，饥不欲食者，属胃阴虚，是虚热内生，虚火灼胃之故。

4. 腹部

腹部范围较大，其部位划分是，脐周围称脐腹，脐以上称大腹，亦称上腹，总属脾胃；脐以下为小腹，是大肠、小肠、膀胱、胞宫所居之处；小腹两侧为少腹，是肝经所过之处。腹部不同部位的症状表现，反映不同脏腑的病理变化。

大腹隐痛，喜温喜按，便泻稀溏，属脾胃虚寒，运化无权；小腹胀痛，小便不利，甚则癃闭，多为膀胱气化不利之故；小腹刺痛，小便自利，为蓄血证，多是瘀血停蓄下焦所致；少腹冷痛，痛引阴部，多因寒邪凝滞肝脉，肝脉拘急所致；绕脐作痛，或痛有团块，按之可移者，为虫积；右下腹痛，疼痛拒按者，为肠痈。

脘腹部疼痛之状较为多见，一般要注意其寒、热、虚、实的鉴别。凡脘腹疼痛，急剧暴烈，胀痛拒按，得食痛甚者，多属实证；疼痛徐缓，隐痛喜按，得食痛减者，多属虚证；凡脘腹疼痛，喜温喜暖，得热痛减者，多属寒证；喜凉喜冷，得寒痛减者，多属热证。

（五）问耳目

耳目虽为闻声视物的感觉器官，但又是内脏的官窍，所以，询问耳目的情况，不仅可以诊察耳目的局部病变，而且可以了解内在脏腑的病理变化。

1. 耳

耳为肾窍，又为宗脉之所聚。所以，耳的病证常反映肾气的强弱、肾精的盈亏。其他脏腑的病变也可通过经脉反映于耳。耳部的常见病证有耳鸣、耳聋和重听。

（1）耳鸣：耳中鸣响，或如蝉鸣或似潮水之声，妨碍听觉，称为耳鸣。

暴鸣声大，以手按之鸣响益甚者，多属实证。多由肝、胆、三焦之火循经上扰所致。也可因脾经湿盛，清阳不升，清窍失养所致。

久鸣声小，以手按之鸣响减轻者，多属虚证。每因肾虚精亏，髓海不充，耳失其养所致。

（2）耳聋：听觉失聪，听力减退，甚则听觉丧失，称为耳聋。

暴聋，兼见头晕目眩，往来寒热，口苦咽干，多属邪犯少阳，经气闭塞所致；兼见发热，头痛，咽痛，鼻塞，多为风热上犯，上扰清窍所致。凡暴聋多为实证。

久聋，兼见头晕目眩，腰膝酸软，失眠遗精，多属肾虚精亏，清窍失荣；若属年老体衰，耳聋渐至，多为肾气衰弱，肾精渐竭之象。凡久聋多属虚证。

（3）重听：听声不清，或声音重复，称重听。重听，也多因邪气侵袭经络所致，或为肾经虚火上扰清窍，或为下元亏损，清窍失养所致。

2. 目

目为肝窍，为心之使，又是五脏六腑精气之所注。因此，眼部的异常变化，又是内在脏腑病变的外在反映。由于眼科有专科介绍，这里只是将目眩、目痛、目昏、雀目及其临床意义作一介绍。

（1）目弦：即视物昏花旋转动荡，如在舟车之上的症状表现。目眩兼见头昏头胀，面烘耳鸣，腰膝酸软者，多为肝肾阴虚，肝阳上亢；兼见头晕胸闷，呕恶苔腻，为痰湿内蕴，痰浊上逆所致。

（2）目痛：单眼或双眼疼痛，以实热证多见。目痛剧烈，兼见恶心呕吐，瞳仁散大，混浊不清，色青或黄或绿者，为青风内障，多属肝胆风火上攻所致；目赤肿痛，羞明畏光，多泪多眵者，为暴发火眼，或天行赤眼，每为风热外感所致。

（3）目昏：即两目昏花，视物不清。多属肝血不足，或肾精亏耗，目失精血滋养所致。每见于久病虚证及年老体衰者。

（4）雀目：即每到黄昏则感视力减退，如雀之盲。因肝血不足，肝肾精亏所致。

（六）问饮食与口味

询问患者口渴、饮水、食欲、食量以及口味等情况，对了解诊察病性寒热、津液盈亏、胃气强弱等均有重要意义。

1. 口渴与饮水

口渴是患者的自觉症状，口渴与否，饮水量的多少，与人体津液盈亏、阴阳盛衰密切相关。故询问口渴、饮水情况，可了解人体津液盛衰及病性寒热。临床询问渴饮，要注意口渴的特点、饮水量的多少以及凉热喜恶等。

（1）口不渴：一般在温热病过程中，若口不渴，多表示津液未伤，内伤杂病无内热，故口亦不渴。

（2）口渴：口渴多表示津液已伤或津不上承，多见于热证、燥证。如果见于并非热证或燥证则为津液输布障碍，津不上承所致。故应从口渴特点及所见兼症加以判断。

①口渴多饮：病人口渴明显，饮水量多，表示津液大伤。如口渴喜冷饮，兼见壮热面赤、躁烦多汗，属实热证；大渴引饮，兼见小便量多，能食瘦削，为消渴病；汗、吐、泻后，口渴多饮，每为津液大伤。

②口渴饮少：病人虽口干口渴但饮而不多。一般多见于阴虚、湿热、痰饮、瘀血等证。若口干不欲饮，兼见潮热盗汗，舌红少津者，为阴虚证；口渴饮而不多，兼见身困体倦，脘闷苔腻，身热不扬者，为湿热证；渴喜热饮，饮而不多，或饮入欲吐，兼见头昏目眩，苔腻脉滑者，属痰饮病；口干，但欲漱水而不欲咽，兼见舌质瘀斑，脉涩者，属内有瘀血。

2．食欲与食量

食欲是对饮食的要求和得食欲食的欣快感。食量是指进食量的多少。食欲的好坏和食量的多少，与脾胃功能密切相关。询问病人食欲和食量，既可诊察脾胃功能的强弱，又可推断疾病的轻重及预后。

（1）食欲减退：指病人食欲较差，或不思进食，又称纳呆或纳少。

食少纳呆，兼见体倦乏力，腹胀便溏，舌淡脉弱，多属脾胃虚弱，腐熟运化功能低下所致。常见于久病虚证或素体气虚者。脘闷纳呆，兼见身体困重，泛恶苔腻，多属湿邪困脾。

（2）厌食：见食即厌，或恶闻食味，又称恶食。

恶闻食味，兼见嗳腐食臭，脘腹胀满，舌苔厚腐者，为食滞胃脘或伤食；厌食油腻，兼见胁肋胀满，身面发黄，属肝胆湿热证。妇女怀孕，亦可见厌食反应，多因妊娠后冲脉上逆，胃失和降所致。

（3）饥不欲食：病人有饥饿感，未食欲食，见而又厌或进食不多，兼见胃脘嘈杂，胃脘灼热，舌红少津等，此属胃阴不足之证。

（4）多食易饥：病人食欲过于旺盛，食后旋即又感饥饿，进食量多，又称消谷善饥，为中消病。

多食易饥，兼见大便溏泄，为胃强脾弱；兼见口臭便秘，心烦口渴者，为胃火亢盛；兼见口渴多饮，形体消瘦者，为消渴病。

（5）饮食偏嗜：嗜食某些食物或异物。五味偏嗜多与相应脏腑有关。如偏嗜酸物，多属肝病；偏嗜苦物，多属心病；偏嗜辛味之物，多属肺病；偏嗜咸味之物，多属肾病等。

小儿偏嗜生米、泥土，兼有脐周作痛，按之有条索状包块，推之可移，多为虫积；喜食盐、茶或泥土，兼见面色萎黄，腹痛泄利，形体消瘦等，为疳积。

已婚妇女，喜食嗜食酸味之物等，兼见停经、呕恶、脉滑者，此属生理性妊娠反应，一般不作病论。

询问病人在疾病过程中食欲、食量变化，可了解疾病的转归或预后。一般而言，食欲好转，食量增加，表示胃气渐复，病情好转；食欲减退，食量减少，表示胃气渐衰，病势加重，预后较差。若久病重病，本不能食，而突然暴食，称除中，这是胃气将绝的征兆。

3．口味异常

口味异常是指口中出现异常味觉。脾开窍于口，其他脏腑之气亦可循经上至于口。脾胃或其他脏腑发生病变皆可导致口味异常。一般依据五味与五脏关系可作为诊察病证的根据。

(1) 口淡乏味：兼见食少纳呆，神疲乏力，多属脾胃气虚，因脾胃失运而致。

(2) 口甜口腻：兼见脘满纳呆，口中粘腻不爽，多属脾胃湿蕴，因湿热蕴结，浊气上泛所致。

(3) 口中泛酸：口中自觉味酸，或兼见胁肋胀满，脘腹不舒，多属肝胃郁热，或肝气犯胃所致。

(4) 口中酸腐食味：兼见厌食腹胀，苔腐等，多属食积或伤食等，是胃中浊腐上泛所致。

(5) 口苦：指口中有苦味。口苦多为心火盛。凡因火热上炎皆可口苦。肝郁胆热，胆气上逆也可见口苦。

(6) 口咸：口中味咸，伴见畏寒肢冷，腰膝酸软等，属肾阳虚弱，由于阳虚寒水上泛所致。

(7) 口腥：口中腥味，兼见胸痛，咳吐脓血等，多属肺热壅盛，灼伤肺络所致。一般内有出血之证，也可口中有腥味。

（七）问睡眠

人体有规律地醒睡交替与人体卫气循行、阴阳盛衰密切相关。《灵枢·口问》谓："阳气尽，阴气盛，则目瞑；阴气尽而阳气盛，则寤矣。"在正常情况下，白天卫气行于阳经，阳气盛则醒寤兴作；夜间卫气行于阴经，阴气盛则睡寐休息。所以，睡眠的异常变化，常是人体阴阳盛衰的反映。睡眠异常主要有失眠或嗜睡。

1. 失眠

又称不寐。临床上以不易入睡，睡后多梦易醒，或彻夜不眠为特征。其是阳盛阴虚，阳不入阴，神不守舍的病理表现。临床多根据失眠的特点和兼症鉴别其临床意义。

不易入睡，兼见心烦不宁，潮热盗汗，多为心肾不交，水亏火旺，扰乱神明所致；睡后易醒，兼见心悸神疲，纳少舌淡等，为心脾两虚，多因气虚血虚，心神失养所致；时时惊醒，兼见胆怯心烦，胸闷眩晕等，为胆郁痰扰，每因痰热内扰神明所致；夜卧不宁，兼见脘闷嗳气，腹胀不舒，舌苔厚腻等，为食滞痰浊内停，每因食滞痰浊影响胃之和降，浊气内扰心神所致。

2. 嗜睡

又称多眠。临床以神疲体倦，睡意很浓，经常不自主地入睡为特征。多与阳虚阴盛或湿困脾阳有关。询问嗜睡，要注意对其兼症的了解。

经常困倦欲睡，兼见头目昏沉，身重脘闷，苔腻脉濡等，为痰湿困脾，此因脾虚清阳不升，清窍失养之故；饭后神疲嗜睡，兼见食少纳呆，少气乏力等，多属脾虚气弱，清窍失荣所致；病人极度衰惫，意识朦胧，肢冷脉微，而见昏睡嗜睡，属心肾衰竭，神明失舍；昏睡谵语，身热夜甚，或见斑疹，舌绛脉数等，属温病热入心包，蒙蔽心神所致。

（八）问二便

大便的排泄虽由大肠所主，但与脾胃的腐熟运化、肝胆的疏泄调畅、肾命的温煦气化密切相关；小便的排泄虽由膀胱所司，但与肾的气化、脾肺的转输肃降、三焦的通调畅利也不无联系。所以，询问二便的情况，不仅可了解消化吸收、水液代谢的正常与否，而且还可作为推断病证寒、热、虚、实的重要依据。

询问二便，应着重了解排便的次数、时间以及便尿的量、色、质、气和排便感、兼见症的情况。

1. 大便

健康人每日或隔日排便一次，便出通畅，成形不燥，内无脓血、粘液及未消化食物等。凡见便次、便质或排便感异于常人者，皆为大便异常。

（1）便次异常：即便次增多或减少的异常变化。

①便秘：即大便燥结或便质正常，排便困难，便次减少，甚至数日不行。

大便秘结，多与肠道津亏或传导迟滞有关。若便秘，兼见面赤高热，腹胀拒按，舌红苔燥等，为实热证，多因热盛伤津，热燥太过，燥屎内结所致；若见面色苍白，腹冷喜暖，舌淡脉迟等，为寒证冷秘，多因阴寒内结，肠道滞塞所致；若见口干咽燥，舌红少津，脉象细数，为阴虚便秘，多因津液亏虚，肠道失润所致；若见面苍唇淡，心慌心悸，舌淡脉细，为血虚便秘，由阴血不足，肠道失濡所致；若便秘见于年老体衰者，多属气阴两虚，肠道传导无力所致。

②便泻：即大便质稀，便次增多，甚至便呈水样。

大便泄泻，多因脾失健运，致使水湿、浊物直趋大肠，而使大肠传导亢进。若泄泻，兼见纳少神疲，大腹隐痛，泻物稀溏等，属脾虚泄泻；兼见腰膝酸软，形寒畏冷，黎明则腹痛欲泻，泻后则安，属脾肾阳虚、命门火衰之肾泻；若见脘腹胀满，嗳腐食臭，厌食恶食，属伤食泄泻；若见情志抑郁，胁肋胀痛，嗳气吐酸，属肝郁脾虚，肝木乘脾之泄泻。

（2）便质异常：即大便质地性状发生异常，或干或稀，或夹有他物。便秘、便泻也属便质异常。这里主要讨论夹有他物或干稀失调的便质异常。

若泻物呈完谷不化，可由脾虚和肾虚所导致。完谷不化，兼见食欲不振，腹部隐痛，喜温喜按，多属脾虚泄泻；兼见形寒畏冷，五更欲泻，多属肾虚泄泻。

大便干稀不调，多见于肝郁脾虚，肝脾不和之证；若大便初硬后溏，又每见于中气不足之证。

此外，大便混有脓血、粘液，多属痢疾；便泻黄糜臭秽，多为湿热泄泻；若便色黑如柏油，多夹瘀血，常见于胃肠出血证。

（3）便感异常：排便时肛门或腹部有异常感觉。

排便时肛门有灼热感，多属大肠湿热，每因热邪灼迫肛门所致；排便不畅快，伴见腹痛，矢气，多属肝郁乘脾，肠道气机不利所致；腹痛窘迫，时时欲泻，肛门坠胀，排便不爽，称里急后重，多见于痢疾，因湿热内阻，肠道气滞所致；肛门有下坠感，甚至脱肛，属中气下陷；久泻不愈，滑泄不能控制，属脾肾阳虚，肛门失约所致。

2. 小便

健康人小便，一般日间 3～5 次，夜间 0～1 次；尿色清白或微黄；排尿通畅，无不适感。一昼夜尿液总量约 1000～1800 毫升。如尿次、尿量或排尿感异于常人，均属小便异常。不过，尿量、尿次等因气候、汗出、饮水及年龄等也可稍有变化，不作病论。

（1）尿量异常：排尿量过多或过少均非正常。

尿量增多，兼见畏寒肢冷，神疲乏力，属虚寒证，多因肾阳不足，膀胱虚寒所致；兼见口渴多饮，形体消瘦，每属消渴病。

尿量减少，兼见小便短赤，尿道灼热疼痛，多属实热证，每因热伤津液，或汗、吐、下后津液耗损所致；若见身面浮肿，多属水肿病，多因肺脾肾功能异常，气化不利，水湿内停所致。

（2）尿次异常：排尿次数增多或减少，均为尿次异常。

小便频数而量少，急迫短赤，为淋证，多属下焦湿热，膀胱气化不利所致；小溲清频而长，甚或失禁，为膀胱虚寒，多属肾气不固，膀胱失约所致；夜尿增多，小溲清长，见于老年人或肾病后期，多属阴阳两虚，开合失度，膀胱失约所致。

小便不畅，点滴而出，为癃；小便不通，点滴不出，为闭。一般统称癃闭。多因湿热蕴结，或瘀血、砂石阻闭，此为实证。因久病肾虚，或年老体衰而见癃闭，多属肾阳衰弱，气化无权所致，属虚证。

（3）尿感异常：指排尿时，尿道有不适的感觉。

尿道涩痛，伴有尿急、灼热感者，为淋证，多属湿热蕴结下焦，膀胱不利所致；小便滴沥不尽，伴有神疲体倦，纳呆食少，属中气不足；小便自遗不能控制，见于清醒时，小便自遗，称尿失禁，多属肾气虚衰，下焦失固，见于睡中不自主地排尿，称遗尿，属肾气不足，膀胱虚寒。

（九）问妇女

妇女在生理上有月经、带下、妊娠、产育等特点，故在问妇女时，除了解一般情况外，尤当注意询问经、带、胎、产的情况，以作为全面诊察妇女病的参考。

1．月经

月经是发育成熟妇女所特有的一种生理现象。因其按月有规律地来潮，故称月经，又称月信或信水。

正常月经，一般初潮年龄为 13～15 岁。月经周期平均 28 天左右。每次月经持续 3～5 天。经量约 20～100 毫升。经色暗红无块。在妊娠期或哺乳期，月经一般不来潮。绝经期年龄约在 49 岁左右。

问月经情况应注意询问月经周期、行经天数、经量、经色、经质及兼症，必要时还应问明末次月经的时间，或初潮及绝经的年龄。

（1）月经不调：月经周期及月经量、色、质发生异常改变者，称月经不调。

①月经先期：月经周期提前缩短八九天以上者，称月经先期。先期而经色鲜红、质稠、量多者，属血热，多为邪热迫血妄行所致；先期而经色浅淡、质稀、量多者，属气虚不能固摄所致。

②月经后期：月经周期后错延长八九天以上者，称月经后期。后期而经色淡红、质稀、量少者，属血虚，多因血少经血不能满溢之故；后期经色紫暗、有块、量少者，属寒凝血瘀，多因寒邪凝滞，经血滞涩，不能按时而至之故。

③经期错乱：月经周期错乱，前后长短不定，相差八九天以上者，称经期错乱，又称月经愆期，或称先后不定期。愆期而经色紫红、有块、量少，兼见乳房胀痛者，属肝郁气滞，

气机逆乱所致；愆期而经色淡红、质稀、量或多或少者，属脾肾虚损，冲任失调，脾虚气不摄血，则先期量多，肾虚精血不足，则后期量少。

（2）行经腹痛：行经前后或行经期间，腰腹作痛，伴随月经呈周期性发作者，称行经腹痛，又称痛经。凡行经前小腹胀痛，行经痛减者，多属实证，每因气滞血瘀所致；经后小腹隐痛，兼见腰部酸痛乏力者，属虚证，多因气血不足，胞络失养所致；行经腰腹冷痛，得温痛减者，属寒证，多由寒邪凝滞，胞络拘急所致。

（3）闭经：发育成熟后的女子，月经应来不来，或曾来而又中断，闭止在三个月以上者，称闭经。

询问闭经情况，须排除妊娠、哺乳、绝经而致的月经闭止。举凡肝郁气滞、气血虚弱等，皆可导致闭经。临床应四诊合参进行辨别。

（4）崩漏：月经大下不止谓之崩；长期出血，淋沥不断谓之漏。漏为崩之渐，崩为漏之极，故历代医家多崩漏并称。多见于现代医学所言的功能性子宫出血。

凡崩漏经色深红而有血块，多属热证；经色淡红而质稀无血块者，多为虚证。崩漏多由于冲任损伤，冲任不固，或中气下陷，脾不统血所致。

2．带下

在正常情况下，妇女阴道可有少量白带分泌，清稀色淡而无味。若带下量多，淋沥不断，或色质气味异常，即为带下病。

询问带下，应注意带下的量、色、质、味等的异常变化。若带下量多色白，质清稀如涕，多属脾虚湿注，为寒湿带下，称白带；带下量多色黄，粘稠臭秽，或伴有外阴瘙痒疼痛等，多属湿热下注，为湿热带下，称黄带；带下色赤或赤白相间，微有臭味，多属肝经郁热所致，称赤带或赤白带。如绝经后，仍见赤带淋沥者，不可忽视，应及早请专科医生进一步检查诊治。

3．妊娠

已婚生育期妇女平素月经正常，突然停经而又无病理表现，脉象滑数冲和者，应考虑妊娠可能。对妊娠期妇女，应询问全身有无不适或怀胎情况。临床常见的有妊娠恶阻和胎动不安。

妊娠妇女出现厌食、恶心呕吐，甚则反复呕吐不能进食，称妊娠恶阻。兼见神疲倦怠，口淡腹胀，多是脾胃虚弱，胎气上冲，胃气失和所致；兼见抑郁易怒，口苦泛酸，多属肝郁化火，肝气犯胃所致；若兼见胸闷纳呆，呕吐痰涎，多是痰浊上逆，胃失和降之故。

妊娠后小腹坠胀疼痛，腰部酸痛，或见漏红者，称胎动不安，每为堕胎或流产先兆。若兼见面色晦暗，头昏耳鸣，尿频数者，多属肾虚胎元不固；若见神疲倦怠，面色无华者，多属气血两虚，胎元失养；若跌仆闪挫后而见腹痛漏血者，为外伤损及胎元之故。

4．产后

妇女产后，虽因出血伤精，血室空虚，易受邪侵而罹患某些病证，但较常见的有恶露不绝和产后发热。

产后阴道排出的痰浊败血为恶露，一般产后在 20 天内排尽。若产后恶露持续 20 天以上仍淋沥不断者，称恶露不绝。若恶露量多，色淡质稀，面色萎黄，神疲乏力，多属气虚下陷，气不摄血；若恶露量多，色红质稠，兼见面赤，口干，便秘，舌红，多属血热妄行，血不归经；若恶露紫暗有块，淋沥不爽，少腹刺痛，痛而拒按，舌有青紫瘀斑，多属瘀血内停。

产后发热持续不退，甚或高热者，称产后发热。若产后恶寒发热，头痛身疼，或咳嗽流清涕者，属外感风寒；若高热寒战，口渴饮冷，便秘溲赤者，为火热内盛所致；若低热不退，腹痛绵绵，头晕面苍，心悸失眠者，为阴血耗伤，阴虚内热之故。

（十）问小儿

儿科问诊一般较为困难，往往也不够准确，所以，主要依靠询问其陪诊者。小儿在病理上具有发病快、变化多、易虚易实的特点。因此，询问小儿除了解一般情况外，还应注意了解出生前后情况、预防接种史、传染病接触史和易致小儿患病的种种原因。

1．出生前后情况

新生儿（出生后至 1 个月）的疾病多与先天因素和分娩情况有关，故应询问妊娠期及产乳期的母体营养健康状况和是否难产、早产，有助于了解小儿先天情况。

婴幼儿（1 个月至 3 周岁）发育较快，需要营养较多，喂养不当易出现营养不良、五软、五迟、血虚等。故应重点询问小儿的喂养情况和坐、爬、立、走、长牙、学语的迟早，可了解小儿后天营养情况和发育是否正常。

2．预防接种史

询问某些疾病预防接种情况。诸如麻疹、白喉、百日咳等儿科传染病，在预防接种后可免患该病。所以，询问患儿预防接种情况，有助于临床诊断。

3．传染病接触史

询问患儿曾患过哪些传染病，是否有传染病接触史。由于小儿抗病能力低，易于感染疾病，而某些传染病感染后又可获得长期免疫力，所以，如小儿已患过某种传染病，此次所患虽症状相类，也多非该病；如果未患过某种传染病，又未曾预防接种，最近又与该病患者有密切接触，则应考虑患有该种传染病之可能。

4．易致小儿患病的原因

外感六淫、内伤饮食、惊恐为小儿致病的多见原因。由于小儿抗病能力低下，对外界环境、气候变化适应能力差，易受六淫侵袭，易患外感病而出现发热、咳嗽等；小儿脾胃嫩弱，消化力差，若饮食失节，易致伤食、呕吐、腹泻、疳积等；小儿神经发育不健，稍有受惊恐吓或发高烧，则易发生惊厥、抽搐等。所以，询问小儿时，这些病因与病状也是询问的重点内容。

第四节　切　　诊

切诊，包括脉诊和按诊两部分。脉诊是按压患者的脉搏；按诊是对患者的肌肤、手足、胸腹及其他有关部位的触摸按压。两者皆是医生以手在患者身上一定部位进行触、摸、按、压以了解病情的一种诊察方法。

一、脉诊

脉诊，是医生以手指切按患者动脉脉搏，以探查脉象、了解病情的诊察方法。脉诊是中医诊法的重要组成部分，也是中医诊病的一种独特方法。

（一）脉象形成的原理

脉象的形成与人体脏腑活动、气血运行密切相关。脉象是全身机能活动的重要表现。

脉象直接关乎心、血、脉。《素问·脉要精微论》谓："脉者，血之府也。"《中藏经·脉要论》又言："脉者，乃血气之先。"脉不仅是血液汇聚之府，也是气血运行转输之道。心主血脉，心与全身血脉相通，心、脉、血三者关系密切，形成一个血液循环系统。心脏是血在脉内运行的枢纽和动力。心脏的搏动，推动着血液在脉道内如环无端周流不息地循行，《素问·五藏生成》的"诸血者，皆属于心"，即寓此意。可见，血在脉内循行所以能形成脉象变化，全赖心脏的正常搏动和脉道的约束。所谓脉象，乃是"心动应脉"，"脉动应指"的形象，实际上是指血脉搏动的位、数、形、势的综合形象。

脉象的形成，不仅与心、血、脉相关，而且与全身其他脏腑机能活动也息息相关。血之化生源于中焦脾胃；血之运行虽赖心之主，而必需脾的统摄、肝的疏泄，且有肺气的治节敷布，方可流布经脉，灌溉脏腑，布散于全身；肾藏精，精化血，肾系命门主气化温煦，中焦受气化血又有赖肾气命火的温养，始能化营充脉。所以，脉象虽是血液在脉内循行过程中的表现征象，但它更是在各脏腑功能活动相互协调作用下的一种综合反映。人体内任何一个脏腑功能发生障碍，都会直接或间接地影响血液的生成和运行，而血液的生成运行失常又会敏感地反映于脉象的变化上。

正是基于脉象是人体脏腑机能活动的综合反映，所以，诊察脉象的变化便可作为临床诊断疾病的重要根据之一。《灵枢·逆顺》说："脉之盛衰者，所以候血气之虚实，有余不足。"

（二）诊脉的部位

诊脉部位，《内经》有"三部九候"法，《伤寒杂病论》有"三部相参"法，《难经》有"独取寸口"法。目前一般多采用独取寸口法。

1. 三部九候法

《素问·三部九候论》将诊脉部位分为头、手、足三部，每部又分天、人、地三候，故称三部九候法。又称遍诊法。

2. 三部相参法

《伤寒杂病论》基于《灵枢·禁服》"寸口主中，人迎主外"之论提出三部相参法。三部，即人迎（颈侧动脉），以候胃气；寸口（桡骨动脉），以候十二经；趺阳（足背动脉），以候胃气。或加足少阴（太溪穴），以候肾气。

3. 独取寸口法

又称寸口诊法。这种诊脉方法，是《难经》在《内经》诊气口脉的基础上提出来的。因为这种方法简便易行，故为后世医家所普遍采用，也是现在通用的诊脉方法。

（1）寸口诊法的理论依据：寸口为肺经动脉，《难经·一难》说："十二经皆有动脉，独取寸口以决五脏六腑死生吉凶之法，何谓也？然寸口者，脉之大会，手太阴之脉动也。"其意是说，寸口乃是手太阴肺经的动脉，为气血会聚之处，而五脏六腑十二经脉气血的运行，又都起始和终止于肺，故《内经》有"肺朝百脉"之说，所以，五脏六腑十二经脉的气血盛衰，均可从寸口脉反映出来。

肺经之脉起于中焦，肺脾二经同属太阴，肺为气之主，脾为后天之本，乃气血生化之源。《素问·五藏别论》说："气口何以独为五脏主？曰：胃者，水谷之海，六腑之大源也。五味入口，藏于胃以养五脏气。气口亦太阴也，是以五脏六腑之气味，皆出于胃，变见于气口。"其意乃谓，手太阴肺经与足太阴脾经相连，由胃化生的水谷精微，通过脾的运化转输上送于肺，通过肺的宣发布散以润养全身。可见，寸口脉不仅可反映肺经之气的强弱，也可反映脾胃及其他脏腑气血的盛衰。因此，临证独取寸口便可诊察五脏六腑、十二经脉的病变。

(2) 寸口脉的分部和分候脏腑：寸口脉分寸、关、尺三部。以掌后高骨（桡骨茎突）内侧旁为关部，关前一指为寸部，关后一指为尺部。每手三部，两手共为六部（见图 8 - 6）。《脉经·分别三关境界脉候所主》说："从鱼际至高骨却行一寸，其中名曰寸口，从寸至尺，名曰尺泽，故曰尺寸。寸后尺前，名曰关。"

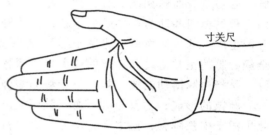

图 8 - 6 诊脉寸关尺部位图

前人认为，六部脉分属一定的脏腑，可以分候相应脏腑的病变。六部脉与脏腑的配属，历代说法不一，详见表 8 - 3。

表 8 - 3 寸口分配脏腑的几种学说比较表

学 说	寸		关		尺		说 明
	左	右	左	右	左	右	
难 经	心 小肠	肺 大肠	肝 胆	脾 胃	肾 膀胱	肾 命门	大小肠配心肺是表里相属。右肾属火，故命门亦候于右尺
脉 经	心 小肠	肺 大肠	肝 胆	脾 胃	肾 膀胱	肾 三焦	
景岳全书	心 心包络	肺 膻中	肝 胆	脾 胃	肾 膀胱、大肠	肾 三焦、命门、小肠	大肠配左尺是金水相从；小肠配右尺是火归火位
医宗金鉴	心 膻中	肺 胸中	肝 膈、胆	脾 胃	肾 膀胱、小肠	肾 大肠	小肠配左尺，大肠配右尺，是以部位相配，故又以三焦分配寸关尺三部

现在一般采用的配属方法为：左寸候心、小肠；左关候肝、胆；左尺候肾、膀胱。右寸候肺、大肠；右关候脾、胃；右尺候肾、命门。

六部脉分候脏腑，在临床上有一定参考价值，但不能机械看待，还必须从脉象主病出发，结合其他三诊，全面分析，以作出判断。

（三）诊脉方法和注意事项

诊脉既要求医生有严肃认真的负责精神，又要求医生有精湛熟练的诊脉技能和方法。现将一般的诊脉方法和诊脉注意事项介绍如下：

1. 诊脉方法

系指诊寸口脉的方法。

（1）平臂布指：病人端坐或仰卧，手臂平放且尽量使其与心脏处于同一水平，掌心向上，并在腕下垫一脉枕。医生以左手按右脉，右手按左脉，依次进行。先以中指按在高骨旁的桡动脉处以定关位，再以食指按关前以定寸位，无名指按关后以定尺位。三指呈弓形，指端平齐以指腹按脉。在诊脉时，布指疏密应根据病人高矮而定，体高者稍疏，体矮者稍密。

（2）调息定至：布指后，医生应平心静气调整呼吸，把注意力集中指下。以一呼一吸为一息以衡量计算脉搏至数。一息四至或五至为正常，不足四至为迟，超过五至为数。

（3）运指候脉：医生用指候脉有举、按、寻的不同。三指轻按皮肤诊脉谓之"举"，以候浮脉类；中等用力按至肌肉间诊脉谓之"寻"，以候中部各脉；重用力按至筋骨间诊脉谓之"按"，以候沉脉类。此外，又有总按、单按的不同。三指同时诊脉谓之"总按"；提起二指单用一指分别诊查寸、关、尺某一部脉象谓之"单按"。

（4）候五十动：每次诊脉时间，不应少于跳动五十次。必要时，诊脉时间还可延长。时间过短则不能精确体察脉象，甚至会漏诊某些脉象，如代、结等。

2. 注意事项

（1）注意安谧宁静：诊脉要求有安谧宁静的内外环境。诊脉前，应让患者休息片刻，以使其心绪宁静，气血平和。同时，要求诊室和周围环境要尽可能保持安静，避免那些不利因素的干扰，便于医生对脉象的体察。

（2）注意体察有序：由于脉象的构成因素较多，既有脉位的深浅、速率的快慢，又有脉势的强弱、脉形的粗细等等。为了能全面地体察脉象，更好地识别脉象及其临床意义，医者应心身安静，养成诊脉有序的习惯，以避免对某些脉象构成因素的体察疏漏。

（3）注意变异因素：脉象有时会因某些客观因素而发生变异。如患者的情绪、饮食、年龄甚至职业等，常会使脉象发生某些变化。如饮酒可使脉象变得洪大；恼怒可使脉象弦急；运动员的脉搏可能偏慢等等。在诊脉时，都应注意考虑或排除。

（四）平脉

平脉，即健康状态下的正常脉象，又称常脉。诊脉必须明确平脉的脉象特征和生理变异，然后方可知常达变，以常衡变，进一步辨别掌握病脉。

1. 平脉特征

正常脉象表现为三部有脉，一息四至或五至，脉位居中，不急不徐，从容和缓，柔和有力，节律匀整。正常脉象应具备三个主要特征，即有胃、有神、有根。

（1）有胃气：胃为水谷之海，后天之本，是营卫气血的化生之源。人体的一切生机皆决定于胃气的有无。即《素问·平人气象论》所说的"平人之常气禀于胃，胃者平人之常气也。人无胃气曰逆，逆者死"。有胃气的脉象，往来从容和缓，柔和有力。即或是病脉，不论浮沉迟数，只要柔和有力，便是有胃气之象。

（2）有神气：脉贵有神，心主血藏神，气血充足，心神健旺，脉象自然有神。《景岳全书·脉神章独论》谓："善为脉者，贵在察神，不在察形。"可见脉之有神的重要。有神气的脉象，多节律调匀，应指有力。即使微弱之脉，但微弱之中，仍节律不乱，便不失为有神之脉。

总之，脉之有胃气、有神气都具有从容和缓、柔和有力、节律整齐的特征。脉胃、脉神密切相关，有胃之脉必有神，有神之脉必有胃。有胃、有神的脉象，虽其特征略有侧重，但脉象基本是一致的。

（3）有根：肾为先天之本，人之经脉气血的运行，全靠肾气的生发。肾气足则生机旺盛，脉必有根。有根之脉有两说：一谓尺脉候肾，无论何脉，惟尺脉沉取有力，就是有根之脉；一谓无论寸、关、尺三部，只要沉取应指有力，都是有根之脉。两说俱可参考。

脉象的有胃气、神气、根底，实乃反映人体精、气、神的情况。精足、气旺、神健，反映于脉则有胃、有根、有神。

2．生理性变异

脉象是人体机能状态的客观反映之一。因此，随着人体内外环境客观因素的影响，正常脉象也会产生某些生理性变异。

影响正常脉象发生差异的原因较多，气候、年龄、性别、精神状态、饮食情况等等，均可引起脉象的生理性变异。例如，由于四季气候有温、热、寒、凉的不同，正常脉象则有春弦、夏洪、秋毛、冬石的不同；随年龄变化，脉象也有不同变化，婴幼儿脉率较快，青壮年脉多有力，年老体衰脉多偏弱；剧烈运动脉多疾数，静卧入睡脉多迟缓；肥胖之人脉多偏沉偏弱，瘦削之人脉多偏浮偏弦等。这些皆属生理性脉象差异，属正常现象，不作病脉论。

此外，有些人其脉不见于寸口，而现于寸口背侧，称反关脉；脉从尺部斜向虎口腕侧，名曰斜飞脉。此乃因血脉循行走向变异所致，亦非病脉。

（五）病脉

因病而脉象发生异常改变，称为病脉。不同的疾病可表现有不同的病脉，临证诊脉便可作为诊断辨别病证的依据之一。

现以浮、沉、迟、数、虚、实为纲，分述二十八种病脉的脉象及主病。

1．浮脉类

包括浮、洪、芤、革、濡、散六脉。其共同的脉象特点是脉位表浅，轻取可得。

（1）浮脉：轻取即得，重按稍减而不空。

主病：表证。浮而有力为表实证；浮而无力为表虚证。

脉理：邪袭肌表，卫阳抗邪于表，则脉气鼓搏于外，故应指而浮。脉浮紧无汗见于伤寒表实；浮缓有汗见于中风表虚。久病内伤，虚阳浮越于外，可见浮而无力，不可认作外感表证。

（2）洪脉：脉体粗大，来盛去衰，状如洪水，滔滔满指。

主病：阳热亢盛。

脉理：邪热充斥，脉道扩大，气盛血涌，搏指有力，故脉见洪象。若久病气虚或失血、久泄而见脉洪大，多属邪盛正衰之危候。

（3）芤脉：浮大中空，如按葱管。脉形虽大，势弱中空。

主病：失精，亡血，伤阴。

脉理：突然大失血，或大量伤津脱液，或精血耗伤，脉失津血充养，故见脉浮中空之芤象。若失血后时间已久，脉道紧缩，则不见芤象。

（4）革脉：浮而搏指，外坚中空，如按鼓皮。

主病：亡血，失精，小产，崩漏。

脉理：《濒湖脉学》谓革脉乃"芤弦结合"，即外强中空，恰似绷紧的鼓皮。此脉因亡血、失精、崩中、漏下致脉道空虚，气虚不固，精血不足，阳无所附，浮越于外所致。

（5）濡脉：浮而细软，按之无力。

主病：诸虚证，又主湿证。

脉理：濡脉为气血不足，血虚则脉失血盈而变细，气虚则无力鼓搏而脉软。故凡气血虚弱、遗精、虚劳或飧泄等诸虚证，皆可见濡脉。若脾虚湿盛，脉受湿困，也可见濡脉。

（6）散脉：浮散无根，至数不清，有似杨花散漫之象。

主病：元气离散。

脉理：病势重危，脏气衰竭，阳气离散而不能内敛所致。《诊家枢要·脉阴阳类成》谓："散，不聚也。有阳无阴，按之满指，散而不聚，来去不明，漫无根蒂，为气血耗散，脏腑气绝。"

2．沉脉类

包括沉、伏、牢三脉。其共同的脉象特点是脉位深沉，重按始得。

（1）沉脉：轻取不应，重按始得。

主病：里证。有力为里实，无力为里虚。

脉理：邪郁于里，气血内困，无力鼓搏脉气外现而见脉沉。邪郁而正盛者，沉而有力；正虚而阳气不升者，沉而无力。

（2）伏脉：重按推筋按骨始得，脉位深伏。

主病：邪闭，厥证，也主痛极。

脉理：伏脉的形成，一是邪气闭塞，气血凝滞，气血不能宣通，脉道潜伏不显；二是气血虚损，阳气衰败，不能鼓动脉气外行，而深伏内里。凡邪实内伏，可见伏而有力；久病正虚，可见伏而无为。

（3）牢脉：似沉似伏，实大弦长。

主病：阴寒内实，疝气癥瘕。

脉理：阴寒凝滞于内，阳气被抑于里，邪正抗争于里而有此脉。牢脉多主邪实有余。

3．迟脉类

包括迟、缓、涩、结、代五脉。其共同的脉象特点是至数一息不足四至，脉搏速率偏慢。

（1）迟脉：脉来迟缓，一息不足四至。

主病：寒证。

脉理：阳气虚损，无力鼓运营血，或寒凝气滞，阳气失其温运之力，皆可导致脉来急慢而见迟象。

（2）缓脉：舒缓均匀，一息四至，或脉来怠慢。

主病：湿证，也主脾胃虚弱。

脉理：脉来急缓，多因湿邪阻滞，气机不畅，或脾胃虚弱，湿蕴内生，阻遏气机，皆可导致脉来急缓。若脉来从容和缓，应指均匀，和缓有神，是谓平人。

（3）涩脉：往来艰涩，迟滞不畅，如轻刀刮竹。

主病：血少，精伤，气滞血瘀。

脉理：精血亏虚，脉失濡润，脉气往来不利，见脉涩无力；气滞血瘀，气机不畅，血行受阻，见涩而有力。

（4）结脉：脉来迟缓，时有歇止，止无定数。

主病：阴盛气结，痰滞血瘀，癥瘕积聚。

脉理：气血痰食，积滞不散，阻碍血行，心阳温通受阻，故脉迟滞而见歇止。阴阳不相和调，心阳虚弱，温通无力，也可导致脉迟缓而见歇止。

（5）代脉：脉来迟中一止，止有定数，良久方来。

主病：脏气衰微，痛证，七情惊恐，跌打损伤。

脉理：脏气虚衰，不能运血行脉而致脉来迟缓歇止。或因突然惊恐，致使阴阳不相顺接而致脉有歇止。跌仆损伤，因气血瘀滞，脉道不利，亦可见脉有歇止。

4．数脉类

包括数、促、动、疾四脉。其共同的脉象特点是一息至数超过四至。

（1）数脉：一息脉来五至以上，脉率较快。

主病：热证。

脉理：多因邪热鼓动，使经气偏盛，血随气行，血流加速，故脉见数象。数而有力为实热，数而无力为虚热。

（2）促脉：脉来数而时有歇止，止无定数。

主病：阳盛实热，气血痰食停滞。

脉理：气血痰食等郁滞化热，或阳热亢盛，阳不和阴，导致血脉气乱，脉气不能接续，故脉见数中时止。浮中见促是表热盛；促中兼洪是阳明热盛；促而无力，是真元败乱，须防虚脱。

（3）动脉：脉来滑数有力，应指跳动如豆，脉位短小。

主病：惊，痛。

脉理：动乃阴阳相搏所致。因痛因惊致阴阳失和、气血冲动，而呈滑数有力之状。惊可引致气血逆乱，脉行躁动，故可见动象。若动脉应指力弱，是伴有失精之候。

（4）疾脉：脉来急疾，一息七八至。

主病：阳极阴竭，元气将脱。

脉理：疾脉是真阴枯竭，孤阳偏亢于上之象。疾而按之益坚，是阳亢无制，真阴竭绝之候，其疾必兼躁扰之象；若疾而按之无力，为阴邪暴虐，元阳将脱，虚阳外越之征，疾急中必兼虚弱之象。

5．虚脉类

包括虚、细、短、弱、微五脉。此类脉象共同特点是脉势衰弱，应指无力。

（1）虚脉：三部脉举之无力，按之空虚。

主病：虚证。

脉理：气虚不敛则脉道弛缓，运血乏力则脉搏无力。血虚不能盈脉，脉道空虚，按之空豁软缓。虚脉可见于气、血、阴、阳诸虚证。

（2）细脉：脉体细小，应指如线，至数不明，沉取不绝。

主病：气血两虚，诸虚劳损，也主湿证。

脉理：气血不足不充盈于脉，气无力鼓血行于脉，故见脉体细小软弱无力。湿阻脉络，气血充脉不利，亦可见脉体细小之象。

（3）短脉：脉体较短，不满本位。

主病：气虚，气郁。

脉理：气虚鼓脉无力，血不能充盈于脉，故见脉体偏短而无力。气郁不畅，脉道阻滞，脉气不伸，可见脉短而有力。

（4）弱脉：脉位偏沉，脉细而软。

主病：气血不足诸虚证。

脉理：气不足，无力鼓血盈脉，血不足，无以充脉，气血皆虚，脉失气血充盈，故见脉体细小而沉隐。弱脉与濡脉相类，濡脉细软而浮，弱脉则细软而沉。

（5）微脉：极细极软，似有似无，模糊不清，按之欲绝。

主病：阳气虚衰，阴阳气血诸虚。

脉理：阳气虚衰，鼓脉无力，气血不能充盈脉道，故见脉体细小，应指无力。久病脉微是正气将绝，新病脉微是阳气暴脱。

6．实脉类

包括实、滑、紧、弦、长五脉。此类脉象的共同特点是脉势较强，应指有力。

（1）实脉：脉满本位，三部脉举按皆有力。

主病：实证。

脉理：邪气有余，正气不衰，邪正相搏，气血壅盛，脉道坚满，故见脉搏应指有力。

（2）滑脉：往来流利，应指圆滑，如珠走盘。

主病：痰饮，食积，实热，妊孕。

脉理：气实血涌，血流加快，脉道充盈，故脉来流利圆滑。痰食内滞，邪气盛实，多见滑脉。平人脉滑而柔和，是营卫充实之象。妇女妊娠孕育胎儿，气血充养胎气，故也可见滑数之脉。

（3）紧脉：脉来绷急，往来畅利，搏指有力，状若牵绳转索。

主病：寒，痛，宿食。

脉理：寒邪侵袭，阻遏阳气，邪正搏击，脉道拘急，故脉来绷急，状若转索，搏指有力。疼痛或食滞可使气机收引，脉道紧束，故也可见紧脉。

（4）弦脉：端直以长，如张弓弦，挺然指下。

主病：肝胆病，诸痛，疟疾。

脉理：弦为脉气紧张之状，由于肝气郁滞，疏泄失常，气机不畅，经脉之气紧束不伸，故见弦劲之象。疼痛可致脉道拘急，疟邪居于少阳，使少阳之气不伸，故疼痛、疟疾也可见弦脉。木克土证亦常见弦脉。

（5）长脉：首尾端直，脉位较长，超过本位。

主病：肝阳亢盛，阳热有余诸证。健康之人也可见长脉。

脉理：阳热之气充斥，气血流畅，脉气伸展，故使脉位超长。若脉长而和缓是中气充盛、脉气流畅的平人之脉，即"长则气治"之谓。若长而有兼脉者，多是病脉。

（六）诊妇女脉

妇女由于有经、带、孕、产的特殊生理变化和病证，故在诊脉时也应注意这方面的脉象反映。

1．诊月经脉

月经与冲脉、任脉有关，胞宫又位于下焦，妇女常血旺于气，所以，妇女之脉常尺脉较旺。如果出现尺脉涩或微，常反映气血运行不畅或气血虚弱，每有月经过期不至之可能。若妇女左关脉、尺脉忽见脉来大于右手，且无口苦、身热、腹胀之状，每为月经将至。

2．诊妊娠脉

已婚妇女，正值生育年龄，见有停经而又有嗜酸或恶心之状，若见脉来滑数冲和，可为妊娠之脉。《内经》早有辨孕脉的记载，如《素问·腹中论》说："身有病而无邪脉。"即说身体虽有停经、恶心等症状，而脉象却正常冲和，无弦、芤、涩等象，便是有孕之征。《素问·平人气象论》又说："手少阴脉动甚者，妊子也。"其言月经初停，诊左寸心脉滑数，是血聚养胎的妊娠之象。《素问·阴阳别论》也谓："阴搏阳别，谓之有子。"此言两尺脉属阴属肾，而肾主胞胎，两尺脉滑数搏指，异于寸部阳脉，便是妊娠孕胎之征。

3．诊临产脉

前人关于孕妇将产的脉象也多有论述。如《诸病源候论·妇人将产病诸候》谓："孕妇诊其尺脉，转急如切绳转珠者，即产也。"《医存》言："妇人两中指顶节之两旁，非正产时则无脉，不可临盆。若此处脉跳，腹连腰痛，一阵紧一阵，二目乱出金花，乃正产时也。"

前人关于诊经、孕、产脉的一些论述，多属经验之谈，可作为临床诊妇女脉的参考。

（七）诊小儿脉

诊小儿脉与成人脉不同。由于小儿寸口部位狭小，难分寸、关、尺三部，后世医家多采用一指定三部，以候小儿脉象。即医生以左手握住小儿手，以右手拇指按于小儿掌后高骨脉上，分三部以定息数。三岁以下小儿易哭易惊，故多辅以望形色、审苗窍及指纹络脉；对于四岁以上小儿，则以高骨中线部为关，以一指向两侧滚转以候三部脉；七八岁小儿可以挪动拇指以诊三部脉；十岁以上小儿，可依次下指诊三部脉；十五岁以上可按成人三部诊法进行。

五六岁小儿，一息六至为平脉，八九至为数，四五至为迟；三岁以下八至为平脉。诊小儿脉，一般以浮、沉、迟、数定表、里、寒、热；以有力、无力定虚、实。浮脉主表病在外；沉脉主里病在内；迟脉主脏病为寒；数脉主腑病为热；脉无力为虚；脉有力为实。

小儿肾气未充，脉气止于中候。不论脉象素浮素沉，重按多不见。如重按仍见，便当与成人牢实脉同论。

（八）相兼脉与主病

疾病的发生发展变化是错综复杂的，在疾病过程中，由于感邪性质有异，机体正气又有盛衰之别。因此，病位、病性也往往千差万别。故而临床上所表现出的脉象也是各所不一。病脉可以单一出现，但更多的是两种或两种以上脉象同时出现。二十八脉中有些脉本身就是由几种单一脉构成。如弱脉，是由细、沉、虚三脉合成；牢脉由沉、实、弦、长四脉合成。所谓相兼脉，是指二十八脉中凡两种以上脉兼夹出现者，即为相兼脉。二十八脉中只要不是性质完全相反的，如浮与沉、数与迟、虚与实、洪与细等，均可能在病变过程中相兼出现而构成相兼脉。相兼脉也叫复合脉。根据相兼脉的单脉数之多少，又有二合脉、三合脉、四合脉等的分别。如浮数、沉迟为二合脉；浮数而虚、沉迟而弱为三合脉；沉滑数实为四合脉等等。

相兼脉的主病，就是构成相兼脉各单一脉主病的综合。如浮脉主表，紧脉主寒，浮紧相兼即主表寒；沉脉主里，数脉主热，虚脉主虚，沉虚数相兼即主里虚热等等。

【附】 脉诊注意独异

在诊脉过程中，某一病脉有时仅见于某一部脉。如左关独弦，右寸独弱之类。这些脉的主病，皆与该部所属脏腑有关。如左关独弦为肝病，右关独弱为脾病等等。

此外，尚有脏气之独与脉体之独。脏气之独不拘泥部位，如六部脉俱见洪脉，多为心病，俱见弦脉，多为肝病等等。脉体之独，指六部脉中某一部脉体独现一种病脉者。正如《素问·三部九候论》所说："察九候独小者病，独大者病。"张景岳在《景岳全书·脉神章》中所提的"独论"可作参考。

（九）脉症顺逆与从舍

所谓脉症顺逆，是基于脉症的相应与不相应来判断病证的顺或逆。在一般情况下，疾病过程中所出现的脉象与症状相一致，即脉症相应。在某种情况下，也可见脉象与症状不相一致，即脉症不相应。甚至会出现脉象与症状相反的现象。如有余的实热病证，症见高热、腹满、便秘，舌红苔燥，两脉见洪实之象，此为脉症相应，表示邪实正强，正气足以抗邪，此为顺。再如若见高热、腹满、便秘、舌红苔燥的实热证，反见细、微或弱的脉象，则为脉症不相应，表示邪实正虚，正气不足以抗邪，而致邪陷，为逆。一般而言，凡暴病脉来浮、洪、数、实者为顺，反映正气充盛，抗邪有力；久病脉来沉、微、细、弱为顺，说明有邪衰正复之机。若新病脉见沉、细、微、弱，表示正气已衰，抗邪无力为逆；久病脉见浮、洪、数、实，表示正衰而邪不退为逆。

在疾病过程中有脉症不相应的情况，除仔细辨证治疗外，还应辨明脉或症的真假，以便决定脉症的从舍，或舍脉从症，或舍症从脉。

舍脉从症，这是针对症真脉假而设的一种思维辨证方法。例如：症见腹痛拒按，便秘，舌苔黄燥，而脉见沉迟而细。这里的病证反映胃肠实热内结的病机，而脉乃因邪热聚结，阻碍气机，脉气不达而致的假虚之象。此时当舍脉从症，攻泻其里实邪热。又如因寒邪直中，食滞内停，症见胃脘胀满，脘腹急痛，但脉却见沉伏无力。脘腹胀满，拘急作痛，反映阴寒食滞，邪实伤中的病机，而脉沉伏无力，却是实邪郁闭，阳气不伸，脉气不展的虚假之脉。对此也应舍脉从症，温通导滞以祛其实邪。

舍症从脉，乃是针对脉真症假而设的一种思维辨证方法。如伤寒热闭于里，症见四肢厥冷，而脉却见滑数有力。脉所反映的是内有真热的病机，而外在症状却是由于热邪内伏，格阴于外所致的假寒之象。此时当舍症从脉，清泻里实邪热。又如脾胃虚弱，中州失运，症见脘腹胀满，而脉沉迟细。脉所反映的是脾虚失运的内虚病机，而症却是由于脾胃运化机能减退而致的假实之象，并非由于食滞邪实所致的实胀。对此也当舍症从脉，补益其脾胃。

这里值得注意的是，脉症不相应，并非必有脉症真假，也并不一定必须舍脉从症或舍症从脉。如虚实错杂或寒热错杂证，虽有时也会出现脉症不相应的情况，但脉症均反映疾病本质，此时则不涉及脉症从舍。如素有脾胃虚寒，症见精神疲惫，食少便溏，复因外感寒邪，又兼见头身作痛，恶寒发热，而脉仍见沉弱之象。此时，脉象沉弱，虽与脾胃虚寒相应，却与外感风寒相悖。虽然这里有脉症不相应的情况，但二者又都是疾病本质的具体反映。辨证治疗时，既不能舍脉也不能舍症，而是既要从症又要从脉。因此，脉症从舍，主要是针对寒热真假、虚实真假之证而设的一种特殊的思维辨证方法。

（十）脉诊的临床意义

脉象是人体脏腑机能活动和气血运行状态在脉道上的具体反映。脏腑气血发生病变，血脉的运行就会受到影响，脉象便会发生相应的变化。因此，诊察脉象的变化便可借以判断病证的部位、性质，推断邪正盛衰和疾病的转归与预后。

1．判断病位浅深及所属脏腑

疾病部位有表里深浅之别，有在脏在腑之异。脉象的浮沉反映病位的表里浅深，浮脉主病在表，沉脉主病在里。从寸口六部脉的脏腑相应，还可判断病证的所在脏腑。如尺部沉脉，多反映肾阳虚；左关脉弦劲有力，而右关脉沉弱，反映脾虚肝旺，肝木乘脾等等。

2．判断阴阳盛衰及病性寒热

人体阴阳的偏盛、偏衰与病性的寒热有关。而阴阳盛衰，病性寒热，也往往可从脉象变化上反映出来。如脉象洪数有力多反映阳热偏盛；脉象沉迟有力多反映阴寒偏盛；脉象沉弱无力，表示阳虚气弱；脉象细数无力，表示阴血虚弱等等。脉象的迟或数常反映病性的属寒、属热。数脉主热证；迟脉主寒证。脉由数转迟，表示病证由热转寒；脉由迟转数，表示病证由寒转热。

3．推断邪正盛衰及病证虚实

疾病过程中，由于邪正的消长变化，病证也会出现虚实变化，而脉象变化又常是邪正盛衰、病证虚实的重要标志。如脉象应指有力，反映邪气盛而正气未衰，多属实证；脉象应指无力，多反映正气虚弱，抗邪无力，每属虚证。在病变过程中，脉从有力转为无力，标志正气渐损，证候转虚；脉从无力转为有力，提示正气渐复，邪气渐退。

4．推断病势轻重及预后转归

脉象变化对于推断病势轻重及预后转归也有重要意义。如久病见脉和缓，是正气渐复，病势渐轻的佳兆；久病虚劳或久泄不愈，正气本已极度衰弱，而忽见脉象洪大，多属邪盛正衰的危候。外感热病，见热退身凉，脉静平和，是病向愈的佳兆；若汗出热不退，反见脉象疾急躁扰者，多是邪盛正衰，病情恶化的表现。

尽管脉诊在临床上具有十分重要的意义，但也不能单凭脉象诊察就对病证作出诊断。诊脉仅是临床诊断辨证的依据之一而已。欲对病证作出合乎客观实际的判断，就必须全面诊察，诸诊合参。

二、按诊

按诊，是医生用手触摸或按压病人的肌肤、手足、胸腹、腧穴等部位，以了解局部的异常变化，从而推断病证情况的一种诊察方法。

（一）按诊的方法和意义

按诊应根据诊察目的选择按诊方法。临床按诊一般有触、摸、按等几种方法。触，是医生以指腹或手掌轻轻接触患体局部，主要借以了解皮肤的温凉、润燥等情况；摸，是医生以手掌抚摸患体局部，主要借以了解患者的局部感觉及皮肤疮疡、斑疹等情况；按，是医生以手按压患体局部，诸如胸、腹、背、腰、腧穴等部位，主要借以探明深部有无压痛、有无包块肿物及肿物的形态、大小、质地软硬等等。在临床上，可根据具体情况、诊察目的选用按诊方法。也可以各种方法结合运用，先触摸后按压，由轻到重，由表入里，以期全面了解病变情况。

按诊要医患双方密切配合。医生应关心体贴患者，按诊时要尽量轻巧柔缓，避免用力暴猛，以免增加患者痛苦。同时，还应根据按诊目的，向患者说明情况，嘱咐患者主动配合检查。患者则应按医生要求，随时向医生说明自身的感觉或反应。此外，按诊也应结合望、闻、问诊，边按边问边观察患者的表情变化，以了解其痛苦所在。

按诊早在《内经》等中医古籍中则有载述，并被历代医家所广泛运用，不仅是中医切诊的重要组成部分，而且是临证察病不可忽视的重要一环。人体的任何组织、部位不是孤立地存在，而是都要受到脏腑经络的主宰。而脏腑经络的机能活动情况，又通过气血津液的运行反映于人体的各个部位。《灵枢·邪客》谓："肺心有邪，其气留于两肘；肝有邪，其气留于两腋；脾有邪，其气留于两髀；肾有邪，其气留于两腘。"按诊，正是在望、闻、问诊的基础上，通过对人体各局部的触摸按压，"以言其病，从外知内"，以补他诊之不足，进一步充实诊断辨证资料。如局部肌肤的温凉、润燥，痈疽的溃脓与否，深部压痛及肿物包块的范围大小、质地软硬，腧穴局部的压痛反应，肿胀的属气属水等等，必须通过按诊的触摸按压方可使诊断更加明确。特别是骨伤外科的某些病证及内伤杂病的癥瘕积聚、水肿、臌胀诸病，按诊就显得更为重要。由此可见，按诊在中医诊法中占有重要地位，其实用价值不容忽视。

（二）按诊的内容

按诊的内容范围较广，临床上尤以按肌肤、按手足、按脘腹、按腧穴较为常用。

1. 按肌肤

按肌肤主要是诊察肌肤的寒热、润燥、肿胀及肌表疮疡情况。

（1）察寒热：按诊肌肤的寒热表现，可以测知病证的寒热、表里与虚实。一般而言，凡肌肤热甚者，多属热证；肌肤寒凉者，多属寒证。凡初按热甚，久按热轻者，多为表热；初按热轻，久按热甚者，多为里热。凡肌肤热不甚，有似自内外发者，多为虚证发热；肌肤热甚灼手者，多为实证发热。

（2）察润燥：按察肌肤的润燥，可以了解汗之有无及津液盈亏。凡皮肤润泽光滑或潮润，为有汗或津液未伤；皮肤干燥枯槁，为无汗或津液已伤。若皮肤枯燥，肌肤甲错，为内有瘀血之征，可见于干血痨的病人。

（3）察肿胀：察按肿胀对于分辨水肿与气肿尤有价值。凡望之皮色光亮，按之凹陷不起者，为水肿；望之皮色苍暗，按之举手则起者，为气肿。

（4）察疮疡：触按局部疮疡，可辨别其属阴、属阳及是否成脓。凡按之肿硬不热，且根盘平塌漫肿者，多属阴证；按之高肿热痛，根盘紧束者，多属阳证。按之固定，坚硬而热不甚者，为无脓；按之边硬顶软而热甚者，多为已化脓。重按而痛者，脓在深部；按之有波动感者，多为脓已成。

2. 按手足

按手足，主要是诊察寒热的在表在里或属虚属实。

一般而言，凡手掌心热，多属内伤虚热；掌背热甚者，多属外感实热。疾病初起，手足俱凉者，是阴寒内积；久病体弱，手足常冷且时感畏寒者，多属阳虚。若胸腹灼热，手足俱热者，属阳热实证；胸腹灼热，而四末厥冷者，乃属热深厥亦深的热厥证。

3. 按脘腹

脘腹部乃脾、胃、肠、膀胱、胞宫以及肾、胆、肝等脏器所居，脘腹的不同部位内应于不同的脏腑。因此，按触脘腹则可了解相应脏腑的病变情况。脘腹按诊尤以诊察了解压痛及胀满、包块、癥瘕、积聚为重点。

一般按压脘腹，凡疼痛喜按，按之痛缓者，属虚证；疼痛拒按，按之痛甚者，属实证。凡按触有形，固定不移者，多为有形实邪为患；按触无形，时聚时散，多为无形之邪为患。

（1）按胃脘：胃脘部为胃之所居，若按之硬痛为结胸，属实证，多因水气实邪结聚所致；若但觉脘闷，按之濡软不痛，为痞证，属虚证，每因胃气虚所致。若胃脘偏右下有压痛，也可见于肝郁胆气不利之证。

（2）按腹部：腹内积块，按之硬痛，推之不移者，为积为癥，多属血瘀；按之无形，痛无定处者，为瘕为聚，多属气滞。腹部胀满，按之即起，叩之如鼓，小便自利者，属气胀；按之如囊裹水有波动感，小便不利者，为水臌。右下腹痛而拒按，按后抬手而痛甚者，多为肠痈；左下腹痛胀，按之益甚者，多属肠腑燥结或湿热内蕴；绕脐作痛，痛起结块，时聚时散，按之可移者，每属虫积；下腹中部急胀作痛，按之益甚，小便点滴难出，为癃闭。

4. 按腧穴

按腧穴以察病，早在《内经》中已有记载。如《灵枢·背俞》谓："欲得而验之，按其处，应在中而痛解。"《灵枢·九针十二原》又说："五脏有疾也，应出十二原，十二原各有所出。明知其原，睹其应而知五脏之害。"近年通过临床实践发现，某些疾病在其所属的经络通路上或在某些经气汇聚的穴位处出现明显的压痛点或敏感点，或可触摸到结节状或条索状反应物，故而按压诊察这些腧穴的反应，则可作为诊察某些病证的参考。如肺病可在肺俞或中府穴处摸到结节或有压痛点；肝病可在肝俞或期门穴处有压痛；胃病可在胃俞或足三里穴处有压痛等等。

第九章 辨 证

辨证，就是分析、辨识疾病的证候，它是中医认识和诊断疾病的方法。

"辨"，是识别、分析的意思；"证"，即证候，是综合分析了各种症状、体征，对疾病处于一定阶段的病因、病位、病变性质及邪正关系等各方面情况的病机概括。它不同于疾病在发展变化过程中所出现的个别的、表面的外在现象——症状，而是更全面、更深刻、更正确地揭示了疾病的本质。

辨证是以整体观念为指导思想，以阴阳、五行、脏腑、经络、气血、津液等学说为理论依据，对四诊所收集的资料包括症状与体征进行综合、分析、归纳，在辨明疾病发生的原因、病变的部位、疾病的性质及邪正盛衰情况的基础上确立证候，明确诊断，为治疗提供依据。故辨证的过程实际上是认识疾病的过程。

辨证的方法很多，临床上常用的有八纲辨证、脏腑辨证、气血津液辨证、六经辨证、卫气营血辨证和三焦辨证。这些辨证方法，虽有其各自的特点，对于不同疾病的诊断各有所侧重，但又是相互联系和相互补充的。就其内容来说，八纲辨证，是从各种辨证方法中概括出来的共性，是各种辨证的总纲；脏腑辨证，是以脏腑学说为依据，从脏腑病变中总结出来的一种辨证方法，是各种辨证的基础，主要应用于杂病；气血津液辨证，是分析气血津液的病理变化，与脏腑辨证相互补充的一种辨证方法；六经辨证、卫气营血辨证及三焦辨证是根据外感病在发展变化过程中总结出来的一种辨证方法，主要适用于外感疾病。

第一节 八 纲 辨 证

八纲，即指阴、阳、表、里、寒、热、虚、实八类证候。八纲辨证是辨证论治的总纲，它将疾病的病位深浅、病证性质、邪正盛衰、证候类别等情况归纳为表、里、寒、热、虚、实、阴、阳等八个纲领，称为八纲辨证。

疾病的表现尽管极其复杂，但基本上都可用八纲加以归纳。如病证的类别，不属阴证便属阳证；病位的深浅，不在表，就在里；疾病的性质，不是寒证，便是热证；邪正的盛衰，不是邪盛，就是正虚。因此，八纲辨证就是把千变万化的病证归纳为表与里、寒与热、虚与实、阴与阳等四对纲领性的证候。所以，八纲辨证在诊断疾病过程中能起到执简驭繁、提纲挈领的作用。

在临床应用上，八纲辨证之间是相互联系不可分割的，如辨表里必须与寒热虚实相联系；辨寒热必须与表里虚实相联系；辨虚实也必须与寒热表里相联系。疾病的变化，往往不是单纯的，而是经常出现表里、寒热、虚实交织在一起的错综复杂情况，如表里同病，虚实夹杂，寒热错杂等。同时，在一定条件下，证候之间还会相互转化，如表邪入里，里邪出表，寒证化热，热证转寒，因虚致实，由实转虚等。当疾病发展到严重阶段时，还可以出现假象，如真寒假热，真热假寒，真虚假实，和真实假虚等。因此，运用八纲辨证时，不仅要熟练掌握八纲证候的各自特点，还要注意它们之间的相兼、夹杂、转化、真假等情况，同时还要结合其他辨证方法，这样才能正确地全面认识疾病，为治疗提供可靠依据。

一、表里辨证

表里辨证，是辨别病变部位和病势趋向的两个纲领。

（一）表证

表证，是指六淫邪气侵袭人体的肌表、口鼻所产生的证候。

【临床表现】 恶寒（或恶风），发热，舌苔薄，脉象浮。或兼见头身疼痛、鼻塞流涕、咽喉痒痛、咳嗽等。

【分析】 本证多见于外感疾病的初期阶段，具有起病急、病程短的特点。临床以恶寒、发热、脉浮为辨证要点。

六淫之邪，客于皮毛肌腠，阻遏卫气的正常宣发，则郁而发热。卫气被遏，正常"温分肉，肥腠理"的功能受到障碍，肌表得不到温煦，所以出现恶风寒的症状。表邪未入里，舌象可无明显变化，而仅见薄白苔。外邪侵袭肌表，正气抗邪，脉气鼓动于外，故脉浮。邪气闭阻，营卫不得宣通，不通则痛，故见头身疼痛。肺主皮毛，鼻为肺窍，咽喉为肺气的通道，皮毛受邪，内应于肺，肺失宣降，故出现鼻塞流涕、咽喉痒痛、咳嗽等症状。

（二）里证

里证，是疾病深入于内（脏腑、气血、骨髓）所出现的一类证候。里证与表证相对而言，概括地说，凡非表证的一切证候皆属里证。

【临床表现】 里证多已病及脏腑，病因复杂，病位广泛，症状繁多，将在寒热虚实辨证及脏腑辨证等章节中详述。现仅举例如下：

高热，不恶寒，但发热，汗出，口渴，小便黄赤，大便干结，舌红苔黄，脉数而有力。

【分析】 里证成因大致有三种情况：一是由于外邪不解，内传入里，侵犯脏腑，二是外邪直接侵犯脏腑，三是情志内伤、饮食劳倦等因素直接损伤脏腑，使脏腑功能失调，气血逆乱，而出现种种病证。

上述临床表现最常见于外感发热，病已入里，热邪内传入里，或寒邪化热入里，里热炽盛，则见高热。外邪入里，病不在表，故但热不寒。里热炽盛，蒸津外泄，则汗出。热邪灼伤津液，则口渴，小便短黄，大便干结。舌红苔黄，脉数而有力，均为里热之征象。

（三）表证里证的鉴别

辨别表证和里证，主要是审察恶寒发热的情况，和舌象、脉象的变化。详见表 9 - 1：

表 9 – 1　　　　　　　　　　　　　表证里证鉴别表

	寒　热	脉　象	舌　象
表证	恶寒、发热同时并见	浮	一般舌苔薄 舌质无明显变化
里证	但寒不热，但热不寒， 或无寒热	沉	舌苔厚或无苔 舌质变化不显

（四）表证与里证的关系

表证与里证就外邪侵袭而言，不是固定不变的，随着正邪的不断斗争，病情也就不断地变化，在一定条件下，常可出现表里证的相互转化和表里同病。

1. 表里转化

实质是指病邪的表里出入，包括表邪入里和里邪出表。

（1）表邪入里：病人表邪不解，内传入里，称表邪入里，即是表证转化为里证。形成原因多由正气不足，或邪气过盛，或护理不当，或误治、失治等因素所致。如外感病初期，本有恶寒发热、头痛鼻塞等表证，若表证未解，正不胜邪，病邪内传入里，病人恶寒自罢，不恶寒反恶热，并见高热、渴饮、尿赤、舌红苔黄、脉洪大而数等表现，表示表邪入里化热，转为里热证。

（2）里邪出表：某些里证，病邪从里透达于外，称为里邪出表。多由治疗护理得当，机体抗邪能力增强所致。例如麻疹患儿，由于体质素弱，或受风寒，或过早使用寒凉药，郁遏卫气，以致疹出即没，转见高热、咳嗽、烦躁等症，反映为疹毒内陷，病势出表入里。这时若加强护理，并用清热透疹、托邪外出等法，使疹毒外透，疹子再现，而热渐退喘平，则表示病邪由里出表。

表里出入趋势，主要取决于邪正双方斗争的情况。一般地说，表邪入里，表示正不胜邪，病势加重；里邪出表，反映邪有出路，病势减轻。因此，掌握病势的表里出入变化，对于预测疾病的发展转归有着重要意义。

2. 表里同病

病人同时出现表证和里证，称为表里同病。表里同病大体有三种情况。

（1）初病既见表证，又见里证：如小儿伤风夹食，既有恶寒、发热、头痛流涕等表证表现，又见呕吐酸腐、腹痛泄泻等食滞不化的里证表现。

（2）表证未罢，又出现里证：如病人外感风寒，有恶寒发热、咳嗽、痰稀白等表证表现，后化热入里而表证未罢，症见壮热、微恶风寒、汗多、口渴、咳嗽、痰转黄稠等。

（3）原有里证，又新感外邪：如患者素有食少、腹胀、肠鸣、腹泻等里证见症，又感风寒而出现恶寒、发热、鼻塞流清涕等表证表现。

【附】　半表半里证

疾病除表证和里证外，还有半表半里证。是指外邪由表内传，尚未入里；或里邪出表，尚未至表，正邪相搏于表里之间，而出现的既不同于表证，又不同于里证的一类证候，称之为半表半里证。其临床表现主要有寒热往来、胸胁苦满、心烦喜呕、默默不欲饮食、口苦咽干、目眩、脉弦等。详见六经辨证中的少阳病证。

二、寒热辨证

寒热辨证，是辨别疾病性质的两个纲领。

（一）寒证

寒证是感受寒邪，或阳虚阴盛，机体的机能活动衰减所表现的证候。

【临床表现】　各类寒证的临床表现不尽一致，但常见的有恶寒喜暖，面色苍白，口淡不渴，肢冷蜷卧，或喜热饮，痰涎涕清稀，小便清长，大便稀溏，舌淡苔白而润滑，脉迟或紧等。

【分析】　本证多因阴寒邪气直中，或因内伤久病，阳气耗伤，或过服生冷寒凉，阴寒内盛所致。

阳气不足和外寒所伤，使阳气不能发挥其正常的温煦形体的作用，故见恶寒喜暖，面色苍白，肢冷蜷卧。阴寒内盛，津液未伤，故口淡不渴。阴盛阳虚，欲得热助而喜热饮。阳虚不能温化水液，以致痰、涎、涕、尿等分泌物、排泄物皆为澄澈清冷。寒邪伤脾或脾阳久虚，则运化失职而见大便稀溏。寒湿内盛，阳虚不化，则舌淡苔白而润滑。阳虚鼓动无力，血行不足则脉迟。寒主收引，受寒则脉道收缩，故见脉紧。

（二）热证

热证，是感受热邪，或阴虚阳盛，或五志化火，及人体的机能活动亢进所表现的证候。虽同为热证，但有虚实的不同。

【临床表现】　各类热证的临床表现也不尽一致，属实者常见发热恶热，面色红赤，烦躁不宁，渴喜冷饮，大便秘结，小便短赤，舌红苔干黄，脉数等；属虚者则有口唇干燥、五心烦热、昼轻夜重、脉虚数等表现。

【分析】　本证多因外感火热之邪，或寒邪化热入里，或因七情过激，郁而化火，或因饮食不节，积蓄为热，或房室劳伤，劫夺阴精，阴虚阳亢所致。

阳热偏盛，则发热恶热。火性炎上则见面红目赤。热扰心神，则烦躁不宁。热伤阴液，津伤须引水自救，故渴喜冷饮。大便秘结、小便短赤、舌红苔黄为热征。阳热亢盛，血行加速，故见脉数。阴液不足而虚热内生，则口唇干燥，五心烦热，盗汗，脉虚数等。

（三）寒证热证的鉴别

辨别寒证与热证，不能孤立地根据某一症状作判断，应对疾病的全部表现进行综合观察，尤其是寒热的喜恶，口渴与不渴，面色的赤白，四肢的凉温，二便、舌象、脉象等方面的变化。详见表 9 - 2：

表 9－2 　　　　　　　　　　　　　　　　寒证热证鉴别表

	寒 热	口 渴	面 色	四 肢	二 便	舌 象	脉 象
寒证	恶寒 喜热	不渴 或热饮不多	苍白	冷	大便稀溏 小便清长	舌淡 苔白润	迟或紧
热证	恶热 喜凉	口渴 喜冷饮	红赤	热	大便干结 小便短赤	舌红 苔黄干	数

（四）寒证与热证的关系

寒证与热证虽然有本质不同，但在疾病过程中，既可以错杂出现，也可以相互转化。

1.寒热错杂证

在病人身上同时出现寒证与热证，称为寒热错杂。常见的有四种情况：

（1）上热下寒：患者在同一时间内，表现为上部有热、下部有寒的证候。例如：口臭，渴而喜饮，牙龈肿痛，同时又兼见腹痛喜暖、大便溏泄等症，此为胃热肠寒证的表现。

（2）上寒下热：患者在同一时间内，表现为上部有寒、下部有热的证候。例如：胃脘冷痛，呕吐清涎，同时又兼见尿频、尿痛、小便短赤等症，此为胃中虚寒，下焦湿热证的表现。

（3）表寒里热：是表里寒热错杂的一种表现。常见于本有内热，又感风寒，或外邪传里化热而表寒未解的病证。例如：小儿先有食积内热，又外感风寒之邪，临床上既能见到由内热食积引起的腹痛、烦躁、口渴、苔黄，又可兼见恶寒、微发热、身痛等症，此为寒在表，热在里的证候。

（4）表热里寒：也是表里寒热错杂的一种表现。常见于素有里寒而复感风热，或表热未解，误下以致脾胃阳气损伤的病证。例如：平素脾肾阳虚之人，又感风热之邪，表现为既有肢冷便溏或下利、不渴，又兼见发热、恶风、咽喉肿痛等症，此为热在表，寒在里的证候。

2.寒热转化证

寒热转化和表里转化一样，在疾病发展过程中，由于治疗不当，或人体本身正气的盛衰等内在因素，寒热证候也可以相互转化，出现寒证化热、热证转寒等情况。

（1）寒证化热证：指病本为寒证，后出现热证，而寒证随之消失的情况。例如：哮喘病人，本来不发热，咳喘而唾液白稀，苔白而滑腻，表现为寒证。若因寒邪郁久化热，或过服温燥之品，引起病情变化，出现发热、咳嗽加剧而吐黄稠痰、苔黄、脉数时，此即为寒证转化为热证。

（2）热证化寒证：指病本热证，后出现寒证，而热证随之消失的情况。这种转化有突变者，如高热病人，由于大汗不止，阳从汗泄，或吐泻过度，阳随津脱，而出现体温骤降、四肢厥冷、面色苍白、脉微欲绝的亡阳证，又有病情迁延，日久不愈而渐发者，如热痢不愈，日久转化为虚寒痢，都属于热证转化为寒证。

寒热证转化要注意其虚实才能正确辨证。

寒证与热证转化的关键在于邪正双方力量的对比。一般而言，人体正气充实，阳气亢盛，阴证才能转化为阳证；若正不胜邪，阳气耗伤，则热证也可以转化为寒证。

3．寒热真假证

当疾病发展到寒极或热极的严重阶段，有时会出现与病证本质相反的一些假象，即所谓真寒假热、真热假寒。这里所说的"真"是指疾病的本质属性；"假"是指疾病的某些表面现象。

（1）真寒假热：是指内有真寒而外见假热的证候。其临床表现是身热、面红、口渴、脉大，似属热证，但身热反欲盖衣被，口渴喜热饮，饮亦不多，脉大而无力，并可见到四肢厥冷、下利清谷、小便清长、舌淡苔白等一派寒象。此为阴盛于内，格阳于外，寒热格拒所形成的"寒极似热"现象，故又称"阴盛格阳"。

（2）真热假寒：是指内有真热而外见假寒的证候。其临床表现是手足逆冷，脉沉，似属寒证，但肢冷而身热，不恶寒，反恶热，脉沉数而有力，更见烦渴喜冷饮，咽干，口臭，谵语，小便短赤，大便燥结或热痢下重，舌质红，苔黄而干等。这种手足冷而脉沉是假寒现象，因内热过盛，阳气郁闭，不能外达于表所致。所以热为疾病的本质，而所见的寒象为疾病的假象，即阳盛于内，格阴于外所形成的"热极似寒"现象，故又称"阳盛格阴"。

（3）寒热真假的鉴别：辨别寒热真假，必须透过现象看本质，才能不被假象所迷惑。在综合分析过程中，要抓住两个要点：一是假象的出现多在四肢、皮肤和面色方面，而脏腑、气血、津液等方面的内在表现乃为疾病的本质。故辨证时应以里证、舌象、脉象等作为诊断的依据。二是假象毕竟与真象不同。如假热之面赤是面色淡白而仅在颧颊上见浅红娇嫩，时隐时现，而真热的面红却是满面通红；假寒常表现为四肢厥冷，但胸腹灼热，或周身寒冷反不欲近衣被，而真寒则身寒蜷卧，欲近衣被喜暖等。寒热真假鉴别见表9-3：

表9-3 　　　　　　　　　　　　**寒热真假鉴别表**

	脉 象	舌 象	渴 饮	胸 腹	小 便	欲近衣被否
真 热	沉而有力	红干	口渴喜冷饮	灼热	短赤	不欲衣被
真 寒	大而无力	淡润	不渴或渴，喜热饮不多	不灼热	清长	欲衣被

三、虚实辨证

虚实辨证，是辨别人体正气强弱和病邪盛衰的两个纲领。虚，指正气虚，主要指人体的脏腑生理活动及维持活动的基础物质如气、血、津液等不足。实，指邪气亢盛有余。虚实辨证是临床上确定扶正与祛邪以及判断预后的重要依据。

（一）虚证

虚证是对人体正气虚弱所产生的各种临床表现的病理概括。

【临床表现】 虚证所涉及的范围较广，很难全面概括，此处只介绍阳气虚损和阴气不足的临床表现。阳气虚损常见精神萎靡，面色苍白或萎黄，自汗，畏寒肢冷，大便溏泄或滑脱，小便频数或失禁，舌质淡嫩，脉虚无力；阴气不足常见五心烦热，盗汗，舌红少苔或无苔，脉细数无力等。

【分析】 虚证多见于慢性疾病或病变的后期，一般病程较长，也有疾病骤变而致虚弱者。虚证的形成，有先天不足和后天失调两个方面，但以后天失调为主。如饮食不节，后天之本不固，七情、劳倦伤及脏腑气血，产育过多，房事过度，耗伤肾脏真元之气，或久病失治、误治，损伤正气等，均可形成虚证。

辨虚证时应注意阳损或阴虚两个方面。如阳气虚损，温运固摄无力，故出现面色苍白，形寒肢冷，自汗，小便清长，下利清谷，舌质淡嫩，脉虚无力等。如阴虚不能制阳，虚热内生，则有五心烦热，盗汗，舌红少苔，脉细数无力等。

（二）实证

实证是对人体感受外邪或体内病理产物蓄积而产生的各种临床表现的病理概括。

【临床表现】 由于外邪性质的不同，及某些致病病理产物的差异，故实证的临床表现亦极不一致。常见的有：身热面赤，烦躁不安，甚至神昏谵语，胸闷不适，呼吸气粗，痰涎壅盛，脘腹疼痛拒按，大便秘结或下痢，里急后重，小便不利，或淋沥刺痛，舌质苍老，舌苔厚腻，脉实有力。

【分析】 实证的形成有三个方面：一是外邪入侵人体的初期或中期，邪气亢盛而正气尚未虚衰，邪正相争处于剧烈阶段；二是内脏功能失调，以致瘀血、痰饮、水湿等病理产物停留于体内所致；三是因食积、虫积于体内所致。

据上述实证表现分析，邪气过盛，正气与之抗争，以致阳热亢盛而见身热面赤。实邪扰心，或蒙蔽心神，故致烦躁，甚至神昏谵语。邪阻于肺，则肺失宣降，而见胸闷，喘息气粗，痰多者见痰声辘辘。实邪积于肠胃，腑气不通，则脘腹疼痛拒按，大便秘结。湿热阻滞大肠，故见下痢，里急后重。水湿内停，气化不行而小便不利。湿热下注膀胱则小便淋沥涩痛。实邪内积多见舌质苍老，舌苔厚腻。邪正相争，搏击于血脉，故脉实有力。

（三）虚证实证的鉴别

虚证与实证的鉴别一般主要应抓住病程长短，精神的好坏，声音气息的强弱，痛处的喜按与拒按，以及二便、舌象、脉象的改变等几个方面。现列表9-4比较如下：

表 9-4　　　　　　　　　　　　虚证实证鉴别表

	病程	面色	声息	疼痛	大便	小便	舌象	脉象
虚证	长	淡白或颧红	声低息微	喜按	稀溏或滑泄	清长或失禁	舌淡胖嫩	虚弱或细数
实证	短	红赤	声高气粗	拒按	干结或下痢，里急后重	不利或淋沥涩痛	舌质苍老苔厚腻	实大有力

（四）虚证与实证的关系

虚证与实证，虽有正气不足和邪气过盛的本质不同，但邪正虚实之间，又是相互联系、相互影响的，其临床表现有以下几种情况：

1．虚实夹杂

患者同时出现正虚和邪实两方面的病变，称虚实夹杂。临床上可见虚证夹实、实证夹虚、虚实并重三种情况。

（1）实证夹虚：此证的发生，常由实证过程中邪气太盛，损伤了人体正气而致；亦可见于原来体虚而感外邪的病人。本病的特点是以邪实为主，正虚为次。例如：外感温热病过程中常见的热甚伤阴之证，既有发热便秘、舌红、脉数等里热实证的表现，又兼见舌绛苔燥裂、口渴等阴津伤耗的虚证表现。

（2）虚证夹实：此证可见于素体虚弱，复感邪气，由于正气不足，无力驱除病邪，以致病邪积聚而形成虚中夹实之证，或由正气不足，而兼有瘀血、痰饮、食积等。例如：素体脾胃虚弱的病人，常易出现食滞不化的虚中夹实病证，症见形体消瘦、倦怠乏力、面色萎黄等脾虚之象，又见脘腹胀满疼痛、嗳气酸腐等食滞胃脘的实证。

（3）虚实并重：此证形成，一为原有较重的实证，迁延日久，正气大伤，而实邪未减者；二是原来正气已甚弱，又感较重邪气。其特点是正虚与邪实均十分明显，病情较重。例如：小儿疳积，大便泄泻，完谷不化，腹部膨大，形瘦骨立，午后烦躁，贪食不厌，苔厚浊，脉细稍弦，病起于饮食积滞，损伤脾胃，虚实并见。

虚实夹杂的辨证，要分清虚实的先后、轻重、缓急，以指导临床用药的轻重主次。虚证夹实，以补为主，兼以祛邪；实证夹虚，以祛邪为主，兼以扶正；虚实并重，攻补并施。

2．虚实转化

在疾病发展过程中，由于邪正相争的变化，在一定的条件下，虚证和实证可相互转化。

（1）实证转虚：实证由于失治或误治，以致病程迁延，病邪久留而耗伤正气，逐渐转化为虚证。例如：腹痛、里急后重的湿热痢，日久不愈，可转化成滑泄脱肛的虚寒痢。

（2）虚证转实：病本虚证，因脏腑功能失调，代谢障碍，而致痰、食、血、水等凝结阻滞为病。例如：病本心气虚，症见心悸气短，久病未愈，突然胸闷心痛不止，这是由于气虚无力运血，而致气虚血瘀，心脉痹阻，其证由虚转实。

3．虚实真假

虚证和实证，有真假疑似之分。辨证时，要从错杂的临床表现中详辨真假，以去伪存真，才不致在治疗中犯"虚虚实实"之误。

（1）真虚假实：病本虚证，反见充盛之状，称为真虚假实，即所谓"至虚有盛候"。例如：脏腑虚衰，气血不足，运化不力，因而出现腹满、腹胀、腹痛、脉弦等类似实证的现象。但病人虽腹满而有时减轻，不似实证之常满不减；腹虽胀，但时有所缓，不似实证之常急不缓；腹虽痛，却不拒按，反而按之痛减；脉虽弦，重按却无力。由此可知，病变的本质是虚而不是实。

（2）真实假虚：病本实证，大实之体反呈虚羸之状，称为真实假虚，即所谓"大实有羸状"。如热结肠胃，痰食壅滞，大积大聚，致使经络阻滞，气血不通，因而出现神情默默，身体倦怠，大便下利，脉象沉细或伏等类似虚证的现象。但仔细观察，病人虽神情默默，不欲言语，但语则声高气粗；身体倦怠，但稍动反感舒适；大便下利，但得泄而反快；脉象沉细，但按之有力。因此，病变的本质是实不是虚。

虚实真假鉴别如表9-5：

表9-5　　　　　　　　　　　　虚实真假鉴别表

	舌　象	脉　象	腹部胀痛情况	病　情
真　实	苍老	有力	胀无缓解，痛而拒按	暴病
真　虚	娇嫩	无力	胀能缓解，痛而喜按	久病

（五）表里、寒热、虚实的关系

人体是一个有机整体，因此，表里寒热虚实之间又是密切联系着的。这里仅就表里与寒热虚实的联系所反映的综合证候举例说明如表9-6：

表9-6　　　　　　　　　　表和里的寒热虚实证候鉴别表

		症　　状	舌　象	脉　象
表	寒	恶寒发热，无汗，头痛，骨节疼痛，不渴	苔薄白	浮紧
	热	发热微恶寒，微汗，口渴，尿黄	苔薄黄	浮数
	虚	发热恶风，自汗，鼻塞	苔薄	浮缓
	实	多指表寒证	苔薄白	浮紧
里	寒	形寒肢冷，面色苍白，不渴或渴喜热饮，痰稀薄，尿清，便溏	苔白滑	沉迟
	热	壮热面赤，心烦口渴，喜冷饮，痰黄稠，尿黄，便干	舌红苔黄	数
	虚	气弱懒言，食减倦怠，头昏心慌，畏寒怕冷	舌淡苔白	弱
	实	胸腹胀满，疼痛拒按，大便秘结	苔黄腻	沉实

四、阴阳辨证

阴阳辨证，是概括证候类别的一对纲领，也是八纲辨证中的总纲。表里、寒热、虚实是从各种不同的侧面来概括病情的，只能说明疾病某一方面的特征，为了对病情进行总的归纳，使复杂的证候纲领化，因此又可以用阴阳来概括上述六纲，即表、热、实属阳，里、寒、虚属阴。所以有人称八纲为"二纲六要"。

（一）阴证

阴证是指机体阳气虚衰，阴寒内盛所表现的证候。

【临床表现】　精神萎靡，面色苍白或晦暗，身重蜷卧，形寒肢冷，倦怠无力，语声低怯，纳差，口淡不渴，大便腥臭，小便清长，舌淡胖嫩，脉沉迟或弱或细涩。

【分析】　阴主内主静主寒，故里、寒、虚证属于阴证的范围，但以虚寒证为多见。精神萎靡、乏力、声低是虚证的表现。畏寒肢冷、口淡不渴、大便溏而腥臭、小便清长是寒证的表现。舌淡胖嫩，脉沉迟、微弱、细涩，均为虚证和虚寒证之舌脉。

（二）阳证

阳证是指机体阳气亢盛，脏腑功能亢进，导致阳热壅盛而表现的证候。

【临床表现】　发热，不恶寒反恶热，面红目赤，烦躁多动，气粗声高，喘促痰鸣、口干渴饮，大便秘结，小便短赤，舌质红绛，苔黄干或黑而生芒刺，脉象洪数、滑实。

【分析】　阳主外主动主热，故表、热、实概属于阳证的范围，但以实热证多见。发热、恶热、面红目赤、烦躁多动、口干渴饮、小便短赤为热证的表现。气粗声高、喘促痰鸣、大便秘结等是实证的表现。舌质红绛，苔黄干或黑而生芒刺，脉象洪数、滑实，均为实热之征象。

（三）阴证阳证的鉴别

阴证和阳证的概念极广，一般地说，它们是临床复杂多变的证候归纳。但在某些疾病过程中，也可因人体阴阳本身的病变而出现阴证和阳证。所以临床上阴证和阳证的表现也有一定的规律。现按四诊对照列表 9－7 区别如下：

表 9－7　　　　　　　　　　　阴证阳证鉴别表

	阴　　证	阳　　证
望	面色苍白或晦暗，身重蜷卧，萎靡不振，舌质淡而胖嫩，舌苔润滑	面红目赤，身热喜凉，躁动不安，舌质红绛，苔色黄或老黄，甚则燥裂，或黑而生芒刺
闻	语声低微，静而少言，呼吸怯弱，气短	语声壮厉，烦而多言，呼吸气粗，喘促痰鸣，狂言叫骂
问	饮食减少，口中无味，无烦渴，或喜热饮，大便腥臭，小便清长或短少	恶食，口干，烦渴引饮，大便秘结，或有奇臭，小便短赤
切	腹痛喜按，身寒足冷，脉象沉、微、细、涩、迟、弱而无力	腹痛拒按，身热足暖，脉象浮、洪、数、大、滑、实而有力

（四）亡阴与亡阳

亡阴与亡阳是疾病发展过程中，由于阴液与阳气衰竭而出现的危重证候。

1．亡阴

亡阴证，是机体阴液衰竭所表现的一种危重证候。

【临床表现】　大汗出，汗热而粘，肌肤热，手足温，口渴喜冷饮，呼吸气粗，舌红干，脉细数无力。

【分析】　本证的病因常见于三个方面：一是高热、大汗、大吐、大泻、大出血等致阴液迅速丧失；二是阴亏日久，渐至枯竭；三是阳虚日久，反致阴液耗竭。阴竭则真阴外脱，故见汗出。阴虚则热，故有汗热而粘、肌肤热、口渴喜冷饮等一系列热象。本证究属虚证，故脉虽似实而必躁疾，按之无力。

2．亡阳

亡阳是机体阳气暴脱所表现的一种危重证候。

【临床表现】 大汗淋漓，汗冷而清稀，肌肤冷，手足厥冷，口淡不渴，或喜热饮，气微，舌淡暗，脉微欲绝。

【分析】 亡阳的病因亦有三个方面：一是邪气极盛，暴伤阳气；二是阳虚日久，渐至亡脱；三是亡阴导致亡阳。阴阳离决，虚阳上越，津随阳泄则大汗淋漓。阳衰则寒，故见手足厥冷、口淡不渴等一系列寒象。虚阳外越，故脉见浮数而空，甚则微细欲绝。

3．亡阴亡阳的鉴别

亡阴亡阳病情危重，变化急剧，临证须及时发现，准确辨证。现将其主要临床表现列表9－8鉴别如下：

表9－8   亡阴亡阳鉴别表

	汗	面 色	四 肢	神 志	呼 吸	口 渴	舌 象	脉 象
亡 阴	汗热	潮红	温和	躁妄不安	喘息气短	口 渴	红 干	细数疾
亡 阳	汗凉	苍白	厥冷	神识昏迷	气息微弱	不 渴	淡 润	微欲绝

由于阴阳是互根的，阴竭则阳气无所依附而散越，阳亡则阴无以化生而枯竭，所以亡阴可以导致亡阳，亡阳亦可导致亡阴。亡阴亡阳总是相继出现，只是先后主次不同而已。一般来说，亡阴导致亡阳较常见。所以，在临床上须分清亡阴和亡阳的先后主次，才能及时准确地进行抢救。

第二节　脏腑辨证

脏腑辨证，是运用藏象学说及阴阳五行的基本理论对疾病所出现的症状、体征进行分析和归纳，藉以辨明病变的部位、病因、性质和邪正盛衰的一种辨证方法。

脏腑辨证，是各种辨证的基础，是临床各科诊断疾病的基本方法，是整个辨证体系中的重要组成部分。脏腑辨证，同八纲辨证和气血津液辨证密切相关。由于它能确切地辨明疾病的脏腑部位及其病因病性，从而使治疗有较强的针对性。如八纲辨证中的阴虚，具体说来就有心、肺、肝、肾等脏腑阴虚的不同；气血津液辨证中的气虚，就有心、肺、脾、肾等脏腑气虚的区别。脏腑辨证，也是六经、卫气营血及三焦辨证方法的基础，后者虽然主要是用于外感病的辨证方法，但归根结底，外感病也是脏腑阴阳、气血失调的病理表现。所以，这些辨证方法都以脏腑辨证为基础。理解了脏腑辨证规律，就有助于其他辨证方法的学习和掌握。

脏腑辨证，包括五脏病辨证、六腑病辨证以及脏腑兼病辨证，其中五脏病辨证是脏腑辨证的主要内容。由于脏腑之间具有表里关系，在病理上容易相互影响，而且临床上单纯的腑病一般只言其实证，而其虚证多归属于脏病之中，故本节将六腑病纳入相关的脏病条目中进行讨论。脏腑的病变较为复杂，一般地说，脏腑虚证有气血阴阳诸虚，实证或为六淫邪气外侵，或为痰饮、瘀血等病理产物内停所致。其证候表现多种多样，本节所介绍的仅是临床上比较常见的典型证候，学习时应掌握其要领，知常达变，临证时才能灵活运用。

一、心与小肠病辨证

心的主要生理功能是主血脉和藏神，开窍于舌等，故凡表现为血脉及神志异常，如心悸、心痛、失眠、健忘、神志、谵语以及舌疮、舌痛等，应考虑心的病证。心的病证有虚有实，虚证多为气血阴阳之不足，实证多是火热痰瘀等因素引起心的生理活动失常。

小肠主化物，分清别浊。小肠的病证有小肠实热、小肠虚寒、小肠气痛等。小肠虚寒和小肠气痛，分别概括在"脾阳虚"和"寒滞肝脉"证内，故本节只讨论小肠实热。

（一）心气虚、心阳虚及心阳暴脱

心气虚是心的生理功能活动衰弱所表现的证候；心阳虚是心气虚发展到出现虚寒症状时的证候；心阳虚再发展，出现心阳虚脱的危候，即称心阳暴脱。

【临床表现】　心气虚与心阳虚的共同症状为心悸怔忡，胸闷气短，活动后加重，自汗，脉数无力等。

心气虚：除上述共有症状外，并有面色㿠白，神疲乏力，舌淡苔白，脉虚。

心阳虚：除共有症状外，并有畏寒肢冷，面色苍白或暗滞，心痛，舌淡胖，苔白滑，脉细微或结代。

心阳暴脱：素有心阳虚证，突然大汗淋漓，四肢厥冷，呼吸微弱，面色苍白，口唇青紫，神志模糊或昏迷，舌质淡紫，脉微欲绝。

【分析】　心气虚、心阳虚多由素体虚弱、久病失养、年老脏器虚衰等因素引起；痰湿阻塞心窍，或因寒邪暴伤心阳，可导致心阳暴脱。

心气虚衰，心中空虚，惕惕而动，轻则心悸，重则怔忡；心位胸中，心气不足，胸中宗气运转无力，则胸闷气短；"动则气耗"，故活动后诸症即随之加剧；气虚阳弱，不能外固肌表则自汗；心气虚弱，血液失去鼓动则运行无力；血脉不得充盈，故脉细微；心气虚衰，不能行血上荣，故面色淡白或㿠白，舌淡苔白；神疲乏力亦为气虚之征。若气虚病情进一步发展，损及心阳，阳虚则外寒，故见畏寒肢冷；阳虚寒盛，寒凝经脉，气机郁滞，心脉痹阻不通，所以心胸疼痛；舌淡胖苔白滑，是阳虚寒盛之征。若心阳虚进一步发展，突然心阳衰败而暴脱，阳虚不固，阴液外泄，则大汗淋漓；阳衰不能温煦肢体，故四肢厥冷；心阳衰，宗气泄，不能助肺以行气，故脉微欲绝；血液不能外荣则面色苍白；血脉瘀滞则舌质淡紫；心神失养，故神志模糊，甚则昏迷。现将三证列表9－9鉴别如下：

表9－9　　　　　　　　　心气虚、心阳虚、心阳暴脱鉴别简表

	相 同 点	不 同 点
心 气 虚	心悸怔忡，胸闷气短，活动后加重	面色淡白或㿠白，舌淡苔白，脉虚
心 阳 虚		畏寒肢冷，心痛，面色㿠白或晦暗，舌淡胖苔白滑，脉微细
心阳暴脱		突然冷汗淋漓，四肢厥冷，呼吸微弱，面色苍白，口唇青紫，神志模糊或昏迷，舌质淡紫而滑，脉微细欲绝

（二）心血虚及心阴虚

心血虚与心阴虚，都是由阴血亏虚，心失所养而表现的证候。

【临床表现】 心血虚与心阴虚的共同症状是心悸，失眠，多梦。

心血虚：除共同症状外，并见面白无华，眩晕，健忘，唇舌淡白，脉象细弱等。

心阴虚：除共同症状外，并见五心烦热，潮热盗汗，两颧发红，舌红少津，脉象细数等。

【分析】 引起心血虚和心阴虚的主要原因是久病暗耗阴血，或失血过多，或阴血生成不足，或情志不遂，阴血暗耗，或因热病而耗伤阴津等。心血虚证，以心病常见证和血虚常见证共见为辨证要点；心阴虚证，以心病常见证和阴虚常见证共见为辨证要点。

血属阴，心之阴、血不足，都能使心失所养，心动不安，而见心悸；神失濡养而不守，致心神不宁，出现失眠多梦等共同症。血与阴同类但毕竟有所区别。血虚者，因不能濡养脑髓，而见眩晕健忘；不能上荣则见面白无华，唇舌淡白；不能充盈脉道则脉象细弱。阴虚则阳亢，虚热内生，故见五心烦热、午后潮热等虚热证症状；入寐则阳气入阴，阴液受蒸则外流而为盗汗；虚热上炎则两颧发红，舌红少津；脉细主阴虚，数主有热，故细数为阴虚内热之脉象。

现将心血虚与心阴虚列表 9 - 10 鉴别如下：

表 9 - 10　　　　　　　　　心血虚、心阴虚鉴别简表

	相 同 点	不 同 点
心血虚	心悸怔忡，失眠多梦	眩晕，健忘，面色淡白无华，唇舌淡白，脉象细弱
心阴虚		五心烦热，潮热盗汗，两颧发红，舌红少津，脉象细数

（三）心火亢盛

心火亢盛，是心火内炽所表现的证候。

【临床表现】 心中烦热，夜寐不安，面赤口渴，尿黄便结，舌尖红赤苔黄，脉数有力。或见舌体生疮，糜烂疼痛，或见狂躁谵语，或见吐血、衄血，或见肌肤疮疡，红肿热痛。

【分析】 本证常因七情郁结，气郁化火，或火热暑邪内侵，或过食辛味及烟酒热燥之物，火自内生，或过食肥腻厚味，久而化热生火所致。以心、舌、脉等的实热表现为辨证要点。

心居胸中，在五行属火，故邪气入心，皆易化火。心火内炽，则心中烦热；火热内扰神明，则夜寐不安而失眠，甚则狂躁谵语。心开窍于舌，其华在面，心火上炎，则舌尖红赤，或见舌体糜烂疼痛，面赤。心主血脉，心火炽盛，血热妄行，故见吐血、衄血。口渴、苔黄、脉数均为里热之征象。肌肤疮疡红肿热痛，为火毒壅滞脉络，内腐化脓的病理表现。

（四）心脉痹阻

心脉痹阻，是指心脏脉络在各种致病因素作用下导致痹阻不通所反映的证候。

【临床表现】 心脉痹阻证以心悸怔忡，心胸憋闷疼痛，痛引肩背内臂，时发时止为主要症状。由于导致痹阻的病因不同，所以还有下列特征：

血瘀心脉：痛如针刺，痛处不移，并见舌紫暗，或有紫点、紫斑，脉细涩或结代。

气滞心脉：疼痛而胀，胸肋胀闷，其发作往往与情志因素有关，舌淡红或暗红，苔薄白，脉弦。

痰阻心脉：剧痛暴作，畏寒肢冷，得温痛减，舌淡苔白，脉沉迟或沉紧。

【分析】 本证多并发于心气或心阳亏虚的病证，又常由劳倦、感寒、情志刺激等因素诱发或加重。因心阳不振，心失温养，搏动失常而心悸怔忡。由于阳气不足，血行无力，继之因瘀血、气滞、痰浊、寒凝等因素而使心脉痹阻，气血运行不畅，以致心胸憋闷疼痛。因手少阴心经从肩背到腋窝循臂内而行，故痛势可引及肩背内臂，这是心脉痹阻而心痛的特征，也是诊断心脉痹阻的主要依据。本证多为本虚标实，疼痛发作常因实邪阻滞心脉之故，因而在辨证时，必须分清瘀、气、痰、寒的不同，才能明确诊断。其辨证的要领当根据血瘀、气滞、痰阻、寒凝的不同特征，以及疼痛的特点和兼症的不同加以区别。现列表9-11比较如下：

表9-11 　　　　　　　心脉痹阻证瘀、寒、痰、气鉴别表

	共 同 症 状	不 同 症 状
血 瘀		痛如针刺，舌紫暗，或有紫点、紫斑，脉细涩或结代
气 滞	心悸怔忡，心胸憋闷疼痛，痛引肩背内臂，时发时止	疼痛而胀，胸肋胀闷，发作常与情志因素有关，舌淡红或暗红，苔薄白，脉弦
痰 阻		闷痛，体胖痰多，身重困倦，舌苔白腻，脉沉滑
寒 凝		剧痛暴发，畏寒肢冷，得温痛减，舌淡苔白，脉沉迟或沉紧

（五）痰迷心窍

痰迷心窍，是痰浊上扰蒙闭心窍所表现的证候。

【临床表现】 精神抑郁，神识痴呆，目神迟钝，举止失常，自言自语。或突然昏仆于地，不省人事，喉中痰鸣，口吐涎沫，口中如作猪羊叫声，手足抽搐。或意识模糊，语言不清，面色晦滞，胸闷。苔腻，脉弦滑。

【分析】 本证多因湿浊酿痰，或情志不遂，气郁生痰而蒙蔽心窍所致。常见于癫证、痫证或其他慢性病的危重阶段。以神志不清、胸闷痰多、苔白腻、脉弦滑而无热象为辨证要点。

七情为患，气机阻滞，津液不得生化转输，则郁而停积生痰。或感受湿浊之邪，久酿成痰，痰浊内盛，心神被蒙，则发为意识痴呆，目神迟钝，举止失常，自言自语，表情淡漠。一旦肝风挟痰上迷心窍则突然昏仆，不省人事，口吐涎沫，喉中痰鸣；肝主筋，肝风动，目系急，筋膜紧，故两目上视，手足抽搐；喉中痰涌而为气激，故发出如猪羊样叫声。舌苔白腻、脉弦滑亦为痰浊内盛之征。

（六）痰火扰心

痰火扰心，是指痰火扰乱心神所出现的神志异常证候。

【临床表现】 心烦失眠，痰多胸闷，头晕目眩，重则语言错乱，哭笑无常，不避亲疏，狂躁妄动，打人毁物，力逾常人。或发热气粗，面红目赤，痰黄稠，喉间痰鸣，躁狂谵语。舌红苔黄腻，脉滑而数。

【分析】 本证多因精神刺激，暴怒所伤，或思虑太过，气郁化火，煎熬津液成痰，痰火内盛，或外感热邪，邪热内灼津液成痰，痰火扰乱心神所致。常见于狂证及外感热病中期痰火炽盛所出现的心神异常之证。以精神狂躁妄动为特点，且伴有苔黄腻、脉滑数等热象，而区别于痰迷心窍。

内伤病中，因痰火扰心而见失眠，常与心烦共见；若痰阻气道则兼见痰多胸闷；清阳不升，痰浊上蒙则头晕目眩；气郁或大怒化火，灼液生痰，痰火上扰，心神失藏，故出现神志异常，语言错乱，哭笑无常，不避亲疏等；火热主动，故病则狂躁妄动，打人毁物，力逾常人。若因外感热病所致，则有高热气粗，面红目赤；邪热灼津，故痰黄而稠；痰气上逆则喉间痰鸣；痰火扰心，心神昏乱，故躁扰发狂，胡言乱语。舌红苔黄腻，脉象滑数，均为痰火内盛之征象。

（七）小肠实热

小肠实热，是小肠里热炽盛所表现的证候。

【临床表现】 心烦口渴，口舌生疮，尿短赤，尿道涩痛或尿血，舌质红，苔黄，脉数。

【分析】 本证多由心火下移于小肠而发病。以心火炽热表现及小便赤涩灼痛为辨证要点。

心烦口渴，口舌生疮，舌尖红赤，舌苔黄，脉数，为心火亢盛之征。心与小肠经脉相互络属而为表里，心火过盛可随经下移于小肠，因而并见小便赤涩，尿道灼痛，甚或尿血等症。

二、肺与大肠病辨证

肺主气，司呼吸，主宣发肃降，通调水道，若见呼吸不利、咳嗽气喘、吐痰咯血等症，主要责于肺之病变。大肠能吸收水分，传导糟粕，故大肠的病变主要表现为传导失常而致的便秘与泄泻等。

（一）肺气虚

肺气虚，是指肺气不足和表卫不固所表现的证候。

【临床表现】 咳喘无力，少气不足以息，动则益甚，痰液清稀，面色淡白，声低懒言，神疲体倦，或有自汗、畏风、易于感冒，舌淡苔白，脉虚弱。

【分析】 本证多由久病咳喘耗伤肺气，或气的生化之源不足所致。临床以咳喘无力并伴气虚常见症为辨证要点。

肺主气而司呼吸，肺气亏虚则宗气不足，呼吸功能减弱，而致咳喘无力，气少不足以息，因动则耗气，故喘息益甚。肺气不足，水津不布而停聚肺系，随肺气上逆而为清稀痰液。面色淡白，神疲体倦，声低懒言，为气虚之常见症状。肺气虚不能宣发卫气，固护肌表，致腠理不密，卫表不固，故见自汗、畏风、易于感冒。舌淡苔白、脉虚弱亦为气虚之象。

（二）肺阴虚

肺阴虚，是指肺阴亏虚，虚热内生所表现的证候。

【临床表现】　咳嗽无痰，或痰少而粘不易咯出，或痰中带血，声音嘶哑，形体消瘦，潮热盗汗，五心烦热，口燥咽干，颧红，舌红少津，脉细而数。

【分析】　本证多由久咳伤阴，痨虫袭肺，或热病后期肺津受损所致。以干咳痰少并伴阴虚内热之象为辨证要点。

肺主清肃，性喜柔润。肺阴不足，虚热内生，虚火灼肺，肺失清肃，故干咳痰少，咯痰不爽。肺络灼伤，则痰中带血。肺阴亏虚，上不能滋润咽喉则咽干口燥，甚则声音嘶哑；外不能濡养肌肤则形体消瘦。虚热内炽则五心烦热；虚火上炎则颧红；热扰营血则盗汗。舌红少津，脉象细数，均为阴虚内热之象。

（三）风寒束肺

风寒束肺证，是指感受风寒，肺气被束而失宣发所表现的证候。

【临床表现】　咳嗽，痰稀薄色白，恶寒，微发热，无汗，鼻塞流涕，舌苔薄白，脉浮紧。

【分析】　本证以咳嗽兼风寒袭表之征为辨证要点。

因风寒袭表，肺气被束，宣发失常，故逆而为咳。寒属阴，故痰液稀薄色白。鼻为肺窍，肺气失宣，鼻窍通气不畅则鼻塞而流清涕。肺主皮毛，风寒客表，皮毛闭束，故卫气郁遏而表现恶寒、发热、无汗。邪未传里，故舌苔薄白。脉浮主表，紧为寒象，均为风寒在表之征。

（四）寒饮伏肺

寒饮伏肺，是指素有咳嗽，内有伏饮，复感寒邪，引动水饮上逆而致肺气宣降失常所表现的证候。

【临床表现】　咳嗽，痰涎稀白，量多，背寒怕冷，甚则气喘，不能平卧，或伴恶寒发热，头痛，鼻塞流清涕，舌苔白滑或白腻，脉弦紧。

【分析】　本证以咳嗽痰多、背寒怕冷为辨证要点。

津液失于输布，饮邪伏于内，平素伏而不发，若遇外感风寒，引动水饮上逆，则致肺气宣降失常，故发咳嗽，甚则气喘，不得平卧。津液遇寒则凝聚为痰，故咳痰清稀量多。饮为阴邪，易伤阳气，背为胸中之府，饮伏于肺，故背寒怕冷。恶寒、发热、头痛、鼻塞流涕是外感寒邪之象。舌苔白滑或白腻，脉弦紧，为痰饮内盛之征。

（五）风热犯肺

风热犯肺，是指外感风热之邪侵犯肺卫，肺失宣发所表现的证候。

【临床表现】 咳嗽，痰黄稠粘难咯，咽红肿痛，鼻流黄浊涕，发热微恶风寒，口渴，舌尖发红，苔薄黄，脉浮数。

【分析】 本证以咳嗽与风热袭表之症共见为辨证要点。

风热袭肺，肺失宣发则咳嗽。风热为阳邪，灼液为痰，故痰稠色黄。肺气失宣，鼻窍不利，津液为风热熏蒸，所以鼻塞不通，涕流黄浊。风热之邪郁遏卫阳，故发热，微恶风寒。风热耗伤津液则口干，咽喉不利则咽痛。肺位在诸脏之上，舌尖部常候上焦病变，肺为风热所袭，所以舌尖发红。苔薄黄，脉浮数，是风热在表之征象。

（六）痰热壅肺

痰热壅肺，是指温热犯肺，灼津酿痰，或痰湿壅肺，蕴郁化热，使肺气不得宣降所表现的证候。

【临床表现】 咳喘气涌，痰黄稠带暗紫血或脓血，胸痛，鼻煽，身热，口干苦，舌红苔黄腻，脉滑数。

【分析】 本证以咳喘气涌、胸部疼痛为辨证要点。

邪热壅肺，蒸液成痰，痰热壅滞，宣降无权，而致喘咳气涌，胸部闷痛。热盛则灼伤血络，肺热则鼻煽。痰热郁蒸，故身热，口干苦。舌红苔黄腻，脉滑数，均为痰热之征。

（七）痰湿阻肺

痰湿阻肺，是指痰浊阻滞于肺，肺失宣降而出现的证候。

【临床表现】 咳嗽痰多，色白而粘易咯，胸闷，甚则气喘痰鸣，舌淡苔白腻，脉滑。

【分析】 本证以咳嗽痰多、质粘色白易咯为辨证要点。

痰浊阻肺，肺失肃降，气逆而为咳嗽。脾失健运，肺失通调，水湿聚肺则痰多，色白而粘易咯；痰浊阻滞气道，肺气不降，则为胸闷，甚则气喘痰鸣。舌淡苔白腻，脉滑，皆为痰湿内阻之象。

（八）燥邪伤肺

燥邪伤肺，是指秋令感受燥邪，肺卫失润，宣发无力所表现的证候。

【临床表现】 干咳无痰，或痰少而粘，难以咯出，唇、舌、鼻、咽干燥。或身热恶寒，头身疼痛，甚或胸闷咯血。舌红苔薄少津，脉浮数或细数。

【分析】 本证以咳嗽痰少，鼻、咽、口干燥少津为辨证要点。

肺为娇脏，燥邪犯肺，肺失滋润，故干咳无痰或痰少，粘稠难咯。肺津受伤，津少不布，所以唇、舌、鼻、咽等处干燥。若燥邪袭表，肺卫失宣，则见身热恶寒，头身疼痛，苔薄、脉浮等。若燥邪化火，灼伤肺络，可见胸痛咯血。燥邪伤阴，阴虚则阳亢，故舌红脉数。邪偏肺卫者，多见浮数脉；津伤较著者，多见细数脉。

【附】 肺系常见证的鉴别

肺系病证，一般可分为虚实两类。虚证有阴虚、气虚、气阴两虚，实证有风、寒、热、痰、饮等证，证候表现错综复杂。为了临床准确辨证，现将有关证候鉴别介绍如下：

1．风寒束肺与风寒表证

两证皆以咳嗽和恶寒发热共见为特点，但前者以咳嗽为主症，兼见轻微的风寒袭表之征象；后者以恶寒发热为主症，咳嗽或有或无，即使出现亦较轻微。

2．风寒束肺与寒饮伏肺

两证皆以咳嗽、痰稀色白为主症。所不同者，风寒束肺证除有恶寒、发热的表象外，咳嗽较缓，病程较短，病情较轻；寒饮伏肺有气喘、背寒怕冷，一般无发热，且咳嗽较剧，痰多而稀，病程较长。

3．寒饮伏肺与痰湿阻肺

两证同有咳嗽、气喘、胸闷等症。但寒饮伏肺痰量多而稀薄如水，一般为寒证；痰湿阻肺吐痰量多，而痰质粘稠，常可化热。

4．风热犯肺与痰热壅肺

两证皆有咳嗽、痰稠色黄的临床表现。但风热犯肺伴见风热袭表之象，病情轻，病程短；痰热壅肺则伴见里热壅盛之象，病情重，病程较长。

5．燥邪伤肺与肺阴虚

两证皆有干咳少痰难咯，甚或咯血。但燥邪伤肺属外感燥邪为病，可有邪在表的征象，一般病程较短；肺阴虚多为内伤久病，常兼阴虚内热之象。

（九）大肠湿热

大肠湿热，是指湿热侵袭大肠所表现的证候。

【临床表现】 腹痛，下痢脓血，里急后重，或暴注下泄，色黄粘而臭，肛门灼热，小便短赤，口渴。或有恶寒发热、但热不寒等症。舌红苔黄腻，脉滑数或濡数。

【分析】 本证以排便次数增多，或下痢粘冻，或下泄黄色稀水，与湿热内阻症状共见为辨证要点。

因感受湿热外邪，或饮食不节、不洁，致使湿热之邪蕴结大肠，壅阻气机而腹痛。湿热伤及气血，热盛内腐则成脓，故下痢脓血。热迫大肠，故腹中急迫而时欲排便。湿阻肛门，则肛门滞重而大便不畅。湿热秽浊下迫，热炽肠道，则肛门灼热。水津从大肠外泄，故小便短赤、口渴。若表邪未解则有恶寒发热之症；若邪气入里则见但热不寒。舌红苔黄腻，为湿热之象。热偏重，脉象滑数；湿偏重，脉象濡数。

（十）大肠津亏

大肠津亏，是指某种因素使津液亏虚，大肠失去濡润所表现的证候。

【临床表现】 大便秘结干燥，难于排出。或伴口干咽燥，口臭头晕。舌红少津，脉细涩。

【分析】 本证由于素体阴亏或久病伤阴，或新产亡血，或老年阴液衰少，或热病后期津伤未复而引起。临床以大便干燥，难于排出为辨证要点。

体内津液不足，肠道失去濡润而传导不行，故大便干结，难于排出，常数日甚至十余日一行。阴伤于内，口咽失润，故口干咽燥。大便日久不解，浊气不得下泄而上逆，故有口臭、头晕。阴虚则阳亢，故舌红少津。脉细涩为津亏而脉道失充之象。

（十一）肠虚滑泄

肠虚滑泄，是指由于脾肾阳气虚弱不能固摄，以滑泄失禁为主要表现的证候。

【临床表现】 泻下无度，或大便滑脱失禁，甚则脱肛，腹痛隐隐，喜按喜温，舌淡苔白滑，脉沉弱。

【分析】 本证因久泻、久痢伤及脾肾，以致脾气失升，清阳下陷所致。以大便失禁为辨证要点。

命门火衰，脾失健运，加之肾气不固而泻下无度，甚则大便不能自控而失禁。伤及脾肾之阳，寒从内生，寒凝气滞，故腹痛绵绵，喜按喜温。脾气下陷则泄后脱肛。舌淡苔白滑，脉沉弱，均为阳虚阴盛之象。

大肠病证鉴别如表 9 – 12：

表 9 – 12 　　　　　　　　　　　　　　　　大肠病证鉴别表

	主 症	兼 症	舌 象	脉 象
大肠湿热	下痢脓血或暴泻稀黄水	腹痛，里急后重，肛门灼热，小便短赤，口渴，或有寒热	舌红苔黄腻	滑数或濡数
大肠津亏	大便干结难解，数日一行	口干咽燥，口臭，头晕	舌红少津	细涩
肠虚滑泄	便泻无度或失禁	甚或脱肛，腹痛隐隐，喜温喜按	舌淡苔白滑	沉弱

三、脾与胃病辨证

脾主运化又主统血，胃主受纳腐熟，脾胃相为表里，脾升胃降，燥湿相济，共同完成食物的消化、吸收与输布，为气血生化之源。

脾的病变主要表现在消化功能失常以及水湿潴留、统血失职、清阳不升等方面。其常见症状是：腹胀腹痛，泄泻便溏，浮肿，出血，脏器下垂等。胃的病变主要表现在胃失和降，气逆于上等方面。其常见症是：呕恶，呃逆，嗳气等。

临床上脾病以虚证多见，胃病以实证多见，故有"实则阳明，虚则太阴"之说。

（一）脾气虚

脾气虚在临床上常见于下面三种情况：

1. 脾不健运

脾不健运，是指因脾气虚弱而致运化失常所表现的证候。

【临床表现】 纳少腹胀，食后尤甚，大便稀溏，精神不振，肢体倦怠，少气懒言，面色萎黄或㿠白，形体或浮肿，或消瘦，舌淡苔白，脉缓弱。

【分析】 本证因饮食失调，劳累过度，以及其他急慢性疾患导致脾气损伤而形成。以消化功能减退和气虚征象共见为辨证要点。

脾气不足，胃气亦弱，腐熟化食功能减退，故食少腹胀，若强食加重脾胃负担，消谷更难，故食后腹痛尤甚。脾虚运化失常，水湿不化，下注肠中，则大便稀溏或先干后溏。若脾失健运，精微不能正常输布，营气亏虚，气血生化不足，四肢肌肉及全身得不到营血的充养，则出现神疲乏力、少气懒言、形体消瘦、面色萎黄等一系列气虚之象。脾不健运，水湿浸淫肌肤，故见浮肿。面色㿠白，舌淡苔白，脉象缓弱，为脾气虚弱之象。

2．中气下陷

中气下陷，是指脾气亏虚，升举无力而反下陷所表现的证候。

【临床表现】 脘腹坠胀，食后益甚；或便意频数，肛门重坠；或久泄不止，甚或脱肛；或见胃、肾、女子胞等内脏下垂。常伴见气少乏力，体倦懒言，头晕目眩，舌淡苔白，脉弱等。

【分析】 本证是脾气虚弱的一种特殊表现形式。多由脾气素虚，或久泄久痢所致。临床以脾虚之象和内脏下垂为辨证要点。

脾气主升，若脾气虚则升举无力而致内脏下垂。如胃下垂，则病人脘腹有坠胀感，纳食减少，食后气陷更甚，脘腹更觉不舒。由于中气下陷，故肛门重坠，时有便意或下利不止，甚或肛门外脱。脾主散精，脾虚精少，全身机能活动减退，则见少气乏力，体倦懒言。脾气虚不能升发清阳，则头晕目眩。舌淡苔白，脉弱，皆为脾气虚弱之象。

3．脾不统血

脾不统血，是指脾气亏虚不能统摄血液所表现的证候。

【临床表现】 便血，尿血，肌衄，齿衄，或妇女月经过多，崩漏等，同时兼见脾气虚弱的证候。

【分析】 本证为脾气虚弱所表现的另一种特殊形式。多因久病脾气虚损，或劳倦伤脾所引起。以脾气虚之象和出血共见为辨证要点。

若脾气亏虚，统摄无权，致血液不能循经而溢于脉外，则出现各种出血。如溢于胃肠则见便血；溢于膀胱则见尿血；渗于毛孔则为肌衄；溢于皮下则为阴斑；妇女则冲任不固，月经过多，甚则崩漏。由于反复出血，营血亦虚，肌肤失养，则面色无华。同时兼见食少便溏、神疲乏力、少气懒言、舌淡苔白、脉细弱等脾气虚弱的征象。

（二）脾阳虚

脾阳虚，是指脾阳虚衰，机体失于温运所表现的证候。

【临床表现】 腹胀纳少，腹痛喜温喜按，大便溏薄清稀，面色㿠白，四肢不温，或肢体困重，或周身浮肿，小便不利，或白带量多质稀。舌质淡胖，苔白滑，脉沉迟无力。

【分析】 本证多由脾气虚发展而来，或过食生冷，或肾阳虚，火不生土所致，临床常称为"脾胃虚寒证"。以脾失健运之征并见寒象为辨证要点。

腹胀纳少为脾不健运之症。脾脏阳气不足，不能温煦，故四肢不温，面色㿠白。阳虚阴盛，寒自内生，寒凝气滞，故腹痛绵绵，或冷痛或喜温喜按。中阳不振，不能运化水湿，水湿内停，则小便不利；流溢于肌肤则肢体困重，甚则全身浮肿；水湿下渗则见白带清稀而量多，或大便溏薄清稀。舌淡胖苔白滑，脉沉迟无力，皆为阳虚水寒不化之象。

脾病虚证的鉴别见表 9－13：

表 9 – 13 　　　　　　　　　　　　　　　脾病虚证鉴别表

		共　同　症	不　同　症
脾气虚	脾不健运	纳少腹胀，食后尤甚，便溏体倦，少气懒言，面色萎黄，舌淡苔白，脉濡数	或虚胖浮肿，或消瘦
	中气下陷		脘腹坠胀，或便意频数，肛门重坠，或久泄脱肛，或内脏下垂
	脾不统血		便血、尿血、肌衄、齿衄，或妇女月经过多、崩漏等，脉细弱
	脾阳虚		形寒肢冷，腹痛喜温喜按，或尿少浮肿，或带下清稀，舌淡而胖，苔白而滑，脉沉迟无力

（三）寒湿困脾

寒湿困脾，是指寒湿内盛，困阻中阳所表现的证候。又称"湿困脾阳"、"寒湿中阻"。

【临床表现】　脘腹痞闷胀痛，食少便溏，泛恶欲吐，口淡不渴，头身困重，或肌肤面目发黄，黄色晦暗如烟熏，或肢体浮肿，小便短少，或妇女白带量多，舌淡胖苔白腻，脉濡缓。

【分析】　本证多由贪凉饮冷，过食生冷，以致寒湿停于中焦；或因居处湿地，冒雨涉水，使寒湿内侵；或过食肥甘，中阳被阻，以致湿自内生。临床以脾的运化功能发生障碍和寒湿中阻的表现共见为辨证要点。

脾性喜燥恶湿，寒湿内侵，脾为湿困，运化失司，升降失常，故脘腹痞闷，甚或胀痛，食少便溏。中阳受阻，胃失和降，故泛恶欲吐。寒湿属阴邪，阴不耗液，故口淡不渴。脾主肌肉，湿性重浊，寒湿困脾，故肢体沉重。清阳不展则头重如裹。湿阻气滞，气血运行不利，不能外荣肌肤，故面色黄晦。若寒湿留滞，脾运受阻，影响胆液的正常排泄，溢于肌肤则肌肤面目俱黄，黄色晦暗如烟熏。脾阳为寒湿所困，不得温化水湿，水溢肌肤，则见肢体浮肿。同时膀胱气化失司，则小便短少。湿邪下注，妇女则带下量多。舌淡胖苔白腻，脉濡缓，皆为寒湿内盛之象。

（四）湿热蕴脾

湿热蕴脾，是指湿热内蕴中焦所表现的证候。

【临床表现】　脘腹痞闷，纳呆厌食，恶心呕吐，身重肢倦，大便不调，小便短黄；或面目肌肤发黄，色泽鲜明如橘，皮肤发痒；或身热起伏，汗出热不解。舌红苔黄腻，脉濡数。

【分析】　本证常因感受湿热外邪，或过食肥甘酒酪，酿湿生热，内蕴脾胃所致。以脾的运化功能障碍和湿热内阻的症状共见为辨证要点。

湿热之邪蕴结脾胃，使其受纳运化失职，升降失常，故脘腹痞闷，厌食呕恶。脾为湿困，则身重体倦。湿热蕴脾，交阻迫下，故大便溏泄不爽，小便短赤不利。脾胃湿热熏蒸肝胆，胆汁外溢，则身目发黄，色泽鲜明如橘。湿热郁中，气机失调，营卫不和，则皮肤发痒。湿遏热伏，热处湿中，湿热熏蒸，则身热起伏，汗出热不解。舌红苔黄主热，苔腻主湿，脉濡主湿，脉数主热，均为湿热内盛之象。

（五）寒凝胃腑

寒凝胃腑，是指寒邪犯胃所表现的以脘腹冷痛为主症的胃寒实证。

【临床表现】　胃脘冷痛，痛势较剧，遇寒加重，得温痛减，口淡不渴，恶心呕吐，吐后痛缓，舌苔白滑，脉沉紧。

【分析】　本证多因过食生冷，或腹部受凉，以致阴寒凝于胃，或脾胃阳气素虚，复感寒邪所致。以胃脘疼痛和寒象共见为辨证要点。

寒邪犯胃，寒凝则气滞，故胃脘冷痛，病性属实；寒性收引，气机凝滞，故痛势较剧。寒为阴邪，得阳始化，得冷更凝涩不行，故疼痛遇冷加剧，得温则减。阴不耗津，故口淡不渴。寒伤胃阳，胃气上逆则恶心呕吐，吐后邪减，故痛缓。舌苔白滑，脉象沉紧，为阴寒内盛之象。

（六）胃热炽盛

胃热炽盛，是指胃中火热炽盛所表现的实热证候。

【临床表现】　胃脘灼痛，吞酸嘈杂，渴喜冷饮，或食入即吐，或消谷善饥，或牙龈肿痛溃烂，齿衄，口臭，大便秘结，小便短赤，舌红苔黄，脉滑数。

【分析】　本证多由邪热犯胃，或情志不遂，气郁化火，或过食辛辣之品等因素而形成。以胃病的常见症状和热象共见为辨证要点。

热炽胃中，胃腑气血壅滞，故脘腹灼热疼痛。若兼肝气郁结，化火伤胃，则吞酸嘈杂。胃热伤津，则渴喜冷饮。胃失和降，胃气随火上逆，故食入即吐。火能消谷，胃火盛则消谷善饥。胃之经脉络于牙龈，胃火循经上炎，使气血壅滞不通而牙龈肿胀疼痛，甚则化脓、溃烂。血热妄行，可见齿衄。胃中浊气上逆，故口臭。热盛伤津，大便失润则便结，小便化源不足故短赤。舌红苔黄为热象。热则气血运行加速，故脉象滑数有力。

（七）胃阴亏虚

胃阴亏虚，是指胃之阴液不足，胃失濡润所表现的证候。

【临床表现】　胃脘隐痛，或脘痞不舒，饥不欲食，口燥咽干，或胃脘嘈杂，或干呕呃逆，大便干结，小便短少，舌红少津，脉细而数。

【分析】　本证多由胃病久延不愈，或温热病后期阴液未复，或呕、泻伤津耗液，或平素嗜食煎炒香燥辛辣之品，或用温燥之药太过而形成。以胃病的常见症状和阴虚征象共见为辨证要点。

胃阴不足，则胃阳偏亢，虚热内生，热郁胃中，胃气不和，致胃脘部隐隐疼痛或脘痞不舒。胃失濡润，故饥不欲食。津不上润则口燥咽干。津亏液少，胃失和降，故胃脘嘈杂不适，或为干呕呃逆。津伤胃燥及于肠，肠道失润，故大便干结。小便短少，舌红少津，脉细而数，为阴虚内热之象。

（八）食滞胃脘

食滞胃脘，是指饮食停滞于胃脘而表现的证候。

【临床表现】 胃脘痞胀，甚则疼痛，厌食，嗳腐吞酸，或呕吐酸腐馊食，吐后胀痛得减，或兼肠鸣矢气，泻下不爽，泻下之物酸腐臭秽，舌苔厚腻，脉滑或沉实。

【分析】 本证多因饮食不节，暴饮暴食，或脾胃虚弱，运化失健等因素引起。以胃脘胀闷疼痛、嗳腐吐酸为辨证要点。

胃以降为顺，食物停积于胃，胃气郁滞，则脘部痞胀，甚则疼痛。食积于内，受纳无所故厌食。食积化腐，胃气上逆，故见嗳腐吞酸，或呕吐酸腐之馊食；吐后实邪得消，胃气通畅，故胀痛得减。食浊之气下趋于大肠，可致矢气频频，臭如败卵，大便不爽，泻下之物酸腐臭秽。食滞内停，胃中浊气上腾，则舌苔厚腻。邪气盛实，正气未虚，正气奋起抗邪，气血充盛，故脉来滑利或沉实有力。

胃主受纳腐熟水谷，其为病有寒、热、虚、实等各种证候。现列表9-14鉴别如下：

表 9 - 14　　　　　　　　　　　　　　胃病鉴别表

	疼痛性质	呕 吐	口味与口渴	大 便	舌 象	脉 象
寒凝胃腑	冷痛	清水	口淡不渴	便溏	舌苔白滑	沉紧
胃热炽盛	灼痛	吞酸	渴喜冷饮	秘结	舌红苔黄	滑数
胃阴亏虚	隐痛	干呕	口干咽燥	干结	舌红少苔	细数
食滞胃脘	胀痛	酸物腐食	口腻嗳腐	酸臭	苔厚腻	滑或沉实

四、肝与胆病辨证

肝主疏泄，通过疏泄宣达，调畅气机，以调节精神情志活动；肝又为藏血之脏，以阴血为体，以阳气为用。肝的生理特点主升、主动，而为刚脏。故风气内动，头目眩晕，筋脉拘急，疏泄失职，气滞血瘀，胀闷疼痛，抑郁不舒或烦躁易怒，以及多种目疾等，多属于肝的病变。

胆贮藏和排泄胆汁以助消化，其病常见口苦、发黄、惊悸、失眠等症。由于肝胆互为表里，胆汁排泄的功能常受肝疏泄功能的影响，因此胆病与肝病多同时并见。

（一）肝血虚

肝血虚，是指肝血亏虚所表现的证候。

【临床表现】 眩晕耳鸣，面色无华，爪甲不荣，夜寐多梦，视物模糊或夜盲，或肢体麻木，筋脉拘挛，手足震颤，肌肉瞤动，妇女常见月经过多，色淡，甚则闭经，舌淡苔白，脉弦细。

【分析】 本证多由生血之源不足，或失血过多，或久病耗伤肝血所致。常以筋脉、爪甲、两目、肌肤等失于血液濡养，以及全身血虚的病理表现为辨证要点。

肝血不足，不能上荣头目，故眩晕耳鸣，面色无华。爪甲失于血养，则苍白不荣，甚至干枯脆薄。目失血养，则视力减退，甚至成为夜盲。血虚筋脉失养，则肢体麻木，筋脉拘挛，手足震颤，肌肉瞤动。血虚不足以安魂定志，故夜寐多梦。妇女肝血不足，血海空虚，故经少色淡，甚则经闭。舌淡苔白，脉弦细，皆为肝血不足之征象。

（二）肝阴虚

肝阴虚，是指肝阴不足，虚热内扰所表现的证候。

【临床表现】　眩晕，两目干涩，视物模糊，面部烘热，胁肋灼痛，五心烦热，潮热盗汗，咽干口燥，或见手足蠕动，舌红少津，脉弦细数。

【分析】　本证多由肝郁化火，火灼阴伤，或肝病、温热病后期耗伤肝阴，或肾阴亏虚，水不涵木而形成。以胁肋胀或痛、头目眩晕、易怒等症和阴虚征象共见为辨证要点。

肝阴不足，不能上滋头目，故见眩晕、两目干涩、视物模糊。阴虚阳亢，虚火上炎，则面部烘热。虚火灼伤肝络，故见胁肋灼痛。阴亏液少，风阳易动，故见手足蠕动。五心烦热、潮热盗汗为阴虚火旺之常见症。舌红少津、脉弦细数为肝阴不足，虚热内盛之征象。

（三）肝气郁结

肝气郁结，是指肝失疏泄，气机郁滞所表现的证候。

【临床表现】　情志抑郁，闷闷不乐，胸闷善太息，胸胁或少腹闷胀疼痛。或咽部如有异物，吞之不下，吐之不出（称为梅核气），或颈部瘿瘤，或胁下痞块，或突发气厥。妇女可见乳房作胀，痛经，月经不调，甚则闭经。舌苔薄白，脉弦。

【分析】　本证多由情志抑郁，肝气郁结，致肝气失于疏泄而形成。以情志抑郁，肝经所过部位发生胀闷疼痛，以及妇女月经不调为辨证要点。

肝气郁结而失条达之性，故精神抑郁，闷闷不乐，胸闷而喜太息。肝郁气滞而气机不畅，经脉不利，故胁肋或少腹等肝经所过之处发生胀痛、闷痛。气郁生痰，肝气上逆与痰搏结于咽则成梅核气；痰气积聚于颈项则为瘿瘤。气病及血，气血瘀滞日久则形成痞块积于胁下。若因情志等刺激，气郁不解，阻闭气机，则可出现突然身麻，胸闷气哽，甚或昏倒不省人事的"气厥"。妇女以血为本，肝郁气滞，疏泄不及，气血失和，冲任失调，故见乳房作胀，痛经，月经不调，甚至闭经。病在气，无寒热，故舌象正常。弦为肝病之脉。

（四）肝火上炎

肝火上炎，是指肝火炽盛而上炎所表现的实热证候。

【临床表现】　头晕胀痛，面红目赤，口苦口干，急躁易怒，不寐或恶梦纷纭，胁肋灼痛，或耳鸣如潮，或突发耳聋，或吐血衄血，便秘尿赤，舌红苔黄，脉弦数。

【分析】　本证多因情志不遂，肝郁化火，或外感火热之邪，或因酒毒郁热，以致肝胆气郁，化火上逆而成。一般以肝脉循行部位的头、目、耳、胁所表现的实火炽盛症状为本证的辨证要点。

火热之邪上炎，循肝胆经脉上扰清窍，故头痛眩晕，面红目赤，口苦口干。肝郁化火，肝失条达柔顺之性，所以急躁易怒。火邪内扰，神魂不安，以致失眠，恶梦纷纭。火邪内炽，肝胆经脉气血壅滞，故胁肋部灼热疼痛。足少阳胆经入耳中，肝移热于胆，胆热循经上冲，则耳鸣如潮，或突发耳聋。火伤血络，迫血妄行，则见吐血、衄血。火灼津伤，则便秘尿赤。舌红苔黄，脉弦数，为肝经实火炽盛之象。

（五）肝阳上亢

肝阳上亢，是指肝阴不足，肝阳偏亢，而表现为上盛下虚、阴亏阳亢的证候。

【临床表现】　眩晕耳鸣，头目胀痛，面红目赤，头重脚轻，急躁易怒，失眠多梦，腰膝酸软，舌红，脉弦有力或弦细数。

【分析】　本证多因肝肾阴虚，不能潜阳，或恼怒焦虑，气郁化火，内耗阴血，阴不制阳，致使阴虚于下，阳亢于上而发病，故又称"阴虚阳亢"或"阴虚肝旺"。临床以肝阳亢于上、肾阴亏于下的病理表现为辨证要点。

肝阴不足，肝阳则易妄动，以致疏泄太过，血不归藏而随气上升，气血并走于上，故面赤舌红，眩晕耳鸣，头目胀痛。肝阳亢于上，阴液亏于下，上盛下虚，故头重脚轻，步履不稳。肝阳偏亢，阴阳不相既济，神魂不宁，故急躁易怒，失眠多梦。肝肾阴虚，筋脉失养，故腰膝酸软无力。舌红，脉弦有力或弦细数，为阴虚阳亢之象。

肝阳上亢与肝气郁结、肝火上炎、肝阴不足四证，在临床上既有区别，又有联系，且互为因果。如肝气久郁，可以化火；肝火内结，可以灼耗肝阴，亦可上炎；肝阴不足，可致肝阳上亢；而肝阳亢盛又可化火，火盛则阴伤。所以临床辨证时，既要掌握其各自的特征，又要分析其内在联系的不断变化，才能及时准确地判断出各种证候。

（六）肝风内动

肝风内动，是指患者出现以眩、麻、抽、颤等具有"动摇"特点的症状为主的一类证候。临床上常见的有肝阳化风、热极生风、阴虚风动、血虚生风四种。

1．肝阳化风

肝阳化风，是指由于肝阳过亢而表现动风的证候。

【临床表现】　眩晕欲仆，头痛头摇，项强肢麻，肢体震颤，步履不正，语言謇涩。若猝然昏倒，不省人事，口眼㖞斜，半身不遂，舌强不语，喉中痰鸣，则称"中风"。此证有闭、脱两证，闭证为痰涎壅盛，气粗口噤；脱证则手撒遗尿，为气脱危证。舌红苔白腻，脉弦有力。

【分析】　本证多因肝肾之阴久亏，致肝阳失潜而暴张，即由肝阳上亢证发展而成。故根据患者平素具有肝阳上亢的现象，而又突然出现肝风内动的症状，即可辨证为本证。

肝肾之阴素亏，不能潜藏肝阳，肝阳上亢，化风内旋，上扰头目则眩晕欲仆，或头部摇动，不能自制。气血随风阳上逆，壅滞络脉，故头胀痛。肝主筋，肝风扰动，筋脉拘挛，故项强肢麻，或肢体震颤。风动于上，上盛下虚，故步履不正，行走飘动。足厥阴经络舌本，风阳窜扰络脉，则语言謇涩。若风阳盛，灼液为痰，肝风挟痰上蒙清窍，心神昏愦，则突然昏倒，不省人事；若痰涎阻闭，则为闭证；若神昏气脱，则为脱证，气脱不固则手撒遗尿。风痰流窜经隧，经气不利，则见口眼㖞斜，半身不遂；痰阻舌根则舌强不语；痰随风升，故喉中痰鸣。舌红为阴虚之象，苔白提示未化火，苔腻则为夹痰之征。脉弦有力为风阳扰动之象。

2．热极生风

热极生风，是指热邪亢盛引动肝风所表现的证候。

【临床表现】 高热神昏，躁扰如狂，四肢抽搐，颈项强直，甚则角弓反张，牙关紧闭，两目上视。舌红或绛，苔黄，脉弦数。

【分析】 本证多见于外感热病中，由于邪热亢盛，蒙闭心神，燔灼肝经而引起肝风内动。以高热与抽搐等动风之症为本证的辨证要点。

热邪亢盛，充斥内外，故病人高热。热传心包，心神被扰，致神识昏愦，躁扰不安，如同发狂。热灼肝经，筋脉失养，挛急刚劲，故见手足抽搐、颈项强直、角弓反张、牙关紧闭、目睛上吊等动风症状。舌质红绛为热入营血之象，脉象弦数为肝经火热之征。

3．血虚生风

血虚生风，是指因血虚致筋脉失养所表现的证候。

【临床表现】 是以眩晕、肢体麻木等为主症的虚风内动证候。详见"肝血虚证"。

【分析】 本证多因久病血虚，或由急慢性出血过多引起。详细证候分析与治法见"肝血虚证"。

4．阴虚动风

阴虚动风，是指因肝肾阴液亏虚引动肝风所表现的证候。

【临床表现】 以眩晕耳鸣、手足蠕动等为主症。参见"肝阴虚证"有关内容。

【分析】 本证多因内伤久病，阴液亏虚，或外感热病后期阴液耗损而形成。其证候分析及治法，参见"肝阴虚证"及"卫气营血辨证"有关内容。

现将肝风内动四证列表 9－15 鉴别如下：

表 9－15　　　　　　　　　　　　　　肝风内动四证鉴别表

	性 质	主 症	兼 症	舌 象	脉 象
肝阳化风	上盛下虚	眩晕欲仆，头摇肢颤，语言謇涩，或舌强不语，或猝然倒地，不省人事，偏瘫	头痛项强，手足麻木，步履不正。闭证，痰盛气壅，口噤气粗；脱证，神昏气脱，手撒遗尿	舌红苔白或腻	弦有力
热极生风	实 热	手足抽搐，颈项强直，角弓反张，两目上视，牙关紧闭	高热神昏，躁扰如狂	舌红绛苔黄	弦数
血虚生风	虚 证	肢体麻木，手足震颤，筋脉拘急不利，肌肉瞤动	眩晕耳鸣，面色无华，爪甲不荣，视物模糊或夜盲，妇女月经量少	舌淡苔白	弦细
阴虚风动	虚 热	手足蠕动	五心烦热，潮热盗汗，眩晕耳鸣，两目干涩，口干咽燥	舌红少津	弦细数

（七）寒滞肝脉

寒滞肝脉，是寒邪凝滞肝的经脉所表现的以少腹及睾丸坠胀冷痛为主症的证候。

【临床表现】　少腹牵引睾丸坠胀冷痛，或阴囊收缩引痛，受寒则甚，得热则缓，舌苔白滑，脉沉弦或迟。

【分析】　本证多因感受寒邪，以致寒凝气滞而发病。足厥阴肝脉绕阴器抵少腹，寒邪侵袭肝经，致气血凝滞，经脉挛急收引，故见少腹牵引睾丸坠胀冷痛，甚或阴囊收缩引痛。寒则气血凝涩，热则气血通利，故疼痛遇寒加剧，得热则减。阴气内盛，则苔见白滑。脉沉主里，弦主肝病，迟为阴寒，此乃寒滞肝脉之征象。此证常见于疝气病中的寒疝，因其有小肠从少腹下垂阴囊而致气胀坠痛的特点，故又称"小肠气痛"。

（八）肝胆湿热

肝胆湿热，是指湿热蕴结肝胆所表现的证候。

【临床表现】　胁肋胀痛，或有痞块，或身目发黄，黄色鲜明如橘，伴厌食，腹胀，口苦，泛恶，大便不调，小便短赤；身热不扬或寒热往来，或阴囊湿疹，灼热瘙痒，或睾丸肿胀热痛，或带下黄臭，外阴部瘙痒等。舌红苔黄腻，脉弦数或滑数。

【分析】　本证多因感受湿热之邪，或嗜酒肥甘，酿湿生热，或脾胃失健，湿浊内生，郁而化热所致。临床以右胁肋部胀痛、纳呆、尿黄、舌红苔黄腻为辨证要点。湿热蕴结肝胆，疏泄失职，气机郁滞，故右侧胁肋胀痛；气滞血瘀，可致胁下痞块。若湿热内阻肝胆，胆液不循常道而外溢肌肤，则肌肤目睛发黄，其色鲜明如橘；胆汁上溢则口苦。湿热郁阻，脾胃升降失司，运化失常，故厌食，腹胀，泛恶，大便不调，湿偏重则大便稀溏，热偏重则大便干结。湿热下注，膀胱气化失司，故小便短赤。若肝病影响胆腑，少阳枢机不利，正邪相争，故寒热往来。肝经绕阴器，湿热随经下注，浸淫阴囊，则为湿疹，灼热瘙痒；郁蒸睾丸，络脉气血壅滞，故睾丸肿胀疼痛；妇女则带下黄臭，外阴瘙痒。舌红苔黄腻，脉弦数或滑数，均为湿热之象。

（九）胆郁痰扰

胆郁痰扰，是指胆气不调，痰热内扰所表现的证候。

【临床表现】　头晕目眩耳鸣，烦躁不宁，夜寐不安，胆怯易惊，胸闷胁胀，善太息，口苦呕恶，舌苔黄腻，脉弦滑。

【分析】　本证多由情志不遂，肝疏泄失职，生痰化火，痰热内扰胆腑所致。以眩晕耳鸣、神气不宁、舌苔黄腻为本证辨证要点。

胆经上络头目，入耳，痰热循经上扰，则头晕目眩耳鸣。胆为清净之腑，痰热内扰，胆气不宁，故见烦躁不安，夜寐不稳，胆怯易惊。气郁痰阻，胆气不舒，故胸闷胁胀，喜太息。热蒸胆气上泛则口苦。胆热犯胃，胃气上逆则呕恶。舌苔黄腻，脉象弦滑，为痰热内盛之征象。

五、肾与膀胱病辨证

肾有藏精、主命门火、主水、纳气等功能。肾精为生殖与生长发育的根本物质，命门火是人体生命活动的原始动力，故肾有"先天之本"、"水火之脏"、"阴阳之根"之称。所以凡有关生长发育、生殖机能、水液代谢异常，脑、髓、骨以及某些呼吸、听觉、大小便的病变，均应从肾进行分析。肾病的常见症状是：腰膝酸软或疼痛，耳鸣耳聋，牙齿松动，头发早脱，阳痿遗精，精少不育，女子经少、经闭、不孕，以及水肿等。

膀胱具有贮尿和排尿的功能，膀胱病变的主要症状是：尿频、尿急、尿痛、尿闭以及遗尿、小便失禁等。

（一）肾阴虚

肾阴虚，是指肾脏阴精不足，虚火内扰所表现的虚热证候。

【临床表现】　腰膝酸软疼痛，头晕目眩耳鸣，健忘失眠多梦，男子阳强易举，遗精，女子梦交，或经少经闭，颧红咽干，尿黄便干，舌红少津，脉细数。

【分析】　本证多因虚劳久病，或禀赋不足，或年高肾亏，或房劳过度，或过服温燥之品等耗损肾阴所致。临床以肾病的主要症状如腰痛、腰膝酸软、头晕目眩与阴虚内热征象共见为辨证要点。

肾阴亏虚，骨失所养，则见腰膝酸软疼痛；耳目脑海失养，则头晕、目眩、耳鸣。肾水不足，水火失济，则心火偏亢，而致心神不宁，症见失眠多梦；相火妄动，则阳强易举；火扰精室，则男子梦遗，女子梦交。妇女以血为用，精亏血少，则经血来源不足，故经量减少，甚则闭经；虚火迫血妄行，亦可导致崩漏。肾阴亏耗，虚热内生，故见形体消瘦、五心烦热、潮热盗汗、颧红咽干、溲黄便干、舌红少津、脉细数等一派虚热征象。

（二）肾阳虚

肾阳虚，是指肾脏阳气虚衰所表现的证候。

【临床表现】　腰膝酸软冷痛，头晕耳鸣，面色㿠白或黧黑，形寒肢冷，尤以下肢为甚，精神疲乏，喜卧嗜睡，男子阳痿、精冷，女子宫寒不孕，性欲低下，小便频而清长，夜尿多，或尿少而浮肿，腰以下肿甚，按之没指，甚则腹部胀满，心悸气喘。舌质淡胖苔白，脉沉弱，两尺尤甚。

【分析】　本证多由素体阳亏，或年高命门火衰，或病久伤阳，或他脏阳气亏虚病久及肾，或房劳过度等因素引起。以全身机能低下伴见寒象为本证辨证要点。

腰为肾之府，肾阳虚衰，不能温养腰府及骨骼，故腰膝酸软，甚或冷痛。肾阳不足，鼓动无力，精血不能上荣头面，故头晕耳鸣，面色㿠白或黧黑；阳虚不能温煦肌肤，故形寒肢冷。肾居下焦，肾中阳气不足，故寒甚于下，表现为两足发冷更为明显。阳虚必气衰，故见精神不振，喜卧嗜睡。肾阳不足，命门火衰，生殖机能减退，则见男子阳痿、精冷，女子宫寒不孕，性欲低下。肾阳不足，膀胱气化失司，若开多合少，则气不化水而致小便频而清长，夜尿多；若合多开少，则小便的生成和排泄发生障碍，可引起尿少而浮肿，水液下趋，故腰以下肿甚，按之凹陷不起。水湿阻滞气机，故腹部胀满；水邪抑遏心阳，则见心悸气短，即所谓"水气凌心"；水泛为痰，痰饮停肺，肺气上逆，则为咳嗽气喘。舌淡苔白，脉沉弱，均为肾阳不足之征象。两尺脉候肾，肾阳虚者，两尺脉尤弱。

（三）肾精不足

肾精不足，是指肾精亏损，功能减退所表现的证候。

【临床表现】 小儿发育迟缓，身材矮小，智力迟钝，动作迟缓，囟门迟闭，骨骼痿软。成人早衰，发脱齿摇，耳鸣耳聋，健忘恍惚，足痿无力，动作迟缓，精神呆钝，或性机能减退，男子精少不育，女子经闭不孕。舌质淡，脉细弱。

【分析】 本证多由禀赋不足，先天元气不充，或后天调养失宜，或房劳过度，或久病伤肾，致使肾精亏损而成。临床以生长发育迟缓、生殖机能衰退，及成人的早衰表现为辨证要点。

肾精不足，不能化气生血，充肌长骨，故小儿发育迟缓，身材矮小；髓海空虚，脑失所养，则智力迟钝，动作缓慢，囟门迟闭；骨失所养，则骨骼痿软。成人则多见早衰，表现为过早脱发、牙齿松动脱落、耳鸣或耳聋失聪、神疲体衰、记忆力衰减、足痿无力、动作迟缓、精神呆钝等衰老现象。肾精亏损则肾气不足而性机能减退，男子精少不育，女子经闭不孕。舌质淡、脉细弱为肾精亏虚之象。

（四）肾气不固

肾气不固，是指肾气亏虚，以致下元固摄失职所表现的证候。

【临床表现】 腰膝酸软，神疲耳鸣，小便频数而清，或夜尿频多，或尿后余沥不尽，或遗尿，或小便失禁；男子滑精早泄，女子带下清稀，或胎动易滑。舌淡苔白，脉沉弱。

【分析】 本证多由年高肾气亏虚，或年幼肾气未充，或久病劳损伤肾，或过用滑利之剂而致下元不固引起。以肾与膀胱不能固摄的症状为其辨证要点。

腰膝酸软、神疲耳鸣是肾气亏虚、机能活动减退的表现。肾与膀胱相表里，肾虚不固，膀胱失约，故小便次数频繁，量多清长，甚则小便失禁；排尿机能减退，尿液不能全部排出，故余沥不尽。夜间阴气盛，阳气衰，故多见夜尿频多。小儿或禀赋不足的青少年，因肾气未充，脑髓未足，元神不能自控，故每致小便自遗。肾气不足，精关不固，精易外泄，故成滑精，或早泄；带脉失固，则妇女带下清稀而量多；任脉失养，胎元不固，每易造成流产滑胎。舌淡苔白，脉沉弱，为肾气虚衰之象。

（五）肾不纳气

肾不纳气，是指肾气虚衰，气不归元所表现的证候。亦称肺肾气虚证。

【临床表现】 久病咳喘，呼多吸少，气不得续，动则喘息更甚，神疲自汗，声音低怯，耳鸣失聪，腰膝酸软，舌淡苔白，脉沉弱。喘息严重者，可见冷汗淋漓，肢冷面青，脉浮大无根；亦有见气短息促，颧红心烦，咽干口燥，舌红少津，脉细数者。

【分析】 本证多由久病咳喘，肺病及肾，或因劳损伤肾，以致肾气亏虚，纳气无权而致。临床以久病咳嗽、短气、动则喘息益甚为辨证要点。

肾气虚，摄纳无权，气不归元，故见呼多吸少，气不得续，动则喘息益甚。肾气虚影响宗气生成，故见神疲乏力，声音低怯；卫外不固则自汗。耳鸣失聪，腰膝酸软，为肾虚之象。舌淡苔白、脉沉弱为气虚之征。肾气虚极，肾阳亦衰，故喘息严重时，可见冷汗淋漓，面青肢厥，脉浮大无根，有阳气欲脱之势。如症见气短息促，颧红心烦，咽干口燥，舌红少津，脉细数等，是为肾气虚而兼阴液亏少，以致阴不敛阳之征。

（六）膀胱湿热

膀胱湿热，是指湿热蕴结膀胱所引起的以小便异常为主的证候。

【临床表现】　尿频，尿急，尿痛，小便灼热，黄赤短少或混浊，或尿血，或尿有砂石，或伴有寒热腰痛，小腹痛胀迫急。舌红苔黄腻，脉滑数。

【分析】　本证多因外感湿热之邪，侵及膀胱，或饮食不节，湿热内生，下注膀胱所致。以尿频、尿急、尿痛为辨证要点。

湿热蕴结，迫袭膀胱，气化失常，致使排尿功能异常，故见小便次数频繁，并有急迫灼热疼痛感。湿热郁蒸，所以小便黄赤而量少。湿热伤及膀胱血络则尿血；热灼湿蕴，煎熬尿垢，日久可结成砂石。若因外感湿热之邪而引起本证者，可伴见恶寒发热。膀胱与肾互为表里，腰为肾之府，腑病及脏则见腰痛。小腹痛胀迫急为湿热阻滞，膀胱气化不利之象。舌红苔黄腻，脉滑数，均是湿热内蕴之征。

六、脏腑兼病辨证

人体各脏腑在生理上是一个统一的有机整体，它们相互资生，相互制约，因而在发病时常相互影响。当某一脏或某一腑发生病变时，不仅表现本脏腑的证候，而且在一定条件下，可影响其他脏器而发生病变，如脏病及脏，脏病及腑，腑病及腑，腑病及脏等。凡两个以上脏器同时或相继发病者，即为脏腑兼病。脏腑兼病，证候极为复杂，现将临床常见的证型分述如下：

（一）心肺气虚

心肺气虚，是由于某种因素导致心肺两脏气虚所表现的证候。

【临床表现】　心悸咳嗽，气短而喘，胸部憋闷，动则尤甚，吐痰清稀，面色淡白，头晕神疲，自汗乏力，声音低怯，或见口唇青紫。舌质暗淡或见瘀斑，脉沉弱或结代。

【分析】　心主血，肺主气，且心肺同居上焦，均本于宗气，因而心肺之气虚又可相互影响。若因久病咳喘，耗伤心肺之气，或禀赋不足、年高体弱、劳倦耗气等因素，均可形成心肺气虚证。本证以心悸咳喘与气虚征象共见为辨证要点。

心气不足，鼓动无力，血行不畅，则见心悸。肺气虚弱，肃降无权，肺气上逆而为咳喘；其呼吸功能减弱，则感胸部憋闷；因动则气耗，故诸症加剧。肺气虚不能输布精微，则成痰饮，而见吐痰清稀。心肺气虚，机体失却气血之供养，故有头晕、神疲、自汗、乏力、声音低怯、面白舌淡等症。若肺气不宣，血行瘀滞，故可见口唇青紫，舌上有瘀斑。心肺之气无力而不相接续，故见结代脉。

（二）心脾两虚

心脾两虚，是心血不足，脾气虚弱所表现的证候。

【临床表现】　心悸怔忡，失眠多梦，眩晕健忘，食欲不振，腹胀便溏，神疲乏力，面色萎黄，或见皮下出血，妇女月经量少色淡，淋沥不尽等。舌质淡嫩，脉细弱。

【分析】 脾为气血生化之源，心为主血之脏。若因久病失调，或慢性出血，或思虑劳倦，或饮食不节，损伤脾气，脾气虚弱，生血不足，可导致心血亏虚；若思虑伤神，暗耗心血，致血虚无以化气，影响脾的运化，造成脾气亦虚，从而形成心脾两虚证。本证以心悸失眠、食少神疲、腹胀便溏、面色萎黄为辨证要点。

心血不足，心神失养，则心悸怔忡；心神不守，则失眠多梦；头目失养，则健忘眩晕。脾气不足，运化失常，故食欲不振，腹胀便溏。气血不足，机能活动减退，故神倦乏力；肌肤失荣，故面色萎黄无华。脾虚不能统血，血溢于外，可见皮下出血；血源不足则月经量少，而色淡质稀；脾不摄血可见月经淋沥不尽。舌质淡嫩，脉细弱，皆为气血不足之象。

（三）心肝血虚

心肝血虚，是心肝两脏血液亏虚所表现的证候。

【临床表现】 心悸健忘，失眠多梦，眩晕耳鸣，烦躁易怒，两目干涩，视物模糊，肢体麻木、震颤拘挛，妇女月经量少色淡，甚则闭经，面色无华，爪甲不荣，舌淡苔白，脉细。

【分析】 心主血，肝藏血。若因思虑伤神而暗耗阴血，或久病体虚，或失血过多，肝无所藏，心血亦不充盈，从而形成心肝血虚证。本证以心肝病变的常见症状和血虚征象共见为辨证要点。

心血虚，心失所养则心悸心烦；血不养神则健忘，失眠多梦；血不上荣，则眩晕耳鸣，面色无华，舌淡苔白。肝血虚则易恼怒；目失血养，可见两目干涩，视物模糊；肝主筋，其华在爪，筋脉失养，则肢体感觉迟钝，麻木不仁，筋脉发生挛急，出现手足震颤或拘急屈伸不利之症；爪甲失血濡养，故变得干枯脆薄。肝藏血不足，血海空虚，则妇女月经来源不足，使经量减少，色淡质稀，甚至月经停止来潮而闭经；血虚不能充脉则脉细。

（四）心肾不交

心肾不交，是心肾相交的阴阳水火关系失调所表现的证候。

【临床表现】 心烦惊悸，不寐多梦，头晕耳鸣，健忘，腰酸膝软，时有梦遗，或伴五心烦热，口干咽燥，舌红少苔津少，脉细数，或兼见腰部下肢酸困发凉。

【分析】 心与肾在生理状态下维持着阴阳水火的动态平衡。若因虚劳久病伤肾，或房室不节，耗伤肾精，或思虑太过，情志郁而化火，或外感热病致使心肾阴亏而心火独亢，均能形成心肾不交的病理现象。本证以失眠为主症，并伴见心火亢盛、肾阴不足的征象为辨证要点。

肾阴亏少，水不上济，心阳偏亢，则心神不宁，故见心烦惊悸，失眠多梦。肾水不足，脑髓不充，耳目失养，故头晕耳鸣，健忘。肾主骨，腰为肾府，失于阴液濡养则腰酸膝软。阴不敛阳，相火偏旺，扰乱精室，故时有梦遗。虚火内炽，阴液耗伤，则见口干咽燥，五心烦热，舌红少苔，津液不足，脉细数。若阴损及阳，或心火上亢，火不归原，肾水失于温煦而阴寒下凝，则可见腰部及下肢酸困发凉，这是心肾不交的特殊表现。

（五）心肾阳虚

心肾阳虚，是心肾两脏阳气虚衰，阴寒内盛所表现的证候。

【临床表现】　形寒肢冷，心悸或怔忡，小便不利，肢面浮肿，下肢为甚，或朦胧欲睡，甚则唇甲青紫，舌质青紫暗淡，苔白滑，脉沉微。

【分析】　心为君火，能温运气血津液；肾藏命火，能气化水液。若心阳虚衰，血行瘀滞，津液内停，病火及肾，肾阳亦衰，或因肾阳不足，气化无权，水湿泛溢，上凌心阳，亦可损伤心阳，而导致心肾阳虚之证。本证以心肾两脏阳气虚衰，全身机能活动处于低下状态为辨证要点。

心肾阳衰，不能温养肌体，故形寒肢冷；心失温养，以致心阳鼓动乏力，故心悸怔忡。肾阳虚，不能气化水液而水液内停，故小便不利；泛溢肌肤则肢面浮肿；水性下移，故下肢肿甚。阳气虚衰，全身机能活动处于低下状态，故精神萎靡，以致朦胧欲睡。若阳虚不能温运血液而血行瘀滞，则见唇甲及舌质淡暗青紫。苔白滑、脉沉微为心肾阳虚，阴寒内盛，水气内停之征象。

（六）肝火犯肺

肝火犯肺，是肝经火热上逆犯肺所表现的证候。

【临床表现】　胸胁灼痛，急躁易怒，头晕目赤，烦热口苦，咳嗽阵作，痰少色黄质粘，甚则咳血，舌红苔薄黄，脉弦数。

【分析】　肝气升发，肺气肃降，两脏升降得宜，则气机舒展，若肝气郁结化火，气火上逆，上犯于肺，使肺失肃降，便形成"木火刑金"的肝火犯肺证。本证以胸胁灼痛、急躁易怒、目赤口苦、咳嗽为辨证要点。

肝经布胁肋，肝经气火内郁，则胸胁灼热疼痛。肝失条达柔和之性，故急躁易怒。肝火上炎，可见头晕目赤；肺为胸中之府，火气灼肺则胸中烦热；热蒸胆气上溢，故觉口苦。肝火循经熏灼肺金，肺气失清肃之令而上逆，则咳嗽阵作；津为火灼，炼液成痰，痰必量少，而质粘色黄。若火盛伤肺络，则见咳血之症。舌红苔薄黄，脉弦数，为肝经实火内炽之象。

（七）肝脾不和

肝脾不和，是肝失疏泄，脾失健运所表现的证候。亦称"肝郁脾虚"、"肝气犯脾"。

【临床表现】　胸胁胀闷窜痛，善太息，情志抑郁或急躁易怒，纳呆腹胀，便溏不爽，肠鸣矢气，或腹痛欲泻，泻后痛减，舌苔白或腻，脉弦或弦缓。

【分析】　肝主疏泄，促脾升散精微，脾主运化，能不断地输送水谷精微滋养于肝。因此，若情志不遂，郁怒伤肝，肝失疏泄，气机不利，则致脾失健运；饮食不节，劳倦伤脾，脾失健运，气滞湿阻，亦能影响肝气的疏泄，而形成肝脾不和之症。本证以胸胁胀闷窜痛、易怒、纳呆、腹胀、便溏为辨证要点。

肝失疏泄，经气郁滞，故胸胁胀闷疼痛而走窜不定；肝喜条达而恶抑郁，太息（出长气）则气郁得达，抑郁得舒，故以太息为快；气机郁结不畅，故精神抑郁难舒，急躁易怒。脾失健运，气机不畅，故纳呆腹胀；气滞湿阻，则便溏不爽，肠鸣矢气；腹中气滞则腹痛欲便，便后气滞得畅，故泻后腹痛缓解。本证寒热现象不显，故仍见白苔，若脾虚湿盛，则见苔腻。弦脉为肝病，缓脉为脾虚有湿，是为肝郁脾虚之象。

（八）肝胃不和

肝胃不和，是肝失疏泄，胃失和降所表现的证候。又称之为"肝气犯胃"证。

【临床表现】　胁肋胃脘胀满疼痛，或为窜痛，呃逆嗳气，嘈杂吞酸，烦躁易怒，善太息，纳食减少，舌红苔薄黄，脉弦。

【分析】　胃主通降，有助于肝的疏泄；肝主疏泄，有助于胃对饮食物的受纳和腐熟。因此，若情志不遂，肝失疏泄，肝气横逆则可犯胃；饮食所伤，胃失和降，亦影响肝的疏泄，而导致肝胃不和证。本证以脘胁胀痛、呃逆嗳气、嘈杂吞酸、烦躁易怒等症为辨证要点。

肝郁气滞，经气不利，故胁肋胀痛；肝气横逆，气滞于胃脘，故胃脘胀满疼痛；肝失柔和，每易烦躁易怒，常喜叹气。胃失和降则上逆，故呃逆嗳气；胃纳失健，则饮食减少。肝胃气火内郁，可见嘈杂吞酸。舌红苔薄黄，脉弦，均为气郁化火之象。

（九）肝肾阴虚

肝肾阴虚，是肝肾阴液亏少致虚热内扰所表现的证候。

【临床表现】　头晕目眩，耳鸣，健忘，失眠多梦，腰膝酸软，胁痛，五心烦热，颧红盗汗，口干咽燥，男子遗精，女子月经量少，舌红苔黄，脉细而数。

【分析】　肝肾同源，肝阴源于肾阴，盛则同盛，衰则同衰。若因房室不节，肾之阴精耗损，以致肝阴亏虚；或因情志内伤，肝阳过亢，肝阴不足而下汲肾阴，或温热病后期，肝肾阴液被劫等，均能导致肝肾阴虚之证。本证以胁痛、腰膝酸软、耳鸣、遗精与阴虚内热征象共见为辨证要点。

肝肾阴亏，肝阳上亢，故见头晕目眩，耳鸣，健忘；虚火内扰，心神不宁，则失眠多梦；筋骨失养，故腰膝酸软；肝脉失养，则胁肋部隐痛。五心烦热，颧红盗汗，口干咽燥，舌红少苔，脉细数，为阴虚内热之象。若虚火扰动精室，则有遗精。冲任二脉隶属肝肾，肝肾阴亏，冲任空虚，故月经量少。

（十）肺肾阴虚

肺肾阴虚，是肺肾两脏阴液不足，虚火内扰所表现的证候。

【临床表现】　咳嗽痰少，或痰中带血，口燥咽干，或声音嘶哑，形体消瘦，腰酸膝软，或见骨蒸潮热，颧红盗汗，男子梦遗，女子月经不调，舌红少苔，脉细数。

【分析】　肺肾阴液互相滋养，即所谓"金水相生"。若因燥热、痨虫等耗伤肺阴，或久咳久咯，肺阴亏损，病久及肾，或房劳太过，肾精亏少，阴液不能上承，或虚火灼肺，均能形成肺肾阴虚证。本证以久咳痰血、腰膝酸软、遗精等症与阴虚征象共见为辨证要点。

阴虚肺燥，津液虚少，肺失清润，故咳嗽痰少。热伤肺络，络伤血溢，则痰中带血丝。热伤肺阴，无津上承，则口燥咽干。虚火熏灼会厌，则声音嘶哑。阴津不足，肌肉失养，故形体日渐消瘦。肾阴亏虚，髓亏骨失所养，故腰膝酸软乏力。虚火内蒸，病人自觉热自骨髓蒸腾而出，且午后热甚，故称为骨蒸潮热。阴虚内热，虚火上炎，则颧红；虚火内扰营阴，迫津外泄则为盗汗；虚火内扰精室则遗精。阴血不足致月经少，甚则经闭。虚火迫血妄行，而致经期提前，量多，甚或崩中。舌红少苔、脉细数为阴虚内热之象。

（十一）脾肺气虚

脾肺气虚，是脾肺两脏气虚所表现的证候。

【临床表现】 食欲不振，腹胀便溏，久咳不止，气短而喘，痰多稀白，声低懒言，疲倦乏力，面色淡白，甚或面浮肢肿，舌淡苔白滑，脉细弱。

【分析】 脾为生气之源，肺为主气之枢。若劳倦过度或饮食不节，损伤脾气，不能输精于肺，则肺气日衰；或因久咳伤肺，"子病及母"，脾气亦虚。两脏气虚相互影响，而形成脾肺气虚证。临床以食少便溏、气短喘咳为辨证要点。

脾气虚弱，运化失常，故见食欲不振，腹胀便溏。久咳不止，肺气受损，故咳嗽气短而喘。水津不布，湿聚生痰，其痰多色白而稀。气虚机能活动减退，故声低懒言，疲倦乏力；肌肤失养，则面色淡白；水湿泛溢，可致面浮足肿。舌淡苔白滑、脉细弱为气虚有湿之象。

（十二）脾肾阳虚

脾肾阳虚，是脾肾两脏阳气亏虚所表现的证候。

【临床表现】 形寒肢冷，面色㿠白，腰膝或腹部疼痛，久泻久痢，或五更泄泻，或完谷不化，便下清冷，或面浮肢肿，小便不利，甚则腹胀水臌，舌质淡胖，舌苔白滑，脉弱或沉迟无力。

【分析】 脾主运化，肾藏命门真火。若脾阳久虚，健运失职，不能为肾转输水液，以致脾虚及肾；反之，肾中命火不足，不能温煦脾阳，或肾虚水泛，土不制水，又能伤及脾阳。故无论脾阳虚衰或肾阳不足，在一定条件下，均能发展成脾肾阳虚证。本证以腰膝及下腹冷痛、久泻不止、浮肿等与寒证并见为辨证要点。

脾肾阳气虚衰，寒自内生，机体失其温煦，故形寒肢冷，面色㿠白，腰膝或腹部冷痛。泻痢日久，脾阳日衰，损及肾阳，命火虚衰，脾阳更弱，互为因果，日久不愈。黎明之时，阴气极盛，阳气未复，脾肾阳虚更甚，故黎明前泄泻，称之为"五更泻"。便下物清冷如水，夹有未消化之谷物，是为脾肾阳气衰微，不能温化水谷之故。阳气虚衰，膀胱气化失司，则小便不利；水湿不能从小便排出，则泛溢肌肤，故面浮肢肿，甚者土不制水，反受其克，则脾为湿所困而腹部胀满，腹内有水如鼓状。舌淡胖苔白滑，脉沉细或沉迟无力，均为阳虚阴盛，水湿内蓄之征象。

第三节 气血津液辨证

气血津液辨证，是运用气血津液和脏腑的有关理论，根据疾病的不同临床表现，找出气血津液的病理变化规律和病理改变的具体状况的一种辨证方法。

气血津液是构成人体和维持人体生命活动的基本物质，在人体脏腑功能活动中起重要作用。在生理上，气血津液的产生及其功能的发挥须依赖脏腑的正常功能活动；而脏腑正常生理功能的维持，须以气、血、津液作为物质基础。因此，在病理上，当脏腑功能失常时，必然会产生气血津液的病变；而气血津液的病变也必然导致脏腑功能的失常。故气血津液辨证与脏腑辨证须互相配合，互相补充。

一、气病辨证

气的病证很多，临床常见的证候可概括为气虚、气陷、气滞、气逆四种。

（一）气虚

气虚，是脏腑组织功能减退所表现的证候。

【临床表现】　少气懒言，神疲乏力，或头晕目眩，自汗，活动时诸证加重，舌淡，脉虚无力。

【分析】　本证常由久病体虚、年老体弱、劳累过度、饮食失调等因素所致。临床以少气懒言、神疲乏力、舌淡、脉虚为辨证要点。

由于气是脏腑功能活动的体现，所以气虚以脏腑功能活动衰减为其病理特点。全身机能活动低下则少气懒言，神疲乏力。脏腑功能减退，清阳之气不升，头目失去温养，则头晕目眩；卫外之气虚弱，腠理不固，则自汗。劳则耗气，故活动、劳累时诸症加重。营气虚弱不能上荣则舌淡，气虚无力鼓动血脉则脉虚无力。

此外，若病程日久，气虚至极，或疾病过程中邪气过盛，正不敌邪，或因大汗、大吐、大泻、大出血等原因导致气不内守，流失于外，而突然出现面色苍白、汗出不止、目闭口开、手撒神昏、二便失禁等危重征象，称之为"气脱"。

（二）气陷

气陷，是气虚无力升举而反下陷所表现的证候。

【临床表现】　少气倦怠，头晕眼花，久痢久泻，腹部有坠胀感，脱肛，子宫脱垂或其他内脏下垂，舌淡苔白，脉弱。

【分析】　本证多因久病失养或劳倦用力过度等因素所致。本证以内脏下垂为辨证要点。其病机主要是中焦气虚，升举无力，故又称"中气下陷"。

因为本证多由气虚发展而成，故常见少气倦怠、头晕眼花、舌淡脉弱等气虚征象。若中气不足，升举无力，则导致内脏下垂，腹部有坠胀感。脱肛多见于久泻久痢之后，但也有因小儿正气未充，或大便干燥，排便时用力过度所致者。子宫脱垂常由于产后劳累，负重过度所致。若中气亏虚，脾失健运，清阳不升，气陷于下，则见久泄久痢之症。

（三）气滞

气滞，是指人体某一部分或某一脏腑气机阻滞，运行不畅所表现的证候。

【临床表现】　胀闷，疼痛，时轻时重，部位不定，胀痛可因叹息、嗳气或矢气而减轻。脉弦，舌象变化不明显。

【分析】　引起本证的因素很多，如情志不舒，病邪内阻（包括外感、痰饮、瘀血、食积等）或用力闪挫等原因，均可导致气机阻滞。胀闷、疼痛是本证的辨证要点。气的运行发生障碍，不通则痛，故气滞以胀闷疼痛为主要临床表现。气可时聚时散，故其病位不定，胀痛亦时轻时重。叹息、嗳气或矢气能使壅滞之气暂时舒畅，故胀痛可随之减轻。脉弦为气机不利，脉气不舒之象。引起气滞的病因和发生病变的部位不同，故气滞的证候，又有各自不同的特点，详见"脏腑辨证"。

此外，临床还可见因情志过激，肝失疏泄，阳气内郁而不得外达，或因实邪阻滞，气道闭塞而致突然昏厥，不省人事，呼吸困难，面唇青紫，四肢欠温者，称之为"气闭"。

（四）气逆

气逆，是指气机升降失常，逆而冲上所表现的证候。

【临床表现】　肺气上逆，则见咳嗽喘息；胃气上逆，则见呃逆，嗳气，恶心，呕吐；肝气上逆，可见头痛，眩晕，甚则昏厥，呕血等。

【分析】　本证因各有关脏腑的生理功能不同，故其临床表现也不同。临床主要见于肺胃之气不降而反上逆，肝气升发太过而为气逆的病理变化。

肺气宜肃降，若因感受外邪，或痰浊壅滞，使肺气不得肃降，上逆则发为咳嗽、气喘。胃气以和降为顺，若因寒饮、痰浊、食积等停留于胃，阻滞气机，或外邪犯胃，胃失和降，或他脏（如肝、脾）的气机不调，均可导致胃气上逆，出现呃逆、嗳气、恶心、呕吐等症。肝气本应升发向上，以调顺为制，若因情志不遂，忿怒伤肝，使肝气升发太过，气火上逆，而常致头痛、眩晕，甚则昏厥；血随气升而上涌，可致呕血。

二、血病辨证

血的病证，临床常见的可概括为血虚、血瘀、血寒、血热等四种。

（一）血虚

血虚，是指因血液亏虚，脏腑、经络与组织器官失养出现的证候。

【临床表现】　面色苍白或萎黄无华，唇色淡白，爪甲色淡，头晕目眩，心悸失眠，手足发麻，妇女月经量少，色淡，衍期，甚或闭经，舌淡苔白，脉细无力。

【分析】　本证发生的原因：一是失血过多，或久病、寄生虫、思虑过度等暗耗阴血；二是生血不足，如脾胃虚弱，食物精微缺乏，以致生化无源；三是瘀血阻络，新血不生。以体表肌肤粘膜组织呈现淡白色以及全身虚弱为本证的辨证要点。

人体脏腑组织，赖血液之濡养，血虚肌肤失养，则见面色、口唇、爪甲、舌体等皆呈淡白色；血虚脑失濡养，目睛失滋，故见头晕眼花；心神失养则心悸失眠；经脉肌肤失养则手足发麻。女子以血为用，血液不足，经血无源，故经血量少色淡，经期迁延，甚则闭经。血虚无以充盈于脉，故脉细无力。

（二）血瘀

血瘀，是由离经之血不能及时排出或消散，而瘀积于某一处，或血液运行受阻，瘀积于经脉或器官之内而引起的证候。

【临床表现】　疼痛，痛如针刺刀割，痛处不移而拒按，常在夜间加重。肿块，在体表者，色呈青紫；在腹内者，可触及较坚硬而按之不移的肿块（称为癥块）。出血，血色紫暗，或夹有血块，或大便色黑如柏油，或面色黧黑，或唇甲青紫，或皮下紫斑，或肌肤甲错，或腹部青筋外露，或皮肤出现丝状红缕（皮肤显露红色脉络，如红丝缠绕）。妇女常见经闭，或崩漏。舌质紫暗或见紫斑、紫点，或舌边有青紫色系状线，脉象细涩。

【分析】　瘀血形成的因素，常见的有寒凝、气滞、气虚、外伤等。瘀血证以刺痛、肿块、出血、脉涩为辨证要点。

瘀血为有形之邪，阻碍气机运行，故瘀血内积，脉络不通，不通则痛；瘀血留阻局部，气血不能通达，故痛势剧烈，如针刺刀割，部位固定不移；瘀血内阻，夜间阳气入内，阴阳相争，故疼痛更剧。瘀血凝聚局部，日久不散，便成肿块。瘀血阻塞经脉，阻碍血行，致血涌络破，使血液不得正常循经而外溢，则见出血。由于血行障碍，全身长时间得不到气血充分濡养，故可出现面色黧黑，口唇、舌体、指甲青紫色暗，皮肤粗糙，状如鳞甲。由于瘀阻的部位不同，故能见到多种血瘀之象。如瘀阻皮下，则见到皮下紫斑；瘀阻肌表络脉，则皮肤表面出现红色脉络，如红丝缠绕；瘀阻腹络，则腹部青筋暴怒；瘀阻下肢，则常见小腿青筋隆起，弯曲，甚至蜷曲成团。瘀血内阻，新血不生，则妇女可见闭经。舌体紫暗、脉细涩为瘀血之征象。

（三）血热

血热，是指火热内炽，侵迫血分所表现的证候。

【临床表现】　咳血、吐血、衄血、尿血、便血，妇女月经提前，量多或崩漏等出血症，并伴心烦、口渴、身热，或局部疮疡红、肿、热、痛，舌质红绛，脉象滑数。

【分析】　本证多由感受火热病邪，或情志郁而化火，或嗜食辛燥之品等因素引起。临床以出血症并见热象为辨证要点。

由于邪热炽盛，迫血妄行，络脉破裂而致出血。因所伤脏腑不同，故出血部位有异，如肺络伤则咯血，胃络伤则吐血，膀胱络伤则尿血，大肠络伤则便血。妇女可见月经期提前而量多，甚或崩漏。衄血有鼻衄、齿衄、舌衄、肌衄等不同。皆为所属脏腑之火热炽盛，脉络损伤所致。血热出血的特点是量较多，势较急，色鲜红。火热炽盛，灼伤津液，故口渴身热；火热内扰心神则心烦。若火毒邪热积于局部，灼血腐肉，使局部血液壅滞，而成疮疡，则红、肿、热、痛。血热则血流加速，脉络充盈，故舌质红绛，脉象滑数。

（四）血寒

血寒，是指寒邪客于血脉，凝滞气机，血行不畅所表现的证候。

【临床表现】　手足冷痛，肤色紫暗，喜暖畏寒，得温痛减，或少腹冷痛，妇女月经后期，经色紫暗，夹有血块，或闭经，舌色紫暗，苔白，脉沉迟而涩。

【分析】　本证常由外感寒邪，凝滞气血，或因阳虚生寒，不能温运血脉所致。临床以手足局部冷痛、肤色紫暗为辨证要点。

寒邪侵袭，阳气被遏，难达四末，故常见手足冷痛，肤色紫暗。血得温则行，得寒则凝，所以喜暖畏寒，得温痛减。少腹冷痛常见于妇女，多因经产期贪凉饮冷，致寒客血脉，宫寒血瘀而致。血瘀胞宫，故月经经色紫暗，并夹有血块。寒凝经脉，气血运行受阻，不能上荣于舌，故舌质紫暗，苔白。沉脉主里，迟脉主寒，涩脉主瘀，脉沉迟涩，为血瘀证的脉象。

三、气血同病辨证

气属阳，血属阴；气运血，血舍气；气为血帅，血为气母。因此，在生理上，二者具有相互依存、相互资生、相互为用的密切关系；在病理上，二者相互影响，或为同时发病，或为先后因果，而形成气血同病证候。

临床常见的气血同病证候，有气滞血瘀、气虚血瘀、气血两虚、气虚失血、气随血脱等。

（一）气滞血瘀

气滞血瘀，是指气机郁滞而血行瘀阻所出现的证候。

【临床表现】 胸胁胀满，胁肋疼痛，性情抑郁或急躁，或兼胁下痞块，刺痛拒按。妇女可见经闭或痛经，经色紫暗，夹有血块，或伴乳房胀痛等症。舌质紫暗或有紫斑，脉弦涩。

【分析】 本证多由情志不遂，导致肝气久郁不解，或外邪侵袭，或闪挫外伤，致气血瘀阻而形成气滞血瘀证。临床以病程较长和肝经循行部位出现的疼痛痞块为辨证要点。

若情志不遂，肝失疏泄，则情绪抑郁或急躁易怒，胸胁胀痛，胁肋作痛。肝郁日久不解，脉络失和，血行不畅，终致瘀血内停，渐成胁下痞块。气滞与血瘀为病，互为因果，或气滞导致血瘀，或因瘀阻反碍气机，均能导致局部阻碍不通，产生疼痛。肝主藏血，为妇女经血之源，肝血郁滞，经血不畅，则见闭经或痛经。舌紫暗，脉弦涩，均为瘀血内阻之征象。

（二）气虚血瘀

气虚血瘀，是气虚运血无力，血行瘀滞而表现的证候。

【临床表现】 身倦乏力，少气懒言，面色淡白或暗滞，胸腹或其他局部疼痛如刺，痛处不移，拒按。

【分析】 本证多由久病气虚，渐至瘀血内停所致。气虚和血瘀征象共见为其辨证要点。

身倦乏力，少气懒言，为气虚之症。气虚血运无力，面失血荣故色淡白，甚或暗滞。血行瘀阻，不通则痛，故疼痛拒按。血液运行与心、肝的关系密切，故其病变以心、肝部位为多见，表现为常见胸胁部位疼痛。气虚则舌淡，血瘀则色紫暗。沉脉主里，涩脉主瘀，是气虚血瘀证的常见舌脉。

（三）气血两虚

气血两虚，是指气虚和血虚同时存在的证候。

【临床表现】 少气懒言，乏力自汗，面色淡白或萎黄，头晕目眩，心悸失眠，舌质淡嫩，脉细弱等。

【分析】 本证多由久病不愈，气虚不能生血，或脾虚无以化气所致。本证以气虚和血虚征象共见为辨证要点。

少气懒言，乏力自汗，是气虚的主要表现。心悸失眠，为血不养心所致。血虚不能充盛脉络，则见唇甲淡白，脉细弱。气血两虚不能上荣，则见面色淡白或萎黄，舌淡嫩。

（四）气虚失血

气虚失血，是指气虚不能统摄血液而见失血的证候。

【临床表现】 吐血、便血、皮下瘀斑、崩漏等出血症，并见气短、倦怠乏力、面色无华、舌淡脉弱等气虚征象。

【分析】 本证多因久病、劳倦而致脾虚不能统摄血液。本证以出血和气虚征象共见为辨证要点。

气虚统摄血液的功能失职，血即离经而外溢，成为多种出血症。如血溢于胃肠，便为吐血、便血；溢于肌肤，则皮下瘀斑；妇女则可见月经过多，甚或崩漏。气短、倦怠乏力、面色无华等为气虚之征。舌淡、脉细弱均为气血不足之象。

出血疾患除气不摄血原因外，还可以由血热、血瘀等原因引起。

现将出血证候列表 9 - 16 鉴别如下：

表 9 - 16　　　　　　　　　　　　　　出血证候鉴别表

	病 程	性 质	血 色	血 质	舌 象	脉 象	兼 症
气虚失血	多为慢性	虚证	淡红	稀	淡	细弱	气虚征象
血热妄行	实热多急 虚热多缓	实证或虚证	鲜红	稠	红绛	实热滑数 虚热细数	热象
血瘀出血	或急或慢	实证	紫暗	有血块	紫	涩	血瘀征象

（五）气随血脱

气随血脱，是由于大出血而引起的气随之暴脱的证候。

【临床表现】 大出血时突然面色苍白，四肢厥冷，大汗淋漓，气息微弱，甚至昏厥。舌淡，脉微欲绝，或芤，或浮大而散。

【分析】 本证常由外伤，或妇女血崩、分娩，或内脏器官破裂等，突然大量出血所致。本证以大量出血时随即出现气脱之症为辨证要点。

血为气之母，血脱则气无所依，故气亦随之而脱。气脱亡阳，不能上荣于面，则面色苍白；不能布达四末，则手足厥冷；不能温固肌表，则大汗淋漓。气脱气不能接续，故气息微弱。神随气散而无所主，故为昏厥。血失气脱，舌体失养，则色淡；脉道失充则脉细微欲绝。阳气浮越外亡，则见脉浮大而散。

内出血而突然出现气脱亡阳之证，临床尤应细心诊察，及时救治。

四、津液病辨证

一般可概括为津液不足和水液停聚等两方面。

(一) 津液不足

津液不足，是指体内津液亏少，脏腑组织失其滋润濡养所出现的证候。津液损伤程度较轻者，一般称为津伤或津亏；津液损伤程度重者，一般称为液脱或液耗。津液不足，失其滋润作用，多从燥化，故又属于内燥证的范畴。

【临床表现】 口燥咽干，渴欲饮水，唇焦或裂，目眶凹陷，皮肤干燥甚或枯瘪，小便短少，大便干结，舌红少津，脉细而数。

【分析】 本证多因高热、大汗、大吐、大泻、多尿以及燥热灼伤津液所致；亦可因长期饮食少进，或脏器虚衰，津液生化之源不足所致。本证以肌肤、口唇、舌、咽干燥及尿少、便干之症为辨证要点。

津液亏耗，不能滋润濡养空窍和肌肤，故见口燥咽干，唇焦或裂，渴欲饮水，目眶凹陷，皮肤干燥甚或枯瘪。津液亏少，不能化生小便，濡养大肠，则尿少便干。津液不足，血液化生亦减，津液亏虚而生内热，故舌红少津，脉象细数。

(二) 水液停聚

水液停聚，是指肺、脾、肾三脏输布、排泄水液的功能失调，以致水液停聚体内，从而形成水、湿、痰、饮等病理性物质所表现的多种病证。这里只论述水肿和痰饮所致的证候。

1．水肿

体内水液停聚，泛溢肌肤引起面目、四肢、胸腹甚至全身的浮肿，称为水肿。临床分为阴水、阳水两类。

(1) 阳水：由外邪侵袭肺脾所引起，属实证之水肿。

【临床表现】 头面浮肿，先从眼睑开始，继而遍及全身，来势迅速，小便短少，皮肤薄而光亮。常伴见恶风寒，发热，肢节酸痛，苔薄白，脉浮紧。或咽喉肿痛，舌红脉浮数。或全身水肿，来势较缓，按之没指，肢体沉重困倦，小便短少，脘闷纳呆，泛恶欲吐，舌苔白腻，脉沉。

【分析】 本证由风邪外袭，肺失宣降，水道不通，或因湿邪内侵，阻碍脾的运化功能，导致水湿停聚而为水肿。临床以发病急，来势猛，先见眼睑头面、上半身肿甚者为辨证要点。

肺位上焦，且风性轻扬上浮，若风邪束肺，肺卫失宣，水津失布，风水搏结于上，则水肿先从上部头面开始。继而肺气肃降失常，通调不利，水邪外溢肌肤而遍及全身，故水肿来势猛疾，迅速蔓延全身，肌表薄而光亮。三焦不利，膀胱气化失司，故小便短少。本病原由风邪引起，故首先出现恶风寒、发热、肢节酸楚、咽痛等邪袭卫表之症。苔薄白，脉浮紧，是风水偏寒；舌红脉浮数，是风水偏热。

若水湿外侵，脾为湿困，运化失司，水泛肌肤而为水肿，亦属阳水范畴，但其势较缓。脾主肌肉、四肢，水湿困脾，故见全身水肿，肢体沉重困倦。脾病及胃，不能腐熟水谷，则脘闷纳呆。胃气上逆，则泛恶欲吐。苔白腻，脉沉，皆为湿邪内盛之象。

（2）阴水：由病久体弱，脾胃阳气虚衰引起，属于虚证之水肿。

【临床表现】　水肿先从足部开始，腰以下为甚，按之凹陷不起，小便短少，脘闷腹胀，纳呆便溏，面色㿠白，神倦肢困，舌淡，苔白滑，脉沉。或水肿日甚，腰膝冷痛，四肢不温，畏寒神倦，面色㿠白或灰滞，舌淡胖，苔白腻，脉沉迟无力。

【分析】　本证常由于劳倦内伤，房室不节，或其他疾病日久不愈，导致脾肾二脏阳气衰损，不能气化水液，而致水液泛溢肌肤，发为阴水。临床常以发病缓慢，水肿先从足部开始，腰以下肿甚者为辨证要点。

脾肾阳气虚衰，不能升清降浊，水湿下趋，故水肿从足部开始，腰以下尤甚，按之如泥。膀胱气化不利，故小便短少。脾病及胃，中焦运化失常，则脘闷腹胀，纳呆，便溏。脾虚则面色㿠白，神倦肢困。舌淡、苔白滑、脉沉均为脾虚湿盛之症。

脾虚水肿，久延不愈，伤及肾阳，或肾阳素亏所致水肿，较脾虚水肿更为严重。肾阳虚不能温养肢体，故腰膝冷痛，四肢不温，畏寒神倦。面色㿠白为阳虚之象，灰滞为肾虚水泛之征。舌淡胖苔白滑，脉沉迟无力，皆为肾虚水寒，气血失于温运之表现。

2．痰饮

痰和饮，是由于水液停聚形成的病理产物，又成为导致脏腑功能失调的致病因素。由痰饮停聚所致的病证，称为痰饮证。

（1）痰证：水液停聚凝结，质地稠厚者为痰。痰停聚于脏腑、经络、组织之间而引起的病证为痰证。

【临床表现】　咳嗽咯痰，胸闷呕恶，脘痞纳呆，头目晕眩，或神昏而喉中痰鸣，或神乱而为癫、狂、痴、痫，或为瘰疬、瘿瘤、乳癖、痰核、梅核气等，或肢体麻木、半身不遂。舌苔腻，脉滑。

【分析】　痰的形式，常由外感六淫、内伤七情、饮食不当、过劳纵欲、体虚等因素影响肺、脾、肾的气化功能，以致水液不布而停聚，凝结日久而成痰。痰证的临床表现繁多，因其病变部位不同，而有不同的临床征象。

痰阻于肺，肺气上逆则咳嗽咯痰；肺气不利故胸闷不舒。痰湿中阻，胃失和降则脘痞纳呆；胃气上逆则恶心呕吐。痰浊阻遏，清阳不升，故头晕目眩。痰浊蒙闭心窍，则神昏而痰鸣，或为癫、狂、痫。痰凝局部，在颈部可见瘰疬瘿瘤；在肢体多见痰核；在乳房则为乳癖；在咽喉，喉中有异物梗阻感，则为梅核气。痰停经络，气血运行不利，可见肢体麻木或半身不遂。苔腻脉滑为痰湿之象。

（2）饮证：水液停聚凝结为病理产物，质地较痰清稀者为饮。饮邪停聚于体内某一局部而出现的病证称为饮证。

【临床表现】　脘腹痞胀，水声辘辘，泛吐清水痰涎，或咳痰清稀，胸闷心悸，甚或倚息不得平卧，或胸胁胀满，咳喘引痛，或小便不利，肢体浮肿、沉重酸楚。舌苔白滑，脉弦。

【分析】　饮的形成，多由中阳素虚，复加外感风寒水湿之邪，饮食劳倦所伤等，以致水液的转输、敷布发生障碍，从而停聚为病。本处所论饮证，是根据饮邪停聚的不同部位而论，依《金匮要略》分为四饮。

饮停于胃肠，气机不畅，故脘腹痞胀；水在胃，胃中有振水声；水在肠，则肠间水声辘辘；水饮上逆则泛吐清水痰涎。此谓之"痰饮"（狭义之痰饮）。饮停心肺，肺气上逆则咳嗽气喘；饮为阴邪，其质清稀，故痰液量多清稀；水饮凌心迫肺，故见心悸，甚或倚息不得平卧。此谓之"支饮"。饮停于胸胁，胸胁气道受阻，络脉不利，故胸胁胀满；饮邪内阻胸中，肺气上逆，则见咳嗽气喘，并有牵引疼痛感。此谓之"悬饮"。水饮泛溢于四肢肌肤，则见小便不利，肢体浮肿，并有疼痛酸楚之感，此谓之"溢饮"。苔白滑、脉弦为水饮病常见的脉象。

除此四饮外，临床还能见到其他饮证，可参阅"脏腑辨证"中的有关内容。

第四节 六 经 辨 证

一、六经辨证的概念及内容

六经辨证，是东汉张仲景在《素问·热论》的理论基础上，结合伤寒病的证候与病变特点总结出来的，是《伤寒论》辨证论治的纲领，主要用于外感疾病的一种辨证方法。

六经辨证，将外感病演变过程中所表现的各种复杂证候，以阴阳为纲，分为两大类，并根据疾病发展过程中不同阶段的病变特点，在阴阳两类病证的基础上，又划分为三阴（太阴、少阴、厥阴）三阳（太阳、阳明、少阳）六个证型。六经分证从人体抗病能力的强弱、病邪的盛衰及病势的进退、缓急等方面，进行分析、综合和归纳，找出外感疾病病变中的某些规律，从而作为指导治疗的根据。凡正盛邪实，抗病力强，病势亢奋的，表现为热证、实证的，多属三阳病证，治疗当以祛邪为主；凡抗病力衰减，病势虚弱，表现为寒证、虚证的，多属三阴病证，治疗当以扶正为主。

六经辨证，是脏腑、经络病理变化的反映，其中三阳病证以六腑的病变为基础，三阴病证以五脏的病变为基础。所以，六经辨证实际上虽基本概括了脏腑和十二经的病变，但是，由于六经辨证的重点在于分析外感风寒所致的一系列病理变化及其传变规律，因而不能等于内伤杂病的脏腑辨证。

（一）太阳病

太阳主一身之表，统摄营卫，具有抗御病邪侵袭的功能，故称为六经之藩篱。凡外感风寒之邪侵袭人体，大多先从太阳而入，故太阳病常为外感疾病的早期阶段。《伤寒论》中太阳病又分为经证和腑证两大类。这里仅就太阳经证加以讨论。太阳经证，因病人体质不同和感受风寒之邪的偏重，又有中风和伤寒的区别。

1. 太阳中风

太阳中风证，是风邪侵于肌表，营卫不和，卫强营弱所表现的证候。

【临床表现】 发热恶风，头项强痛，自汗出，有时可见鼻鸣干呕，苔薄白，脉浮缓。

【分析】 本证为外感风邪所致，与猝然昏仆伴偏瘫之内伤中风不同。

太阳主表，统摄营卫。卫为阳，功主卫外；营为阴，有营养之功。今风邪袭表，卫阳被遏，则恶风寒。卫受病则卫阳浮盛于外而发热，所谓"阳浮者热自发"。由于卫不外固，致营不内守而汗自出，汗出则营弱，所谓"阴弱者汗自出"。更因汗出肌腠疏松，营阴受损，故脉浮而缓。风邪外袭太阳经，足太阳经脉从头走足，行于身之背后，故太阳经气不利而致头项强痛。鼻鸣干呕是风邪壅滞而影响肺胃之故。由于本证具有自汗出、脉浮缓的特征，所以又称表虚证。

2．太阳伤寒

太阳伤寒证，是寒邪袭表，卫阳被遏，营阴郁滞所致的证候。

【临床表现】 恶寒发热，头项强痛，周身或骨节疼痛，无汗而喘，苔薄白，脉浮紧。

【分析】 本证为外伤寒邪所致，与西医学中的"伤寒"涵义绝然不同。

寒壅于表，故恶寒；卫与邪争，故发热。寒为阴邪，其性凝滞，营阴凝涩则经气不利，故头身骨节疼痛。寒郁于表，腠理闭塞，故无汗。肺合皮毛，皮毛受邪，肺失宣降则作喘。正气欲向于外而寒邪束于表，所以脉浮紧。由于本证具有无汗、脉浮紧的特点，所以又称表实证。

中风与伤寒统属于外感表证，均有发热、头项强痛、脉浮等证。其区别在于自汗与无汗，脉浮缓与浮紧，即表虚与表实的不同特征。但这里的虚与实，是以中风和伤寒相对而言，表实虽确系实证，而表虚并非绝对虚证。

（二）阳明病

阳明病是外感过程中，阳热亢盛，正邪相争最剧烈的时期。

阳明病的发生可由太阳病入里所致，亦有从本经自发为病者。按其性质来说属于里热实证。根据病变部位及证候特点的不同，阳明病又分为经证与腑证两类。

1．阳明经证

阳明经证，是指邪热弥漫全身，充斥阳明之经，而肠道尚无燥屎内结的证候。

【临床表现】 身大热，大汗出，大渴引饮，面赤心烦，舌苔黄燥，脉洪大。

【分析】 邪入阳明，燥热亢盛，蒸腾于阳明经脉，故周身大热。热迫津液外泄，故大汗出。热盛汗出而津伤，故大渴引饮。阳明之脉荣于面，热势上腾，故面赤。热迫心神则心烦。热盛津伤，则舌苔黄燥。阳明为多气多血之经，热充其经，故脉洪大。

2．阳明腑证

阳明腑证是邪热传里与肠中糟粕相搏而成燥屎内结的证候。

【临床表现】 日晡潮热，手足濈然汗出，腹部胀满疼痛，大便秘结，甚则神志不清，循衣摸床，谵语，狂乱，微喘，舌苔多厚黄干燥，边尖起芒刺，甚至焦黑燥裂，脉沉实或沉迟有力。

【分析】 本证较阳明病经证为重，往往是经证的进一步发展。阳明的经气旺于日晡（午后），而腑中实热，弥漫于经，气盛热扰，正邪相争，故发潮热。四肢禀气于阳明，热盛则毛窍开泄，故手足濈然（连绵不断）汗出。热邪与肠中糟粕相结，阳明胃肠之气不通，故腹部胀满而痛，大便秘结，甚则火热炽盛上蒸而熏灼心包，则见神志不清、循衣摸床、谵语、狂乱、微喘等危候。邪热内结，津液被劫，故苔黄厚干燥，起芒刺或焦黑燥裂。燥热内结，脉见沉实；脉道为邪热壅滞，则脉沉迟有力。

（三）少阳病

少阳病证，是外感疾病过程中，邪气内侵，结于胆和三焦，邪正分争于表里之间的阶段，故又称为半表半里证。

【临床表现】 口苦，咽干，目眩，往来寒热，胸胁苦满，嘿嘿不欲饮食，心烦喜呕，苔白或薄黄，脉弦。

【分析】 少阳之病，可由他经传来，也可从本经发病。病入少阳，邪热熏蒸，结于胆腑，胆热上腾则口苦，热灼津液则咽干。胆与肝合，目为肝胆之外候，少阳风火上腾，所以目眩。由于邪入少阳半表半里之间，正邪相争，正不胜邪则恶寒，正胜于邪则发热，所以寒热往来，此为少阳病的主要特征。胸胁为少阳之脉所布，热郁少阳，经气不利，故胸胁苦满。胆热木郁，横逆犯胃，胃为热扰，故嘿嘿不欲饮食。胃气上逆，则时时欲呕。木火上逆，则心中烦扰。邪热尚未入里，则苔白或薄黄。肝胆受病，气机郁滞，故脉弦。

（四）太阴病

太阴病证，是外感疾病的中后期，邪由阳经转入阴经，正气开始衰弱的阶段。表现为脾阳虚弱，寒湿内阻的虚寒证候。

【临床表现】 腹满而吐，食不下，自利，时腹自痛，口不渴，舌淡苔白滑，脉缓弱。

【分析】 本证可因三阳病治疗失当损伤脾阳而引起，亦可因风寒外邪直接侵袭太阴脾经而发病。脾土阳虚，寒湿阻滞，胃肠气机不利，升降失常，故腹满时痛，下利呕吐，食欲不振。病属虚寒，所以口不渴，舌淡白，脉迟缓。

太阴病的性质属于里虚寒，阳明病属于里实热。由于脾与胃同居中焦，相为表里，所以两经之证常可相互转化，如阳明病而中气虚即可转为太阴，太阴病而中阳渐复亦可转为阳明，故有"实则阳明，虚则太阴"之说。太阴、阳明的症状亦有相似之处，如二者都有腹满而痛，但却有虚实之别。太阴之腹痛，为时痛时止，喜温喜按；阳明则为腹满而痛，持续不减，拒按。

（五）少阴病

少阴病是外感病过程中的后期阶段，病情多属危重。病入少阴，损及心肾，阳气衰弱，阴血不足，全身抗病机能明显下降。由于心肾统水火二气，所以其证既可以从阴化寒，又可以从阳化热，因而在临床上有寒化、热化的两种证候。

1. 少阴寒化证

少阴寒化证，是心肾阳气虚衰所表现的全身性虚寒证候。

【临床表现】 恶寒蜷卧，精神萎靡，手足厥冷，下利清谷，欲吐，口不渴或渴喜热饮，舌淡苔白，脉沉微。或反不恶寒，发热，面赤，脉微欲绝。

【分析】 本证因少阴阳衰，阴寒内盛所致。阳衰不能温煦形体，故畏寒蜷卧，四肢厥冷。心肾虚衰，正气不足，又为邪困，故精神萎靡，似睡非睡。肾为先天之本，肾阳不足，损及脾阳，不能腐熟水谷、运化精微，故下利清谷。阴寒之气上逆，胃失和降，故时有欲吐。阳虚阴盛，故症见不渴，但也有下焦阳衰，不能化气行津，以及下利较重，津伤过多而见口渴者，以喜热饮或饮量不多为特点。舌淡苔白，脉沉微，均为阳衰阴盛之象。

若阴寒极盛于内，将残阳格拒于外，即出现"内真寒而外假热"的现象，反见不恶寒而发热。亦有阴寒盛于下，格阳于上的"戴阳"证，而见面赤。但二者均有下利清谷、四肢厥逆、脉微欲绝等表现。

2．少阴热化证

少阴热化证，是少阴从阳化热呈现阴虚阳亢的证候。

【临床表现】 心烦失眠，口燥咽干或咽痛，舌红少苔，脉细数。

【分析】 本证多因邪热不解而耗伤真阴，或素体阴虚，邪入少阴，从阳化热，热灼真阴而致。肾水亏虚不能上济，心火独亢，水火失济，阴不敛阳，故心烦不得眠；阴虚津耗，故口干咽燥；虚火上炎则咽痛。舌红少苔、脉细数为阴虚阳亢之象。

（六）厥阴病

厥阴病证，为六经病证的最后阶段，病变表现寒热错杂。由于足厥阴肝经络胆而夹胃，故常表现出肝、胆和胃的证候。

【临床表现】 消渴，气上冲心，心中疼痛，饥而不欲食，食则吐蛔。

【分析】 厥阴为阴之尽，阳之始，阴中有阳。厥阴为病，由于正气衰竭，阴阳调节紊乱，所以往往表现为寒热错杂，厥阴盛复等现象。本证为上焦有热，中焦有寒，是阴阳各趋其极之故。阳并于上则热，阴并于下则寒。由于上焦热扰津伤，故见渴而能饮的消渴；邪热上逆故气上冲心，心中疼热。下部肠道虚寒，故饥而不欲食。蛔无食则窜动，闻食臭而出，故食则吐蛔。

二、六经病的传变规律

六经病证是脏腑、经络病理变化的临床反映，而脏腑经络又是不可分割的整体，故某一经的病变，常常会涉及到另一经，从而表现出合病和并病，以及相互传变的证候。

（一）合病与并病

两者都是不能单独用一经来归纳的复杂证候。

合病：凡两经或三经的证候同时出现者，称为合病。例如，太阳病伤寒证或中风证与阳明病同时出现，为"太阳阳明合病"。临床常见的还有太阳少阳合病，阳明少阳合病，三阳合病等。

并病：凡一经的病证未罢，而又出现另一经证候者，称为并病。例如，太阳病发汗不彻而转属阳明，为太阳阳明并病。临床还常见少阳证未罢而已见阳明证者，为少阳阳明并病。

（二）传经

病邪从外侵入，逐渐向里传变，由这一经的证候转变为另一经的证候，称为"传经"。

传经与否，关键决定于受邪的轻重、病体的强弱和治疗得当与否几个方面。如邪盛正衰，则易传变；正盛邪退，则病转愈。身体强者，病变多传三阳；身体弱者，病变易传三阴。传经的一般规律有：

1．循经传

就是按六经的次序相传。如太阳病不愈，传入阳明，阳明不愈，传入少阳。三阳不愈，传入三阴，首传太阴，次传少阴，终传厥阴。亦有按太阳→少阳→阳明→太阴→厥阴→少阴相传之说者。

2．表里传

即是相为表里的经相传。如太阳传入少阴，阳明传入太阴，少阳传入厥阴。表里相传，是邪盛正虚，由实转虚，病情加剧的表现。

（三）直中

凡病邪初起不从阳经传入，而直入阴经，表现出三阴经证候的，为"直中"。

总之，六经病邪相传，大多自表而里，由阳而阴，由实而虚。此外，临床中还能见到病邪由里达表，由阴出阳，由虚转实，这是正气渐复、病情向愈的证候。

第五节　卫气营血辨证

一、卫气营血辨证的概念及内容

卫气营血辨证，是清代叶天士在伤寒六经辨证的基础上发展创立的，是诊察外感温热病的一种辨证方法。它弥补了六经辨证的不足，丰富了中医学辨治外感热病的内容。

卫气营血辨证既是对温热病四类证候的概括，说明了病变部位，又代表着温热病在发展过程中浅深轻重的四个阶段及其传变规律。

（一）卫分证

卫分证，是温热病邪初袭肌表，肺卫功能失常所表现的证候。

【临床表现】　发热，微恶风寒，舌边尖红，苔薄白，脉浮数。常伴头痛，口微渴，咳嗽，咽喉肿痛。

【分析】　温热病邪外袭肌表，卫气被郁，故发热，微恶风寒。温为阳邪，所以发热重而恶寒轻。温热在表，故舌边尖红，苔薄白，脉浮数。阳热上扰清空，故头痛。肺合皮毛，与卫气相通，皮毛受邪，卫气被郁则肺气不宣，故咳嗽。邪热耗伤津液，故病初起即口干微渴。咽喉为肺之门户，温热袭肺，所以咽喉红肿疼痛。

卫分证候与六经辨证中的太阳伤寒证的鉴别：二者都有发热、恶寒及头痛等症，但在病因、病机及脉证上均有区别。感受邪气，卫分证是温热之邪；伤寒是风寒之邪。受邪途径，卫分证为邪从皮毛或口鼻而入，袭于手太阴肺经；伤寒是邪由皮毛而入，袭于足太阳膀胱经。病机转归，卫分证易于伤阴；伤寒易于伤阳。临床表现，卫分证多发热重，恶寒轻，伴头痛，口微渴，可有微汗，脉象浮数；伤寒则是恶寒重，发热轻，伴头痛项强，口不渴，无汗，脉浮紧。

（二）气分证

气分证，是温热病邪内入脏腑，正盛邪实，正邪剧争，阳热亢盛的里热证。由于邪入气分所犯脏腑部位的不同，因此，临床上所反映的证候也就有很多类型，常见的如热壅于肺、热扰胸膈、热炽阳明、热迫大肠等。

【临床表现】 发热，不恶寒反恶热，舌红苔黄，脉数，常伴有心烦、口渴、尿赤等症。若兼心烦懊侬，坐卧不安者，为热扰胸膈；若兼汗多，烦渴引饮，苔黄而燥，脉洪大而数者，为热炽阳明；若兼大便干结，胸痞腹满，或热结旁流，甚或谵语，舌黄燥或焦黑起刺，脉沉迟者，为热迫大肠。

【分析】 本证多由卫分证不解，邪热内传入里，或温热之邪直入气分而成。

温热病邪，入于气分，正邪剧争，阳热亢盛，故发热不恶寒反恶热，舌红苔黄脉数；热盛津伤则口渴、尿赤；热扰心神则心烦。热壅于肺，肺失清肃，气机不利，故咳喘、胸痛；肺热炼液成痰，其痰多黄稠。热扰胸膈，郁而不达，故烦闷懊侬，坐卧不安。热炽阳明，胃热亢盛，迫津外泄，所以汗出；热盛津伤则烦渴引饮，舌苔黄而燥；内热蒸腾，气盛血涌，故脉来洪大而数。热迫大肠，若热与糟粕相结，腑气不通，则便结，胸痞腹满；肠热炽盛，津液下迫，则热结旁流，泄下黄臭稀水；热邪上扰心神则谵语。

有关证候鉴别：气分证之热炽阳明和热迫大肠的证候与六经辨证的阳明经证、腑证类似，但《伤寒论》的阳明病是感受寒邪入里化热所致，而气分证的热盛阳明与热迫大肠是感受温热病邪内入脏腑所致。温热邪气易化燥伤阴，故气分证津伤更为明显，治疗时在清热通腑的同时，应处处顾护津液。

（三）营分证

营分证，是温热病邪气内陷的深重阶段，以营阴受损、心神被扰为病变表现特点的证候。

【临床表现】 身热夜甚，口不甚渴，心烦不寐，甚或神昏谵语，斑疹隐现，舌质红绛，脉象细数。

【分析】 本证多由气分不解而内传，或由卫分逆传而直入营分所致，亦有发病而即见营分证者。热入营分，灼伤营阴，真阴被劫，故身热灼手。阳气夜行于阴，与在阴之邪相争，故入夜热甚。热邪入营，蒸腾津液于上，故口干反不甚渴。营为血中之气，行于脉中，通达于心，营分有热，心神被扰，故心烦不寐，甚则神昏谵语。热窜血络，故斑疹隐隐。营热蒸腾，故舌质红绛。营热阴伤，故其脉细而数。

营分介于气分和血分之间。若疾病由营转气，表示病情好转；若由营入血，则表示病情深重。

有关证候鉴别：营分证与阳明腑实证均有神昏谵语之症，然阳明腑实之昏谵，多伴有大便秘结、腹部硬痛等。据此即可鉴别。

（四）血分证

血分证，是卫气营血辨证的最后阶段，也是温热病发展过程中最为深重的阶段，临床表现以心、肝、肾的病变为主而出现耗血、动血、阴伤、动风为特征的证候。

【临床表现】 在营分证的基础上更见躁扰发狂，斑疹透露，色紫或黑。或见吐血、衄血、便血、尿血，舌质紫绛，脉细数。或见四肢抽搐，颈项强直，角弓反张，两目窜视，牙关紧闭，脉弦数。或见持续低热，暮热早凉，五心烦热，口干咽燥，神倦耳聋，舌上少津。或见肢体干瘦，唇萎舌缩，甚干枯燥，目陷睛迷，手足蠕动，瘛疭，脉虚数等。

【分析】 本证多由营分证不解传入血分，或由气分邪热直入血分而形成血分证。

热入于血分的证候较营分证候更为深重。血热扰心，故躁扰发狂，甚则神识昏迷。热迫营血，均可出现斑疹、舌绛，但血分证的斑疹已不是营分证的斑疹隐隐，而是斑疹显露，色紫或黑，舌反深绛或紫。血分热极，迫血妄行，故可见各种出血。肝藏血主风，血热燔灼肝经，肝风内动，故见四肢抽搐，颈项强直，角弓反张，两目窜视，牙关紧闭，脉弦数等。若邪热久羁，劫灼肝肾之阴，阴虚而阳热上扰，故见低热，暮热夜凉，五心烦热；阴精耗伤不能上承，故口干咽燥，舌上少津，耳聋失聪；阴精亏损，神失所养，则神倦；真阴亏耗，机体得不到阴精血液的滋润濡养，故肢体干瘦，唇萎舌缩，齿干枯燥，目陷睛迷；真阴被灼，血不养筋，虚风内动，故见手足蠕动，甚则瘛疭。脉虚数亦为肝肾阴亏之象。

二、卫气营血证候的传变规律

温热病卫气营血证候的传变，一般有顺传和逆传两种形式。

顺传，即由浅入深，由表入里，由轻到重。病多从卫分开始，按照卫→气→营→血的次序传变，标志着邪气步步深入，病情逐渐加重。

逆传，是不循上述次序传变，由于温热病邪和机体反映的特殊性，在某些病例中可出现特殊的传变规律。如卫分证候，没有经过口渴、烦躁等这一气分过程，而直接传入营血，出现神昏、谵语等症，此即所谓"逆传心包"。此外，有的在发病初期不一定出现卫分证，而即出现气分、营分或血分的证候；或虽出现卫分证候，但为时短暂，病变立即转入气分、营分或血分；或病虽入气分，而卫分之邪仍未消除；或热势弥漫，不仅气分有热，而且营分、血分也受热灼，酿成"气营两燔"、"气血两燔"。因此，在温病发生、发展和变化过程中，卫气营血四个阶段不能截然分开，应根据其临床表现，具体情况具体分析，才能准确地进行辨证施治。

第六节 三 焦 辨 证

一、三焦辨证的概念及内容

三焦辨证，是清代吴鞠通根据《内经》三焦部位划分的概念，在《伤寒论》六经辨证及《温热论》卫气营血辨证的基础上，结合温病传变规律总结出来的一种辨证方法。吴氏以"三焦"为温病辨证纲领，将卫气营血贯穿其中，着重阐述三焦所属脏腑在温热病过程中的病理变化、证候特点及传变规律。同时也说明了温热病初、中、末三个不同阶段。就其证候而言，上焦病证为初期阶段，主要包括肺和心包的病变；中焦病证是中期阶段，主要为脾胃的病变；下焦病证是后期阶段，主要为肝、肾以及膀胱、大肠的病变。

温热病是感受四时不同温热病邪所引起的急性热病的总称。就病变性质来说，不外温热与湿热两大类。温热与湿热虽有共同之处，但各具特点。如湿热除具有"热"的证候特点外，还有"湿"的特点，湿为阴性，其性重浊下流，而三焦本身又是水湿的通道，故湿邪常沿上、中、下三焦相传而自成规律。因此，湿热病用三焦辨证则更为合拍，后世亦多将三焦辨证作为湿热病的主要辨证方法。由于三焦辨证用于温热病辨证的内容已在卫气营血辨证中有所阐述，故本节仅就湿热病的三焦辨证作一概要介绍。

（一）上焦湿热

上焦湿热证，是湿热病的初期阶段，病邪伤及肺和皮毛所表现的证候。

【临床表现】 恶寒重，发热轻，或午后发热，头重如裹，肢体困重，胸闷咳嗽，腹胀便溏，口腻不渴，苔白腻，脉濡缓。

【分析】 本证为感受湿热邪气，病位主要在肺与皮毛，但由于湿与脾胃的关系密切，故上焦湿热往往兼有脾胃蕴湿的见症。湿热郁遏肌表，卫阳被郁，故恶寒发热。湿热郁蒸，阳明经气旺于日晡之时，故午后发热。湿困于上，故头重如裹。湿郁肌表，故肢体困重。湿阻胸阳，肺失宣降，故胸闷咳嗽。湿困脾胃，受纳、运化失职，气机升降失调，故腹胀便溏。有湿而津未伤，故口腻不渴。病在初起，湿浊尚未化热，故舌苔白腻，脉濡缓。

（二）中焦湿热

中焦湿热证，是湿热病的中期阶段，以湿伤脾胃为主的证候。

【临床表现】 身热不扬，汗出热不解，胸脘痞闷，腹胀便溏，身重怠倦，泛恶欲呕，饥不欲食，小便不利，大便溏而不爽，苔黄腻，脉濡数。

【分析】 本证可由上焦湿热传入，或由感受暑湿之邪所致，也可因饮食不节，化生湿热而成。

热在湿中，湿热郁蒸，故身热不扬；湿热缠绵，不易分解，故汗出热不解。湿热困郁，气机不畅，升降失常，则胸脘痞闷，泛恶欲吐，饥不欲食。湿邪重浊，则身重怠倦。湿热阻滞中焦，气失通畅，故小便不利，大便不爽或溏泄。舌苔黄腻、脉象濡数均为湿遏热郁之象。

中焦湿热，可以有三个方面的转归：一是湿热从阳化燥，转属温热病的气分证，或邪热伤阴而为营血之证；二是从阴化寒，而发展为寒湿证；三是既不化燥，又未化寒，而仍以湿热特点传入下焦，即构成下焦湿热证。

（三）下焦湿热

下焦湿热证，是指病变重点在肠和膀胱，以二便异常为主的证候。

【临床表现】 小便癃闭，渴不多饮，或大便不通，少腹硬满，头胀昏沉，苔灰白黄腻，脉濡数。

【分析】 下焦湿热，多从中焦传来。湿热蕴结膀胱，气化失职，则小便癃闭。湿聚于下焦，津不能上承则口渴，渴而不多饮。湿热阻滞大肠，传导功能失职，腑气不通，则大便不通，少腹硬满。湿热上蒙清窍，则头胀昏沉。苔灰白黄腻，脉濡数，均为湿热之征。

二、三焦证候的传变规律

三焦病的传变，从上焦肺卫受邪致病开始，传入中焦，进而传入下焦。这一传变，标志着温病病情由浅入深、由轻到重的病理进程。

三焦病证的传变，取决于病邪性质和受邪机体抵抗力的强弱等因素。如病人体质偏于阴虚或抗病力较强，感受病邪又为温热之邪，若传入中焦，则多从燥化，而为阳明燥热之证，传入下焦，则为肝肾阴虚之证。如病人的体质偏于阳虚或抗病力较弱者，感受病邪又为湿热之邪，若顺传中焦，则多为足太阴脾经湿热困郁证，传入下焦，则为湿热阻滞、气化不通证。

三焦病证的传变，虽然是自上而下，但这仅是指一般而言，也并不是固定不变的。有的病者邪犯上焦，经治而愈，并无传变。有的又可自上焦径传下焦，或由中焦再传肝肾，这又与六经病证的循经传、越经传相似。湿温初起，既可见中焦足太阴脾经证候，也有发病即见下焦肝肾阴亏证候的，这又与六经病证中的"直中"相类似。此外，还有两焦病证错综互见和病邪弥漫三焦的，这又与六经病证的合病、并病相类。

第十章 防治原则

防病与治病，是医学理论体系的两个不可分割的重要组成部分。中医学不仅在临床医学上建立了以整体观与辨证论治为特点的临床诊疗体系，而且在预防医学方面也积累了极为丰富的临床经验，并具有独特的理论。中医学既十分注意讲究卫生，但更重视养生保健；既高度重视致病因素和人与外界环境之间的关系，但更重视增强人体内的正气；既充分重视患病后的治疗，但更重视预防疾病的发生和发展，即所谓"不治已病，治未病"。这种预防思想的重要理论和早期治疗的思想，对我国人民的保健和民族的繁衍昌盛，发挥了巨大的作用，而且也为丰富和发展中医学理论作出了重要的贡献。预防为主，防治结合，已成为我国卫生工作的四大方针之一。本章阐释疾病预防和治疗的总体原则，在疾病的预防和治疗中具有普遍的指导意义。

第一节 预 防

预防，是指采用一定的措施防止疾病的发生和发展。中医学总结了人民群众与疾病作斗争的经验，早在《内经》中就提出"治未病"的思想，强调"防患于未然"。这种防重于治的思想，颇具现实意义。所谓"治未病"，包括未病先防和已病防变两个方面的内容。

一、未病先防

未病先防，就是在疾病未发生之前，充分调动人的主观能动性，增强体质，提高机体的抗邪能力，同时能动地适应自然，改造客观环境，避免致病因素的侵害，以防止疾病的发生，从而维护机体健康。

疾病的发生，关系到邪正两个方面。邪气是发病的重要条件，正气不足是疾病发生的内在根据。从预防角度而言，首先要考虑人与自然环境之间的整体性，采取积极有效的措施，才能尽量避免自然界因素的致病作用，从而预防某些疾病的发生和发展。另一方面，只有增强体质，顾护正气，提高机体抗邪能力，才能抵御邪气侵害而免于生病，即是《内经》所说的"正气存内，邪不可干"（《素问·刺法论》）。因此，未病先防，必须从两方面着手：一是增强体质，提高机体的抗邪能力；二是注意防止病邪的侵害。

（一）增强体质，提高机体的抗邪能力

正气的强弱，由体质决定，体质的强弱与先天和后天的因素密切相关。只有先天充足，后天才有坚实的基础；后天全面健全，才有助于肾中精气的充盈。人体精气充盈，则体质强

壮，正气充沛，抗病能力强，故机体健康是少发病或不发病的条件。

1．健全先天，优生优育

健全先天，就是遵循正确婚育的原则，做到晚婚、晚育，严禁近亲婚配。还要注意妊娠期的养胎、胎教等，才能保证优生优育。我国古代有关婚姻方面的记载，就体现了健全先天的原则。如《周礼·地官司徒下》说："令男三十而娶，女二十而嫁。""礼不娶同姓。"《左传·僖公二十二年》说："男女同姓，其生不蕃。"这些见解，时至今日，仍是值得遵循的。因为"肾为先天之本"，只有父母的肾气充足，才会生育先天充足的后代。现代生理学证明，男子 25 岁到 30 岁，女子 24 岁到 28 岁，身体各部分发育处于巅峰状态，生活自制能力也趋于成熟，此时婚育是最佳时期。

禁止近亲婚配是保证子女健康的先决条件。古人把禁止近亲婚配作为一种道德标准和制度提出来。我国婚姻法上亦明文规定，"直系血亲和三代以内的旁系血亲"禁止结婚。因为近亲婚配之人，遗传性疾病发病率非常之高，所生子女多痴呆、愚笨或瘦弱多病，甚至发育不全或畸形。

另外，在妊娠期间，要注意养胎和胎教，这不仅有助于母体健康，而且更有利于胎儿的生长发育和精神情操方面的陶冶。早在《金匮要略·妇人篇》中，就有具体养胎方药，《诸病源候论·妊娠候》载有妊娠十月按经络养胎的宜忌。

养胎的具体原则是：调养心神，保持舒畅宁静；调理饮食，做到营养适度；分房静养，保持胎禀充足；谨慎起居，注意劳逸结合；慎寒温，避虚邪，慎施药治等等。

2．重视后天，全面调理

由于优生优育，使先天有充实的基础。后天的全面调理，增强体质，更是提高机体抗邪能力的关键。

（1）调理饮食，固护脾胃：饮食是人类赖以生存的基本条件之一，也是预防疾病的重要方面。若饮食和调，脾胃健运，化生精气，滋养人体，促进身体健康，能防止疾病的发生；若饮食失当，首先伤及脾胃运化，精气生化不足，全身失养，脏腑机能减退，即"脾胃之气既伤……而诸病之所由生也"（《脾胃论·脾胃虚实传变论》）。说明饮食失当是导致疾病发生、发展和促进衰老的原因。故调摄饮食，固护脾胃之气，对于预防疾病的发生具有十分重要的意义。

调摄饮食的原则：应注意饮食卫生，不食不洁之物；饮食有节，不宜恣纵；合理营养，切忌偏嗜等。

（2）调摄精神，避免七情过激：精神情志活动与人体的生理、病理变化关系非常密切。精神乐观，情志畅达，脏气和调，能增强抗病能力，防止疾病发生，所以保持积极乐观的情绪是健康长寿的重要因素之一。情志的超常变化对人体极为有害，它是引起内伤疾病的主要原因，也是加重病情，导致疾病恶化的重要因素。凡是突然剧烈的或反复、持久的精神刺激超越了生理调节范围都会直接损伤内脏，使气机逆乱，阴阳失调，气血不和而发病。所以，只有调摄精神，保持乐观、豁达、开朗的情绪，方能预防情志疾病。其具体做法如下：

通过情操陶冶与锻炼，涵养心田，逐步培养乐观、开朗、豁达的性格；保持高尚情操，克制不正当的欲念；正确对待生活、工作以及客观环境；遇忧虑、烦恼之事，善于自我解脱。如对恼怒之事，能忍一忍、让一让，平心静思，即使是自我安慰，对于减轻烦恼也有积极的作用。若烦恼不能自解，就应及时吐露交谈，听取别人的劝慰。

（3）锻炼身体，增强体质：经常锻炼身体，是增强体质、增进健康的重要手段，也是预防和治疗疾病的一种重要措施。我国传统的运动健身术丰富多彩，各具特色。如汉代医家华佗根据"流水不腐，户枢不蠹"的道理，创造了"五禽戏"，模仿虎、鹿、熊、猿、鸟五种动物的动作来锻炼身体。太极拳、八段锦、易筋经，各种武术均有良好的健身防病作用。现代的广播操、健美操等各种体育运动，以及丰富多彩的舞蹈，都能促进气血的流畅和关节的滑利，强壮脏腑，舒筋健骨，增强机体抗病能力，以预防或减少疾病的发生，而且对多种慢性疾病也有一定的治疗作用。

锻炼身体应遵循的基本原则是：运动适度，因人而异；循序渐进，持之以恒；动静结合，形神并兼；动以养形，静以养神。

（4）起居有常，劳逸适度：起居有常，劳逸适度，是指人的生活起居和劳动休息必须有一定的规律和适当的限度，这对保护身体、增强体质有积极意义。

人类为了生存，在与自然作斗争过程中，机体内环境逐步顺应天地阴阳之气，随自然界昼夜变化而形成晨兴夜寐的生活规律。要保持健康少病，精力充沛，益寿延年，就应该顺应自然，有规律地起居生活。如果违背这一规律，就会耗伤人体正气，诱发疾病。

生命在于运动，适度的运动，能促进气血流通，增强生命活力；正常的睡眠、休息，又可以保养精、气、神，恢复体力和脑力。二者配合，使人体的阴阳消长始终处于相对的平衡状态，人的身体才能尽终天年。劳与逸太过，均能损伤脏腑精气，削弱机体的抗病能力，导致疾病的发生。

《素问·上古天真论》说："饮食有节，起居有常，不妄作劳，故能形与神俱，而尽终其天年。"《千金要方·养性第一》说："是以善摄生者，卧起有四时之早晚，兴居有至和之常制。"这都是告诫人们，生活起居、劳逸都应遵循常度。

（5）药物、施灸、气功，强身防病：服用一定的药物，施灸一定腧穴，都可以增强机体的抗病能力。如《金匮要略》为虚劳病人设有薯蓣丸一方，每日常服，以百丸为一疗程，使气血旺盛，正气充沛，以预防"风气百疾"。在药食健身方面，我国医学积累了极为丰富的经验，身体虚弱的人，平时可针对自己的体质状况，适当服用补益扶正的药物，确有很好的效果。但要注意不可乱用药物，须在医生指导下，才能达到防病健身的作用。

施灸用于强身保健也很有效。如《扁鹊心书》记载："人于先病时，常灸关元、气海、命门、中脘，虽未得长生，亦可保百余岁矣。"实践证明，按摩足三里、关元、气海等穴，都有强壮健身作用。此外，气功的保健作用也深得国内外人民的欢迎。

（6）人工免疫，增强抗病能力：我国早在公元4世纪以前已有免疫学的思想。对于天花，15世纪即有牛虱预防的记载。16世纪中叶发明了人痘接种法预防天花。种痘法的发明与推广，成为世界人工免疫法的先驱，为后世免疫法的发展作出了极大贡献。现代十分重视人工免疫，创造了众多的预防接种方法，为多种传染病的预防作出了杰出的贡献。如接种牛痘，预防天花（现已绝迹）；接种卡介苗，预防结核病；注射麻疹疫苗及胎盘球蛋白，预防麻疹和感冒；注射白喉疫苗，预防白喉等等。这一切都能使机体增强自动免疫而成为抗邪气侵害的有效方法。

(二) 防止病邪的侵害

病邪是导致疾病发生的重要条件，有时甚至起着主导作用。未病先防除了增强体质，提高机体的抗邪能力外，还应预防邪气的侵害，首先是防止六淫、疠气对人体的侵害，其次是使用药物及预防外伤等。

1. 顺应四时，避邪防病

四时气候有寒热温凉之变，人应顺其自然，注意防寒保暖，增减衣被，适应四时气候的变化，调整人的起居动静，以防六淫侵害。春季阳气升发，风气当令，气候寒热多变，要适当增加活动，以助阳气生发，避免感冒风邪；夏季阳气盛长，暑热湿气当令，要防止受热、中暑、伤湿和纳凉过度而得病；秋季阳气收敛，燥气当令，气温由热变凉，注意防止温燥、凉燥所伤；·冬季阳气潜藏，寒气当令，要适当减少户外的活动，防止受寒和保暖过度致病。至于传染病的预防，《内经》已提出"五疫之至，皆相染易"，应"避其毒气"（《素问·遗篇·刺法论》）。明代《本草纲目》中已提出用蒸汽消毒法，对疫病病人穿过的衣服进行消毒，"初病人衣，蒸过，则一家不染"。至于传染病的隔离，在我国医学文献中也不乏记载。可见我国医学在很早以前就认识到瘟疫的传染性，及对传染病应当采取隔离、消毒的方法，但对于瘟疫的传播者昆虫及其他中间媒介尚缺乏认识。这一问题直到近代和现代医学的兴起才有明确的认识。今天我们开展全民卫生运动，就是要搞好个人卫生与环境卫生，并消灭传播疾病的害虫和其他有害动物，以切断传播途径。

2. 使用药物，祛邪防病

早在两千多年前，我国人民就开始用焚香、佩香囊、香枕、药物沐浴及服药等方法预防多种传染病，在《素问·遗篇·刺法论》中也有服用小金丹预防疫疠的记载。后世医家用中药预防更为普遍，如苍术、雄黄、艾叶等燃熏，以驱避疫毒；服贯众汤、大蒜、苍耳末以预防时毒。而《本草纲目》已经总结出一百三十余种预防传染病的中草药，使用方法也丰富多彩。近年来用贯众、板蓝根、大青叶以预防流感和腮腺炎（痄腮）；用茵陈、栀子、虎杖、板蓝根等预防肝炎；用大蒜、马齿苋以预防痢疾。这些都是简便易行、行之有效的方法。

此外，为了防止病从口入，必须讲究饮食卫生，并防止环境、水源、食物的污染；避免七情过激，以防止内伤疾病的发生；在日常生活和劳动中，注意留心外来的损伤，如物理的、化学的以及各种虫兽伤等对人体的损害。

二、既病防变

针对疾病发展过程中可能出现病情加重的趋势和已经萌芽的先兆症状，采取有效措施，以阻止或扭转病情的发展和传变，促使疾病朝痊愈的方向转化，这就是既病防变。疾病的发展传变，除自身因素外，与周围环境条件有关，调养、护理是不可忽视的，只有把治疗、调养、护理三者结合起来，才能实现既病防变和促进早日痊愈的目标。

(一) 早期诊治

诊断是治疗的前提和依据。早期诊断关系到患者和医者两方面，患者若有感不适，及早求医，医者能见微知著，对早期疾病能尽快准确地作出诊断和治疗，以免延误病情。任何疾病在初期或萌芽阶段，病位浅，病情轻，正气尚足，邪气易去。如外感风寒邪气，初起在表，宜用辛温解表药治疗，祛除邪气于疾病的初起阶段，就能阻止其深入和防止其传变。温热病是感受温热之邪，初期多在卫分，但温热之邪传变迅速，故治疗卫分证的同时，若兼清气分之热，及早采用辛凉药物清气透表散邪，可防止气分证出现。内脏杂病，在内伤始发阶段，欲早期加以适当治疗，其关键在于能够识别各种内伤病早期的证候。诊察早期内伤病大致应注意两方面：一是仔细观察五脏外象系统有无异常改变；二是仔细观察各脏气机升降功能有无失常。早期内伤病除某些先天性的器质性病变外，多出现气机升降失调，其治疗重点在于调畅气机，并配合各种调养、护理措施，往往可以早期控制或中止病情的发展。

对某些传染性疾病，只有早期确诊，才能尽快采取有效的隔离、消毒措施，从而阻止疠气的传播，避免传染病的流行，并使病人得到有效的治疗。有些传染病在萌芽初期，一般是不易感知的，只有借助于现代科学仪器的检查才能发现，对于临床医生早期诊断治疗疾病是非常重要的。我国已制定出完善的卫生防疫法规，对于传染病、寄生虫病都有明确的诊断与防治措施的具体要求。有的疾病只有经过定期的全面普查才能及早发现，如癌症、乙肝、艾滋病等等。

（二）根据疾病传变规律，先安未受邪之地

根据疾病传变规律，先安未受邪之地，是治病防变的重要措施。《金匮要略·脏腑经络先后病》说："夫治未病者，见肝之病，知肝传脾，当先实脾。"这是运用五行乘侮规律的理论，采取治病防变的措施。由于肝属木，脾属土，肝木最易乘克脾土，故治疗肝病时，常配合适当的健脾和胃的药物。如伤寒病，是感受寒邪，寒邪易于伤阳，在治疗时要注意固护阳气，以防其变；温病是感受温热之邪，温邪易于耗伤阴液，治疗时要注意顾护阴液，以制邪深入。又如温热病伤及胃阴之后，若病势进一步发展，可能耗及肾阴，叶天士主张在甘寒养胃阴的方药中加入某些咸寒滋肾之品，以防真阴耗竭，并谆谆告诫"务必先安未受邪之地"。这些都是治病防变的范例，具有很高的实用价值。

第二节　治　　则

治则，即治疗疾病时所必须遵循的基本原则。它是在整体观念和辨证论治精神指导下制定出来的具有普遍意义的治疗总则。因此，它是中医基础理论的重要组成部分，对于临床各科病证的治疗，如立法、处方、用药，都具有重要的指导意义。在中医学治则治法体系中，治则属于最高层次的治疗法则。

治则与一般的治法不同，治则是用以指导治疗疾病的总则，它具有普遍性，即任何疾病的治疗概莫能外，都需遵循。而治法则是由一定的治则所规定，并从属于一定治则。治法是在治则指导下对于疾病的具体治疗方法。比如，各科病证从邪正盛衰的关系而言，扶正与祛邪是治疗的总则，在这一总则指导下，根据具体证候采用益气、补阳、养血、滋阴等法，就是扶正治则的具体治疗方法；而发汗、涌吐、泻下和利水等法，则是祛邪治则的具体治疗方法。

治则理论十分丰富，它们分别从不同的角度指导着临床治疗。治则的确立，首先是从复杂多变的疾病现象中，去分析、归纳出疾病的本质所在，抓住疾病本质确定治则，这就是"治病求本"。在疾病发展过程中，由于病情有先后缓急之分，针对疾病先后缓急治疗，如急则治标，缓则治本，这就叫"标本"治则。根据疾病正邪斗争所产生的虚实变化，针对虚实情况，从而确立了"扶正祛邪"的治则。疾病表现虽然千变万化，但究其病变本质，无非是阴阳的盛衰消长，调整阴阳的盛衰，使之归于平衡，这叫"调整阴阳"的治则。疾病发生、发展受多种条件的影响，季节气候不同，地理环境各异，病人体质的差异，是造成疾病过程各具特点的原因所在，因而在治疗时，又须把握因时、因地、因人制宜的原则。上述治则确立的角度和适用范围是不同的，但又是相互联系综合运用的。

一、治病求本

治病求本，是中医认识和治疗疾病的首要原则。求，追求、探求之意；本，即根本、本质之意。求本，这里应理解为探求疾病的本质，就是透过现象去探求疾病的本质，即找出疾病的病因、病位、病机，并给予相应的治疗，这便是治病求本的含义。

历代医家对"治病求本"的认识不完全统一，有以阴阳为本，有以致病之源为本。从方法论而言，虽然有一定差异，但并无实质性的区别。以阴阴为本说，是《内经》治病求本的基本思想。由于人体疾病本于阴阳，即本于阴阳的偏盛或偏衰，因而治疗以调整阴阳的盛衰为根本。以致病之源为本说，强调辨识致病因素，根据病因进行治疗。如朱丹溪认为治病求本就是"穷其受疾之源"（《丹溪心法·治病必求于本》）。张景岳谓"起病之因，便是病本"，"本为病之源"（《景岳全书·传忠录·求本论》）。徐灵胎也强调治疗就是要根据病因而施治。以阴阳为本与致病之源为本两者的着眼点虽然有差异，但都统一于病机上。因为以阴阳为本，要确定疾病的阴阳盛衰，必然通过对病因、病位、邪正消长及病势趋向等阴阳属性的分析而得知；而以病因为本，亦必须通过病位、病性、邪正盛衰、病势趋向等分析，来探求其病因，即"审证求因"。所以，两者最后都在病机上统一起来。

由此可见，治病求本，归根到底，都是针对病机（病因、病位、病性、病势）而采取的治则，也就是辨证论治。所以张景岳又说："万病之本，只此表里寒热虚实六者而已……故明者独知所因，而直取其本，则所生诸病，无不随本皆退矣。"（《景岳全书·传忠录·求本论》）

治病求本的原则，必须正确掌握正治与反治、治标与治本两个方面。

（一）正治与反治

正治与反治，都是在治病求本的基本原则指导下，针对疾病本质与现象一致与否而采用的两种治则。

1. 正治

所谓正治，是指逆其疾病证候的性质而治，故又称逆治。即《内经》"逆者正治"之意（《素问·至真要大论》）。逆，是指采用方药的性质与疾病证候性质相反。它适用于病证的现象（症状）与本质（病因、病机）相一致的情况。如寒证见寒象，热证见热象，虚证见虚象，实证见实象，在治疗时分别采用"寒者热之"、"热者寒之"、"虚则补之"、"实则泻之"

等逆其病证性质而治的治则，是临床上常用的一种治则。

（1）寒者热之：是针对寒证，采用温热性质的方药进行治疗的一种治则。寒证有表里虚实之分，根据产生病机的不同而采用不同的温热治法。

（2）热者寒之：是针对热证，采用寒凉性质的方药进行治疗的一种治则。热证也有表里虚实之不同，根据产生病机的不同而采用不同的寒凉治法。

（3）虚则补之：是针对虚弱的病证，采用补益性质的方药进行治疗的一种治则。虚证有气血阴阳之不同，根据虚证的不同而采用相应的补法。

（4）实则泻之：是针对邪气亢盛而正气未衰的病证，采用攻逐邪气的方药进行治疗的一种治则。实证有在表、在里、在脏腑、在经络、在气分、在血分的差异，邪气有六淫、食滞、水湿、痰饮、瘀血、气郁等不同，根据实证的病因、病位、病机的不同，而采用不同的泻法。

2．反治

所谓反治，指顺从疾病证候表面假象而治，故又称从治。即《内经》"从者反治"之意（《素问·至真要大论》）。从，是指采用方药的性质与病证表面假象相一致。究其实质，反治还是在治病求本的原则指导下，针对病证本质进行的治疗。如寒证表面见热象，热证表面见寒象，虚证表面见实象，实证表面见虚象，在治疗时分别采用"热因热用"、"寒因寒用"、"塞因塞用"、"通因通用"等顺其病证假象而治，就其实质而言，仍然是针对疾病本质的正治，即本寒者热之，本热者寒之，本虚则补之，本实则泻之。

（1）热因热用：即以热治热。是指采用温热性质的方药治疗具有假热症状的病证的一种治则。适用于真寒假热证，即由阴寒内盛，格阳于外，反见热象的病证。例如，病人四肢厥逆，下利清谷，脉微欲绝，但反见身热，面颊浮红，烦躁，口渴不欲饮。因其病变本质是寒，内有真寒，外现假热，所以治疗就不能用寒凉药去治疗外假热，必须用温热药去治疗其内真寒之本，使里寒除，阳气复，而外假热亦随之消失。这就是"热因热用"的具体运用。

（2）寒因寒用：即以寒治寒。是指采用寒凉性质的方药治疗具有假寒症状的病证的一种治则：适用于真热假寒证，即由于阳热内盛，格阴于外，反见寒象的病证。例如，病人胸腹灼热，口渴喜冷饮，小便短赤，反见四肢厥冷、脉沉等寒象。因其病变的本质是热，即内真热，外假寒，所以治疗就不应以热药去消除寒象，必须用寒凉药以治其内真热之本，使真热除，而外假寒亦随之消失。这就是"寒因寒用"的具体运用。

（3）塞因塞用：即是以补开塞。是指采用补益方药治疗具有闭塞症状的病证的一种治则。适用于因虚而闭塞的真虚假实证，即由于脏腑功能不足，推动无力，反见实象。例如，脾虚病人，常出现脘腹胀满，但时胀时减，大便不畅，纳呆，舌质淡，脉虚无力等。因其病变本质是虚，因虚而致似实非实的闭塞症状，治疗不但不能通，必须用健脾益气以治疗脾虚之本，使脾气健运，升降正常，则胀满自消。此外，如久病精血不足的便秘，血枯、冲任亏损的经闭，命门火衰、温化无力所致的冷秘等，治以滋养精血或温补命门的方药。这种以补开塞的治法，就是塞因塞用的具体运用。

（4）通因通用：即以通治通。是指采用具有通利作用的方药治疗具有通泄假象的病证的一种治则。适用于热结旁流，食积泄泻，瘀血崩漏，湿热淋证等，其本质是邪实壅滞于内，反见通泄之假象，治疗时不能采用止利、止泻、止血和固涩等方法。如热结旁流，可采取因势利导的攻下法，使实热去而下利止；食积而引起的泄泻，治宜消积导滞，则食积去而泄泻止；瘀血而引起的崩漏，治宜活血祛瘀，使瘀血去而血自归经；湿热而引起的淋证，治宜清热利湿通淋，湿热去而淋证愈。

以上可见，所谓"反治"（"从治"），其本质仍然是治病求本原则指导下的正治。"反"是假反，"从"是假从。"正治"与"反治"都是在辨证基础上进行论治的。只有辨证正确，才能运用正治与反治。古人列出"正治"与"反治"，其目的，无非是强调辨别疾病的本质，正确处理现象与本质的关系，告诉医生不要被假象所迷惑，而要抓住本质治疗。

另外，尚有反佐法，在前人著作中亦常把它列为"反治"的范畴，实为制方、服药的具体方法。其内容包括药物反佐和服药反佐两种情况。药物反佐，是指治疗寒证，在温热药中佐少许寒凉药；治疗热证，在寒凉药中佐以少许温热药。服药反佐，是指汤药内服的反佐法，即热证用寒凉药治疗，采用温服的办法；寒证用温热药治疗，采用凉服的方法。其目的都在于避免服药时可能产生的阴阳格拒现象，使之从阴引阳，从阳引阴，使药物能更好地发挥效力。由此可见，反佐法与反治法在概念内涵上是不相同的。

（二）治标与治本

1．标本的含义

标与本是相对而言的一对矛盾范畴。"标本"在不同的场合，其内涵是不同的。正如《素问·标本病传论》说："夫阴阳逆从，标本之道也。"如从邪正关系而言，正气为本，邪气是标；从病因与症状而言，病因是本，症状是标；从病位内外来分，内脏为本，体表为标；从疾病的先后来分，旧病、原发病是本，新病、继发病是标。

由此可见，此处所谈的标与本，是中医治疗疾病时，用来分析各种病证中的矛盾和矛盾的诸方面，为辨别病证的主次、本末、轻重、缓急，为解决主要矛盾而进行治疗的原则，它不同于前面所述"治病求本"的"本"的概念内涵。这里的"本"一般含有主要矛盾和矛盾主要方面的意义；"标"一般含有次要矛盾和矛盾次要方面的意义。

疾病的发生、发展和变化，特别是复杂的疾病，往往存在着多种矛盾相互交织的情况。而且，在病程中，有时非主要矛盾可以上升为主要矛盾，或者旧的矛盾尚未解决，又出现了新的矛盾。由于疾病是复杂多变的，在治疗时应用"治标"、"治本"的原则，可帮助分析其主次缓急，以便于抓住主要矛盾和矛盾的主要方面进行治疗。

2．标本治则的临床运用

在复杂多变的病证中，常有标有本、有主有次，因而在治疗上也就有轻重缓急之分。在一般情况下，都应治"本"为主，兼顾其"标"。但是疾病变化多端，有时非主要矛盾（标）或矛盾次要方面（标）可以上升为主要矛盾或矛盾的主要方面，成为影响疾病预后的关键，此时，应采取"急则治标"的治则，即先治其标，后治其本。若标本均急，则应标本同治。

（1）急则治标：急则治标，是指标病病势急骤，病情危急而必须首先治标，标病稳定或消除后，然后再治其本，这就是急则治标的一种治疗原则。例如持续高热、神昏、大出血、剧痛等病证，如不及时处理，就可危及生命，必须迅速采取强有力的退热、开窍、止血、止痛等措施以治其标，待病情控制之后，再治其发病之本。《内经》中提到"先热而后生中满者治标"，"小大不利者，治其标"（《素问·标本病传论》），也是因为中满和小大不利都是较急的症状，故当给予首先治疗。如水臌病者，肝脾病为本，腹水与小便不利为标。由于腹水大量增加，腹部日益胀满，呼吸喘促以及大小便十分困难，故应先治其腹水，通利二便，待腹水减轻，病情稳定后，再调理肝脾，以治其病之本。

（2）缓则治本：缓则治本，是指标病不急，治疗时采取治本或先治本后治标的治疗原则。慢性疾病虚多邪少，或急性病后期，邪气未尽（标）而正气已伤（本）之时，应以扶正治本为主。如脾胃虚弱的慢性腹泻，脾虚为本，腹泻为标，治疗当补脾健胃以治其本，则腹泻自止。又如急性热病后期，胃肾阴液已伤，热势趋于缓和，当滋养胃肾之阴以治其本，则余热自退。

（3）标本同治：标本同治，是针对标病与本病并重，需要标本兼顾而制定的一种治则。由于标本俱急，在时间上、条件上已经不允许单独治标或单独治本，必须标本同治。如病人身热腹满痛，大便燥结，口干舌燥，舌绛苔黄焦等，此属邪热内结为本，阴液劫伤为标，标本俱急，治当标本兼顾，可滋阴泄热同用。泻其实热可以存阴，滋阴润燥则有利于通下，标本同治可收相辅相成之功。再如气虚感冒，可补气与解表同治，益气为治本，解表是治标。这种标本同治的例子很多，医者当辨识而用之。

以上所述标本治则，既有原则性，又有灵活性。一般来说，凡是病势发展缓慢的，当从本治；发病急剧危重的，应先治标；标本俱急的，又当标本同治。在临床具体运用时，分清标本，就是要分清主次，抓住主要矛盾和矛盾主要方面。标本不明，缓急不分，则难以取得治疗效果。故曰："知标本者，万举万当；不知标本，是谓妄行。"（《素问·标本病传论》）

二、扶正与祛邪

在疾病的过程中，从邪正关系上说是正气和邪气斗争的过程。治疗的根本目的是改变正邪双方的力量对比，扶助正气，祛除邪气，使疾病向痊愈方面转化。所以，邪气为病的治疗措施，离不开扶正与祛邪这两个方面。

（一）扶正与祛邪的概念及关系

所谓扶正，即扶助正气之意，就是使用扶助正气的药物，并配合适当的营养、精神的调摄和功能锻炼等辅助治疗，增强体质，提高机体的抗邪能力，以达到战胜疾病，恢复健康的目的。

所谓祛邪，即祛除病邪之意，就是使用祛除邪气的药物，或应用针灸、手术等各种治疗方法，祛逐病邪，以达到邪去正复的目的。

扶正与祛邪，其治则虽然不同，但两者之间是相互为用、相辅相成的。扶正能补充机体亏损的物质，增强脏腑的机能活动，有助于机体抗御和祛除病邪；祛邪能够排除邪气侵害和干扰，有利于助长正气，使机体康复。即祛邪可以扶正，扶正亦可祛邪，故说"正足邪自去，邪去正自安"。

（二）扶正与祛邪的运用

在运用扶正与祛邪的原则时，应根据正邪双方消长盛衰的情况，以及正邪在矛盾中所处的地位，区别主次、缓急，或以扶正，或以祛邪，或先攻（祛邪）后补（扶正），或先补后攻，或攻补兼施，随机应变。但要注意"扶正不留邪，祛邪不伤正"这一基本要求。

1．扶正

扶正，适用于以正气虚为主的病证。正气亏虚，不扶助正气就不能祛邪。故可根据病人的具体情况，运用补气、助阳、养血、滋阴等各种补法治疗，都是从扶正角度拟定的。当然，无邪而正气虚的也应辨明阴阳气血加以治疗。

2．祛邪

祛邪，适用于以邪气盛实为主的病证。治邪实当用祛邪为主。邪气不除，更伤正气，故祛邪可以复正。根据病人的具体病证，采用发汗、涌吐、攻下、清解、消导等，都是祛邪外出的治疗方法。

3．先扶正后祛邪

先扶正后祛邪，适用于邪盛正亏，邪盛但尚不危急，正气虚不耐攻伐的病证，即先补后攻。若先祛邪则更伤正气，因此，必须先扶正，使正气适当恢复，能承受攻邪时，再祛邪。这样正复邪祛，病证可解。如某些虫积病人，因正气太虚，可先用补法扶助正气，待正气得到一定恢复，然后驱除虫积，这样就更安全一些。

4．先祛邪后扶正

先祛邪后扶正，适用于病邪盛，急待祛邪，其正气虚尚耐攻伐的病证，即先攻后补。若先扶正反而固邪。在这种情况下，当先祛邪，再进行调补，正气复，病证即愈。如瘀血所致的崩漏证，瘀血属实，血液的耗损虽已导致气血亏虚，但因瘀血不去，则血不循经而出血不止，故应先破除瘀血，使瘀血一去，则血自归经而出血自止，然后用补气养血以扶助正气，使其康复。

5．扶正与祛邪同用

扶正与祛邪同时兼用，即是攻补兼施。适用于邪盛正虚，两方面都不甚急的病证。尤适用于慢性病的治疗。治疗这类病证，若单用补法会使邪气更加锢结，单用攻法易伤正气，必须二者兼用，使扶正而不留邪，祛邪而不伤正。但临床应用时，必须详审虚实的程度，给予恰当的配合，或祛邪为主，兼以扶正；或扶正为主，兼以祛邪。如气虚之人感冒风寒，应以发散风寒祛邪为主，兼以补气治之；如脾虚不运，饮食停积，则应以补益脾胃为主，加入适量消导之品以去其实，则奏效甚捷。

三、调整阴阳

由于疾病的发生，从根本上说都是阴阳的相对平衡遭到破坏，出现了阴阳的偏盛偏衰，所以，调整阴阳，补偏救弊，使其恢复正常，也是临床治疗的根本法则之一。

（一）损其偏盛

损其偏盛，又称泻其有余。适用于阴或阳的一方偏盛有余的病证。如阳邪致病，出现阳热亢盛的实热证，应"治热以寒"，采用寒凉的方药以清泄其阳热；阴邪致病，出现阴寒内盛的实寒证，应"治寒以热"，采用温热药物以温散阴寒。这是"实则泻之"，损其偏盛的运用。由于阳热亢盛易于耗伤阴液，阴寒偏盛易于损伤阳气，故在调整阴或阳偏盛时，应该注意其相对一方有无阳或阴偏衰的情况存在，若阳热亢盛而伤阴者，治疗当以清泻火热为主，兼以益阴；阴寒盛而伤阳者，治疗当以温散阴寒为主，兼以扶阳。

（二）补其偏衰

补其偏衰，又称补其不足。适用于阴或阳虚损不足的病证。如阴虚者补阴，阳虚者补阳，阴阳两虚者，阴阳双补。当机体阳气或阴液严重耗损，机能骤然衰竭而亡阴或亡阳时，亦可视为阴阳偏衰的危重证候，又当采用回阳救逆或救阴固脱之法治疗。这些都是虚则补之，补其不足的运用。常用的方法有以下几种：

1. 壮水之主，以制阳光

壮水之主，以制阳光，即是滋阴以制阳。用于阴液不足，阳热相对偏亢所致的虚热证。阴不足阳有余，则虚火上炎。此非火热之有余，乃水之不足，一般不能用寒凉药物直折其热，须用滋阴养液的方药，使阴气恢复而阳热自退。

2. 益火之源，以消阴翳

益火之源，以消阴翳，即是扶阳以制阴。用于阳气不足，阴寒内生所致的虚寒证。阳不足而致阴寒内生，此非阴邪有余，乃火之不足，不宜用辛热药物以攻寒，须用温补阳气的方药，使阳气复而阴寒自消。

3. 阴中求阳，阳中求阴

在治疗阴阳偏衰的病证时，还应注意阴中求阳，阳中求阴。它是以阴阳互根互用、相互资生的理论为依据。具体地说，阴中求阳，是用于肾阳虚证，治疗时，于温补肾阳方药中加入适量滋补肾阴之品，使阳得阴助，而肾阳易复。阳中求阴，是用于肾阴虚证，治疗时，于滋补肾阴的方药中加入适量的温补肾阳之品，使阴得阳升，而肾阴易复。

4. 阴阳双补

阴阳双补，适用于阴阳两虚证。临床多见于慢性疾病后期。由于阴不足而损阳，阳不足而损阴，最后导致阴阳两虚，治疗时，应补阴补阳同时并用。

此外，从"八纲辨证"的角度上说，阴阳是辨证的总纲，故凡病证的各种病理变化均可以阴阳失调加以概括。如表里出入、升降失调、寒热进退、邪正虚实，以及营卫不和、气血失调等等，都是属于阴阳失调的具体表现。故在治疗此类病证时，亦属调整阴阳范围，只是不以阴阳定名而已。

四、因时、因地、因人制宜

疾病的发生与发展与许多因素有关。如季节、地区条件以及体质的不同，对疾病的发生发展都有一定的影响。在治疗疾病时，就必须考虑到不同的季节气候，不同的地理环境，人的不同体质特点，予以区别对待，制定适宜的治则，这就叫因时、因地、因人制宜，简称"三因制宜"。"三因制宜"也是中医治疗疾病的原则之一，它体现了中医学整体观念和辨证论治的特点。

（一）因时制宜

根据不同的季节气候特点来考虑治疗用药的原则，叫做因时制宜。

四季气候变化，对人体的生理、病理均产生不同的影响。由于四季气候各不相同，因而六淫邪气致病有明显的季节特点。一般来说，春夏季节由温渐热的气候，此时阳气升发，人体腠理疏松开泄，即使患外感风寒，也不宜过用辛温发散药物，以免开泄太过，耗伤气阴；而秋冬季节，气候由凉变寒，阴盛阳衰，人体腠理致密，阳气内敛，此时若非大热之证，当慎用寒凉药物，以防伤阳。《素问·六元正纪大论》说："用寒远寒，用凉远凉，用温远温，用热远热，食宜同法。"就是指此而言，不但用药，饮食亦当如此。

由于季节不同，气候特点不同，用药剂量和寒热药的选用要适当。所谓"夏令用香薷，犹之冬月用麻黄"，及"夏不用麻黄，冬不用石膏"，即是根据时令提出的。

若气候产生异常变化，出现夏季应热而反凉，冬季应寒而反温，其所生病证，则应根据气候反常时对人体的影响而给予恰当的治疗。

（二）因地制宜

根据不同地区的地理环境特点来考虑治疗用药的原则，称为"因地制宜"。

不同地区有不同的地理环境，即地质、地形、气候、水土、植被等不同，人为了适应不同的环境，其生活习惯各异，人的生理活动和疾病特点也不尽相同。所以，治疗用药应根据不同的地理环境和生活习惯而有所变化。如西北地区地势高，天气寒冷，多食牛羊乳酪，其病多外寒而里热；东南地区地势低下，天气温热而潮湿，故多温热病与湿热病，也有因阳热外泄而生内寒者。如同是感冒风寒证，西北气候寒燥，人体腠理致密，用辛温解表法，不仅药量较重，并常用麻黄、桂枝之类；东南气候温热，人体腠理疏松，用辛温解表法，药量宜轻，且多采用荆芥、防风之类。这就是地区用药习惯上的差异。人类的疾病与地理环境之间有密切关系，地理环境不同，产生的地方病不同。如南方湖泊区多血吸虫病（蛊病）；气候潮湿之地多风湿病；南方树林茂密多疟疾；高山远海之处缺碘多瘿疾；北方多克山病、大骨节病；高原日光强烈，冬季白雪皑皑，闪烁刺眼，故多目疾，如结膜充血，白内障，高原雪盲症（紫外线结膜炎）等。凡此等等，都应因地制宜。

（三）因人制宜

根据病人年龄、性别、体质、职业等不同特点来考虑治疗用药的原则，叫做因人制宜。

1. 年龄

不同年龄的人，其生理特点和病理变化不一样，故治疗用药时，必须考虑年龄因素。

小儿生理特点是脏腑娇嫩，形气未充，气血不足，但生机旺盛，生长迅速。一旦患病，其特点易虚易实，易寒易热，病情变化迅速等。故治疗小儿病时，要做到治疗及时，注意病情变化，用药审慎而又果断。一般说来，用药量较轻，药味宜平和，发汗不宜太过，以防卫气不固，气阴受损；大寒大热药，应中病即止，因寒药过之损伤脾胃，热药过之耗伤阴液；攻伐有毒之品，不可轻投，以免损伤脏腑；除虚证外，补剂不可乱投，以防药性偏胜，导致机体阴阳失调。总之，小儿用药宜少而精，以平和为贵。

老年人脏腑功能衰退，新陈代谢缓慢，气血不足，患病虚证和虚实夹杂证较为多见。治虚证重在调理脾胃，燮理阴阳；虚实夹杂者，宜扶正祛邪兼施。补虚一般不可过于滋腻，以免影响脾胃的功能；攻伐之品应中病即止，慎用峻烈有毒药物，因其元气衰弱，易耗难复。总之，用药宜平和，用量不宜过大。药物剂型，除汤剂外，要善于用口服液、散剂、丸剂等成品药，因老年人患慢性病者多，成品药服用方便，便于调理。气功、食疗在防治老年病中具有十分重要的作用。

青壮年血气方刚，生机旺盛，正气充足，体质强壮，患病多热证实证，若用攻伐药品，剂量可以稍重，邪气一除，正气随复。反之，对补药的使用应适可而止，特别是补火助阳之品应慎用。

以上是治疗用药的一般原则，但也有老年禀赋厚，患实证宜用攻者，少年禀赋弱，患虚证宜用补者，又当审其虚实，随证治之。

2. 性别

男女性别不同，其生理、病理特点各不相同，治法亦有区别。妇女有月经、孕育等生理功能，因而有经、带、胎、产等相应的病证。治疗时，应针对病证，随证施治。妊娠期用药要审慎，对影响孕妇和胎儿安全的药物必须禁用，如峻下、破血、破气、逐水、芳香走窜及有毒药物等。其他一些对孕妇不利的药物，如辛温香燥、消导、利尿等药也要慎用。如治疗中确需攻邪药品，又当遵循"有故无殒"、"衰其大半而止"的原则用药。产后应考虑气血亏虚及恶露等情况，给予恰当治疗。男子有遗精、滑精、阳痿、早泄等，与妇女有别，治疗这类疾病，应针对这些病证的特点处方用药。

3. 体质

由于先天禀赋和后天调养不同，所以身体素质有强弱、肥瘦及阴阳之分。对病邪的易感性、对药物的反应性及治疗效果也有差异。因而在治疗疾病时，必须考虑体质因素。

一般来说，体质强壮，或偏阳盛之体，患病多热证实证，对清热、攻邪药物耐受性较强，而对温热药物特别敏感；体质虚弱，或属阳虚阴盛之体，患病多虚寒，对补虚温阳之品耐受性较强，而对寒凉药物特别敏感。阴虚之体，宜滋阴降火，慎用辛香燥热之品；阳虚之体，宜温补阳气，慎用苦寒之品；肥胖痰湿之体，宜健脾除湿，慎用养阴滋腻药物。

此外，还有少数人属"过敏体质"，对一些中药或西药有过敏反应。在治疗前，应了解患者对某些药物有无过敏史，然后投以适合的药物，以避免药物的过敏反应。

4. 职业

不同的职业和工作环境，对人体生理功能有一定的影响，病理变化也有一定的差异，治疗用药也应考虑其不同特点。一般来说，脑力劳动者，体质多弱，易患虚证，治疗应偏重扶正；体力劳动者，体质多强壮，易患实证，治疗应偏重攻邪。还有一些属于职业病范围，如长期在化工厂、农药厂工作的人，难免接触有害物质，可产生急性或慢性中毒，在治疗时应加以考虑排毒。采矿、采煤工人，由于砂尘的影响，易患矽肺，治宜用清肺化痰法。从事铀矿开采及接触放射线的人，易出现气血俱虚，宜用气血双补法。长期水上工作的人，易患风寒湿痹，宜用温散寒湿法。长期在烈日下或高温作业的人，容易发生中暑，宜用清暑益气法。还有从事体育及搞搬运的工人，易患肌肉及关节劳损，宜用活血化瘀法。歌唱演员及教师，易感咽喉疾患，宜用养阴润燥法。

综上所述，因人制宜，是指治病时不能孤立地看待病证，必须看到人的整体和不同人的特点；因时、因地制宜，则强调自然环境对人体的影响。因时、因地、因人制宜的治疗法则，充分体现了中医治病的整体观念和辨证论治在实际应用上的原则性与灵活性。只有全面地看问题，具体情况具体分析，善于因时、因地、因人制宜，才能达到辨证论治的目的。